五运六气在高原地区临床中的应用

李军茹　主编

全国百佳图书出版单位
中国中医药出版社
·北京·

图书在版编目（CIP）数据

五运六气在高原地区临床中的应用 / 李军茹主编 .
北京：中国中医药出版社，2025.8
ISBN 978-7-5132-9711-0

Ⅰ . R226

中国国家版本馆 CIP 数据核字第 2025MY1043 号

中国中医药出版社出版

北京经济技术开发区科创十三街 31 号院二区 8 号楼
邮政编码　100176
传真　010-64405721
廊坊市佳艺印务有限公司印刷
各地新华书店经销

开本 710×1000　1/16　印张 22　彩插 0.5　字数 381 千字
2025 年 8 月第 1 版　2025 年 8 月第 1 次印刷
书号　ISBN 978 - 7 - 5132 - 9711 - 0

定价　118.00 元
网址　www.cptcm.com

服 务 热 线　010-64405510
购 书 热 线　010-89535836
维 权 打 假　010-64405753

微信服务号　zgzyycbs
微商城网址　https://kdt.im/LIdUGr
官 方 微 博　http://e.weibo.com/cptcm
天猫旗舰店网址　https://zgzyycbs.tmall.com

如有印装质量问题请与本社出版部联系（010-64405510）

前 言

在中医药学的浩瀚海洋中，五运六气理论以其独特的魅力和深邃的智慧，历经千年而愈发璀璨。这一理论不仅融合了天文、历法、气象、物候和医学等多学科知识，更是古人对自然变化周期性规律及其对人体健康和疾病影响的深刻探讨。《五运六气在高原地区临床中的应用》一书正是对五运六气理论在高原地区临床应用的一次全面总结和深入探索。

在龙砂医学流派代表性传承人顾植山教授的带领下，五运六气理论在全国范围内得到了广泛的推广和应用。顾教授提出的"司天、司人、司病证"模型，以其独特的视角和方法，使得五运六气理论在多种疾病的治疗中取得了显著疗效。在顾植山教授的指导和无锡市龙砂医学流派研究院海东分院的积极推动下，青海省中医药学会五运六气专业委员会的成立，标志着五运六气理论在青海地区的推广工作迈上了新台阶。这使五运六气理论真正走向高海拔地区，为高原地区广大百姓带来了健康福祉。

在青海省中医药学会会长李军茹教授的带领下，青海作为高原地区五运六气理论推广与应用的重要基地，不仅在中医药从业人员中取得了极大反响，也在群众中获得了广泛好评。本书翔实记录了李军茹教授团队及无锡市龙砂医学流派研究院海东分院团队在高原地区应用五运六气的宝贵经验，旨在为五运六气在高原地区的应用提供实践证据，同时也希望激发更多中医学子对五运六气理论的热爱，并将其应用于临床实践。本书的编写，不仅是高原地区五运六气理论临床应用的首次系统梳理，也是中医药学在特殊地理环境下应用的创新实践。我们希望通过这本书，能够让更多人了解和认识五运六气理论的科学价值和实践意义，进一步推动中医药学的发展，让中医药更好地为百姓健康福祉做出贡献。

在此，我们对所有参与本书编写的专家学者表示衷心的感谢，对所有支持和关心五运六气理论研究与应用的同仁表示诚挚的敬意。让我们携手共进，为中医药学的传承与发展贡献力量。

目 录

第一章

五运六气概述

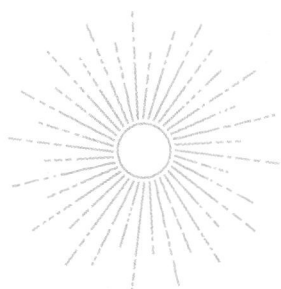

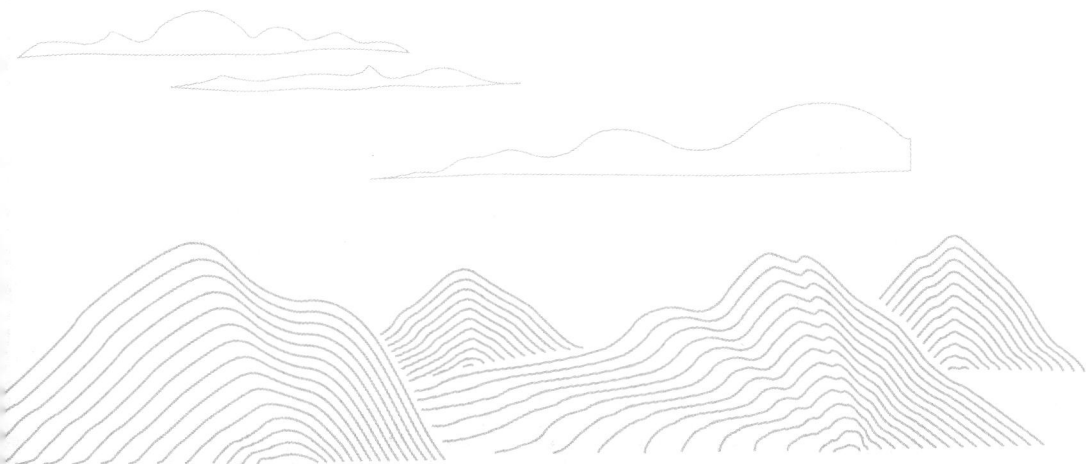

五运六气，简称为运气，是古人探讨自然变化的周期性规律及其对人体健康和疾病影响的一门学问，其包含了天文、历法、气象、物候、医学等多学科的学术内涵。五运六气学说是天人合一思想在医学运用方面的体现，具有中国传统文化特色。五运六气学说的文化源头和知识原型在于中国古代的天文学和历法制度。其起源的基础，一则来自古代劳动人民在生产生活实践中，通过对天体运行规律、气候变化规律及其对人体生理、病理影响的长期观察和研究而作出的总结；二则受到当时先进的哲学观念，比如"气""阴阳""五行"等的影响；三则涵盖了天文学、气候学等自然科学的要素。顾植山教授认为，五运六气理论其来源与中华文明之源——黄帝文化息息相关，其充分体现了中华文化的原创思维，包含太极阴阳、开阖枢三生万物和五行学说。

五运六气理论在中医历史上一直有着重要的地位，但是在各历史时期，运气理论在不断传承、应用及发展的同时，也承受了一定争议。金元四大家之一张从正说过："不通五运六气，检尽方书何济。"金代易水学派的创始人张元素讲，他创立新说是因为"运气不齐，古今异轨"；先贤王肯堂、陆九芝，近贤章巨膺等都认为中医各家学说的产生与五运六气有直接关系。已故著名中医学家方药中先生曾说："运气学说是中医学基本理论的基础和渊源。"邹云翔先生也指出："不讲五运六气学说，就是不了解中医学。"国医大师李今庸在《论中国医学中古代运气学说》中曾说："缺乏对运气学说真正认识，因而总是人云亦云，甚至信口雌黄，妄加评说，这是不对的。"龙砂医派代表性传承人顾植山教授曾言："五运六气学说不是中医理论的一个分支，而是中医理论的源头，是五脏六腑、三阴三阳、六经、十二经络等中医概念形成的基础。从五运六气入手，是解读《黄帝内经》和中医理论的不二法门。"

第一节　五运六气理论的源流与概况

中医学五运六气理论首先记载于《黄帝内经》(《内经》，下同)，是《内经》中的重要内容。《内经》中便有多篇文章阐述五运六气相关内容，包括

"天元纪大论""五常政大论""六微旨大论"等，俗称"运气七篇"。五运六气理论是中医学理论中的重要部分，是中华文明道法自然、整体观念的集中体现，承载着中医学"天人合一"思想的核心内涵。五运六气的系统理论，虽然出自唐代王冰在注《素问》时所补入的"七篇大论"，但此理论从发生到形成，却与医学同步，是一个漫长的历史过程，经历了多个历史时期。

一、从远古到周朝时期

此时期主要产生了五运六气理论，并提出了"五运"和"六气"的称谓。此期主要贡献是产生了天人合一的理念，开始了察天道以明人事的探索。

先民自形成社会以来，积累了关于天文、历法、气象、地理等及它们与灾害、疾病关系的知识。先民从生活和生产的需要中总结经验，《易经·彖传·贲》记载"观乎天文，以察时变"，《淮南子·天文训》称："仰以观于天文，俯以察于地理，是故知幽冥之故。"

二、春秋战国时代

春秋战国时代是中国文化大发展的历史时期。这一时代为五运六气的成熟积累了资料，做了充分的理论准备。其中，随着天文观测资料的积累，人们逐步认识到天体运行存在一定规律，进而作出理论上的概括，产生了对宇宙起源、结构和演化的推测，继盖天说之后，发端了浑天说和宣夜说的理论。对日、月及五星的研究已相当深入，二十八宿、十二次等体系更趋成熟和完善。

据《史记》记载，齐国邹衍"著终始五德之运"且有"主运"之说，给后人以启发，开始记载了"五运"一词。而"六气"一词，在现存文献中最早见于《左传·昭公元年》，书中记载了医和给晋侯诊治疾病时，医和关于六气与疾病关系的阐述。医和指出："天有六气，降生五味，发为五色，徵为五声，淫生六疾。六气曰：阴、阳、风、雨、晦、明也，分为四时，序为五节，过则为灾。"可见，医和说的六气是指一年四时的六种气候变化，它产生于天，能化生万物，过则为害。此时的六气已经涉及运气学中六气的含义，可以说它是运气学中六气的前身和基础。

在战国时期，社会已经逐渐认识到医学知识和灾害方面的知识及它们与天文气象的联系，这也是五运六气的来源。对这些相关资料的归纳，初步形成了五运六气的气候病因说。

《礼记·月令》记载要关注疫气发生的原因："人受疫气，何以异此？"并记载疫气的发生，可依据它与一些自然现象的联系预测之，如说"孟春行秋令，则民大疫""果实早成，民殃于疫""诸蛰则死，民必疾疫"等。未臻成熟的运气理论也被用于商业。《史记·货殖列传》记载，范蠡的老师计然，巧妙运用运气理论经营而盈利："故岁在金（星），穰（丰收）；水（星），毁；木（星），饥；火（星），旱。旱则资车，水则资舟，物之理也。六岁穰，六岁旱，十二岁一大饥。"另一位善于经营的白圭，也因能预测气象而"积著率岁倍"，其中也不乏五运六气理论中"司岁备物"理论的起源。

《内经》在此基础之上，将五运思想运用于对时间、气候、物候及疾病的分析中，使人们对岁时气候的认识向前推进了一步。《内经》运用五行生克制化分析各种时间节段的相互关系及其周期性，运用五运理论认识疾病的进退缓急，进一步指导疾病防治及判断疾病的预后，指出"五运相袭而皆治之，终期之日，周而复始"。可见，由五行到五运，经历了一个长期的历史认识过程。这个认识过程说明五行不仅能说明天地万物之间的相互联系，也用来说明在空间和时间上有联系性的事物。

三、秦汉时期

秦汉时期，历法与阴阳五行和《易经》的融合，是秦汉时代的重要学术大成，也为五运六气理论的构架形成提供了基础。

五运六气在天文观测基础上形成了独特的历法。秦汉时代天文学的成就和制历的技巧，都能体现于"五运六气历"。汉代重视实际观测，及从赵君卿（爽）注《周髀算经》到盖天说与浑天说的争论，促进了天文历法的发展。五运六气历法在一周天365又1/4四分法的基础上，结合一年二十四节气和疾病流行的相关性而制历，"五日谓之候，三候谓之气，六气谓之时，四时谓之岁"（《素问·六节脏象论》），即365又1/4日为一年，四时气候的变化可用三阴三阳的六气分六步。六步分主气、客气，按照三阴三阳（运气以厥阴为一阴，少阴为二阴，太阴为三阴；少阳为一阳，阳明为二阳，太阳为三阳。厥阴主风木，少阴主君火，太阴主湿土，少阳主相火，阳明主燥金，太阳主寒水）的顺序，每一步为60天87刻半，年年不变。客气也分6步，而且与各步的相合情况各年有轮变。《素问·六微旨大论》说"位有终始，气有初中"和"初凡三十度而有奇，中气同法"，于是建立了一年12个月、有6个运季（《素问·天元纪大论》云："少阴所谓标也，厥阴所谓终也。"）的历法，此历法以天干地支为符号，一日按百刻制，以60年甲子为周期推算。

西汉及其以前有很多占候和预测气象之书，如《娄景书》《九宫八风占》《天文气象杂占》及《五星占》等，很多纬书中有论及运气的语句，如《易纬·河图数》有"五运"和"六气"之名词。东汉时期，术数家把各自独立的五运和六气合而为一。五运六气虽然都以阴阳五行和易理为据，但推理的依据不同，五运以时间平移推演为标，六气则以与地面垂直气象的风、寒、热（暑）、湿、燥、火六种气象因素为标。循"天气制之，气有所从也"，天气统地气，天地合气于气交，把两种推演方式"五六相合"，使"五运并时六气"为"五运六气之应见"（《素问·六元正纪大论》）。由此，五运与六气合而为一。

《素问·五运行大论》还记载了《太始天元册》关于五气经天的理论，五气经天理论是运气学理论构成的重要天文学基础，它提供了运气学产生的古代天文学背景和天干化五运、地支纪六气的根据。《太始天元册》是迄今为止所知道的古代研究天文相对较早的文字资料，虽然《内经》引用的文字不多，但从其仅存的内容来看，对于现今研究古代天文历法具有重要参考价值。由于中医运气学理论涉及并引用了《太始天元册》，因此，通过《太始天元册》可以推算出运气学产生的年代可能比目前所认识到的还要早。

完整的运气学理论，以《素问》运气七篇和两遗篇"刺法论""本病论"为标志。运气七篇是系统论述运气学理论的经典文献，它全面地反映了运气学基本理论与基本内容。但是对于运气七篇和两遗篇《刺法论》《本病论》是否为《素问》原本的篇章，目前仍旧存在争议。

在此同时，气一元论的思想成为"五六相合"的理论依据。《素问·天元纪大论》开宗明义地说："太虚寥廓，肇基化元（元气），万物资始，五运终天，布气真灵，摠统坤元，九星悬朗，七曜周旋，曰阴曰阳，曰柔曰刚，幽显既位，寒暑弛张，生生化化，品物咸章。"近代诸多关于气一元论的观点，医家多以为成熟于北宋，殊不知早在东汉就发轫了成熟而实用的气一元论的宇宙生成论，其模式是元气—五行—阴阳，又以"一分为三"的思想，把阴阳分为三阴三阳，成为六气之本。

五运六气使东汉以前的诊治理论逐渐形成从病因到治疗的医学理论体系。《后汉书·方术列传》记有天文推步、河洛推步等推步之术。五运六气为

"天文推步之术"或"内学"。记有樊英、杨厚、朗颢、冯允、廖扶等推步术者。《后汉书·苏竟杨厚列传》还记载，因推步有验，先拜议郎，三迁为侍中的杨厚。

汉末张仲景在《伤寒杂病论》中，将六气为病发展成六经辨证，在《金匮要略·脏腑经络先后病脉证第一》中有"有至而未至，有至而不至"的运气解说。在给方剂命名时，如承气汤，援运气的"亢则害，承乃制"之理。以"诸寒之而热者取之阴，诸热之而寒者取之阳"，治寒以热、治热以寒等"至真要大论"的治法，运用于《伤寒杂病论》。张仲景以"六经辨，圣道彰"，为医学"垂方法，立津梁"。

四、从三国到初唐

五运六气理论形成以后，从三国到唐初的 500 年间，未能很好地传承，其主要原因在于有学者认为"五运六气理论在形式和取义上都近似纬书"，以至于 500 余年中几近湮没。

唐代医学家王冰发掘并传承中医运气学。王冰从其师所藏"秘本"发现"七篇大论"，并予以详细考校疏注，使运气理论更加完整系统，并成为中医学理论的重要组成部分，以医经的地位出现，引起了医家及学者的重视。王冰在序言中曰："时于先生郭子斋堂，受得先师张公秘本，文字昭晰，义理环周，一以参详，群疑冰释。恐散于末学，绝彼师资，因而撰注，用传不朽，兼旧藏之卷，合八十一篇二十四卷，勒成一部。"可见，这是王冰在《素问》中为后人保留下了完整的运气学理论。此后王冰对其中"辞理秘密，难粗论述者"，又"别撰《玄珠》，以陈其道"。

王冰对运气七篇大论注解精详，凡遇疑难必有解释，既注文词又注文义，并且在注释中博引古代重要著作，如《易经》《传》《诗》《书》《白虎通》《阴阳法》《太上立言》等古籍，根据实际气候、物候变化现象解释《素问·五运行大论》中五方五行生化原理，并且以实地考察的资料为依据，将华夏地域东西南北共划分为九野，论述了地势高低、地理纬度不同，气候、物候、疾病都有差异，以此阐明运气理论的正确性、科学性与实用性。他还结合运气理论，分析病机，确立治法，撰运气专著《太始天元册》《元和纪用经》《昭明隐旨》等，奠定了运气理论的基础。由于王冰的阐述和提倡，医家和学者开始重视运气的研究及应用。

五、宋代及金元时期

两宋金元时期是运气学研究进入昌盛的时期。医家学者对运气学多有发挥和发展，并用以指导临证用药。

北宋时期的科学家沈括在《梦溪笔谈》中着重论述了运气理论，指出"医家有五运六气之术，大则候天地之变，寒暑风雨，水旱螟蝗，率皆有法；小则人之众疾，亦随气运盛衰"，充分肯定了五运六气理论的正确性，还指出"大凡物理，有常、有变。运气所主者，常也；异夫所主者，皆变也"，强调自然界变化有规律性的正常变化和非规律性的异常变化之分，注意到异常变化无所不在，不可"胶于定法"，要因时因地制宜，他还举例说明运气理论在实际气候中的应用。

运气之学在宋代因朝廷重视，每年皇帝颁发运历，令民司岁备药，医师考试运气在"三经大义"中为重点内容等，使运气很长一段时间成为显学。以至有"不学五运六气，遍检方书何济"的谚语流传。在此氛围下，解读、发挥运气之学的著作不时涌现。金元四家的崛起，也皆因发挥运气而成学，故当代章巨膺先生提出："没有五运六气，便没有金元四家。"伤寒学派诸家中许叔微和张元素的气化学派，乃至《温病条辨》之著，都引运气条文"原温病之始"。

北宋医学家刘温舒著《素问入式运气论奥》，阐发运气义理，揭示运气奥义，解释运气疑难，强调运气的重要性。指出运气气化本源于宇宙阴阳气化，从宇宙气化角度阐释了天干地支的来源；对运气交司时刻、五行生成数、运气脉象、运气致病、运气治疗等作了独到的发挥。尤其该书首以图表释义，一目了然，这一方法一直被后世所沿用。

宋仁宗、宋徽宗亲自倡导，在《圣济总录》中首论运气及六十甲子周运气图，并将运气学列为太医局重要考试科目。林亿等在校订《素问》时确定运气七篇为古医经，使运气学得到了积极的推广和应用。宋代医家陈言在《三因极一病证方论》第五卷的《五运论》《五运时气民病证治》《本气论》《六气时行民病证治》等篇均指出运气变化是疾病发生的因素，创造性地提出了60年甲子周期五运六气发病具体治疗方药，方药据运气随证加减变化，体现了中医学"天人相应"的整体辨证观。针对五运太过和不及及六气之病证，编创了备化汤、敷和汤、升明汤等16首运气方剂，颇为中的，为后世传用，清代王旭高还为之配了歌诀。

至金元时期，运气理论研究更加深入，以刘完素为代表的医家将运气理论应用于人体，解释人体的生理功能和病理变化，进而指导对病因病机的认识及药物的运用，使运气理论在指导临床方面发挥了作用，促进了学术流派的形成，推动了医学的发展。这一时期对运气学的贡献首推刘完素，他的运气学专著《素问玄机原病式》在分析人体生理功能和病理变化时，总是先阐述天地、运气、自然造化之理，再比物立象，合于人体，指出"一身之气，皆随四时五运六气兴衰而无相反"，认为运气学说是中医学的重要理论之一，曰："法之与术，悉出《内经》之玄机。""易教体乎五行八卦，儒教存乎三纲五常，医家要乎五运六气。"指出"不知运气而求医无失者鲜矣"，从运气角度探讨火热之气致病机制，成为主火论者。在运气方面他还著有《素问病机气宜保命集》《黄帝素问宣明论方》(简称《宣明论方》)《图解素问要旨论》《伤寒直格论方》，为后世外感病因辨证、病机学说的发展奠定了坚实的基础，发挥了运气学对临床的指导作用。

成无己认为运气学说对《伤寒论》的形成和产生具有重要的作用。成无己在《注解伤寒论》中将运气列为首卷，阐述运气与疾病时，图文结合并附有歌诀。成氏在注解《伤寒论》时，始终以《内经》运气理论为本，将《伤寒论》理论放在更广阔的空间、时间中进行研究，从运气格局来探讨伤寒疾病变化规律、气候与疾病之间的密切关系，认为疾病的发生转归与运气变迁相关。推动了《伤寒论》的研究与发展，促进了运气理论的实际应用，可以说，他是运用运气理论解释伤寒演变的第一人。

张元素《医学启源》的中卷专论《内经》主治备要及六气方。其研究特点是将运气理论与疾病的诊治遣方用药紧密联系；他以《内经》运气理论为本，吸收并发挥了刘完素六淫病机，从五运主病、六气为病、五运病解、六气病解、六气方治等方面论述了运气与疾病的关系。在上卷六气主治要法中列出六步气位多发病及适合方剂。其制方用药本着《素问·至真要大论》的制方原则，以五行生克为法则，根据药物气味厚薄寒热阴阳升降组方遣药。

李杲在《脾胃论》中以运气理论阐述了气机升降。认为升降沉浮是自然界事物的基本运动形式，自然界气机升降交替、沉浮更变，才有了四季的周期变化，推于人体也同理。指出："经言岁半以前天气主之，在乎升浮也……岁半以后地气主之，在乎沉降也……生已而降，降已而升，如环无端，运化万物，其实一气也。"在"气运衰旺""阴阳寿夭论"中论述了脾胃升降失常的天地气运病因病机及用药，阐述了补中益气汤的立方宗旨是本于天地气运。在"亢则害承乃制论"中认真研究了《素问·六微旨大论》的六气六步亢害承制关系。

此外，张从正、朱震亨等有识医家都能够恰当地理解、运用运气理论，提出新见解、创立新理论，使运气对医疗实践发挥了有效的指导作用，促进了临床医学的发展。当代医学家上海章巨膺先生说："没有五运六气就没有金元四家。"

值得注意的是，龙砂学派医家许叔微在其著作《伤寒九十论》中已经有关于五运六气理论应用于临床的记载，其中包括关于以开阖枢理论阐发《伤寒论》六经之次序，认为《伤寒论》六经"太阳为开，阳明为阖，少阳为枢，太阴为开，厥阴为阖，少阴为枢，六经不得相失，故其序有授"，并分析六经自然之序当为厥阴一之气，少阴二之气，少阳三之气，太阴四之气，阳明五之气，太阳六之气，而伤寒中病之后，"在气逆而非顺，自太阳而终厥阴也"。他在《伤寒九十论》中便提到"医者亦需顾其表里虚实，待其时日。若不循次第，虽暂时得安，亏损五脏，以促寿限，何足尚哉"，强调时序的重要性等，足见当五运六气流传影响之深远。

🌀 六、明清时期

明清以后，诸名医中遵运气和排斥运气犹如两派。其争执之由全在于是否能够机械执于推演，灵活地运用运气原理运用于临床。

明代汪机系统整理了运气理论，在《运气易览》中对运气周期中的 60 年交司时刻、月建、五音建运、南北政等重要问题进行了深入阐述，以临床应用实例强调研究运气要结合临床实际应用，并阐明了研究运气应持有正确态度，云："运气一书……岂可胶泥于其法而不求其法外之遗耶，如冬有非时之温，夏有非时之寒……此四时不正之气亦能病人也……又况百里之内晴雨不同，千里之邦寒暖各异……岂可皆以运气相比例哉。务须随机达变，因时识宜，庶得古人未发之旨，而能尽其不言之妙也。"他指出研究运气不仅限于一年一时的变化，百千万年之间也有此理，应注意"元会运世"，为其后提出大司天理论奠定了坚实的基础。所谓"元会世运"，即三十年为一世，十二世为一运，三十运为一会，十二会为一元。

张介宾对运气研究作出了重要贡献。他在《类经》《类经图翼》中特立运气类论述（共计 8 卷），专门研究运气理论。特点是结合临床实际来研究气候对疾病的影响，总结发病及治疗规律。尤其张氏常运用古代天文历法等自然科学阐明运气疑难，揭示了运气学说产生的古代自然科学基础及其科学性。对二十四气、二十八宿、斗纲、中星、岁差、气数等疑难且重要的问题进行了科学的论述。张氏还特别重视气候变化所致各种物候现象，补充了一年七十二候及其自然界物候现象。将较复杂的运气理论，用图表明示，为后人深入研究运气理论留下了极其宝贵的文献资料。

李梴著《医学入门》的卷首为《运气总论》，其特点是将运气七篇中如亢害承制等重要理论与物候病候相联系。是书结尾引张从正语："病如不是当年气，看与何年运气同，只向某年求活法，方知都在至真中。"又曰："儒之道，博约而已矣，医之道，运气而已矣。学者可不由此入门而求其蕴奥耶！"强调了运气学说对医道的重要性，医者应当掌握并要灵活运用。楼英对运气的研究不盲从前人。他在《医学纲目·内经运气类注》中，深入研究了运气占候、亢则害承乃制、病机十九条等，说理透彻。运用归类方法将运气七篇大论归类整理，分类清晰，注释详细，提出独到见解，为后世研究运气学奠定了良好的基础。

明代医家王肯堂在临诊中十分重视气运对病证的影响，选药组方也颇注重时令、气运。在以他的医案为主的著作《医学穷源集》前两卷"运气图说"及后四卷的"医案"中，以患者就诊之年的岁运归类，以运气变化分析病情，在运气图说中提出"三元运气论"，指出三元一统，将运气变化过程又分为上元、中元、下元，每元 60 年，提出天道 60 年一小变，而人之血气即人的体质、禀赋亦随之小有变化。龙砂学派医家窦梦麟提出："人在气交之中，未免有内伤外感，以致百病生焉。"故诊治时"必当察其气运兴衰，以钧衡之法而施治于气血，乃克有济"。此外，在治疗痈疽时亦提出"禀受之厚薄，形志之苦乐，随年岁时令而加减，则病易疗"。庄履严在《医理发微》序言中，庄履严就反复强调五运六气在诊治疾病中的重要性，曾言："若于五运六气、司天在泉、主客克胜、太过不及、南北司政，不尽发明阐析，虽有经书终是胶柱鼓瑟、按图索骥耳。"在后续行为中也单独将五运六气、司天在泉、南政北政、阴阳克胜等理作为一辑单列讲解，摘录了部分《素问·六元正纪大论》《素问·至真要大论》原文，甚至画五运图、六气图，以便读者更好理解。

华岫云作为龙砂医学代表性医家，其临证之时亦参五运六气之法。在《临证指南医案·郁牢》篇中，华氏引《素问·六元正纪大论》之言论郁之成因，其言："五郁之发。乃因五运之气。有太过不及。遂有胜复之变。"华氏认为之邪不解散即谓之郁。此外感六气而成者也。华氏认为气有升降开阖枢机，若气运不利，则可生郁，从而引起一系列疾病。

乾嘉年间名医王丙，据《内经》"天以六为节，地以五为制……五六相合而七百二十气，为一纪，凡三十岁；千四百四十气，凡六十岁而为一周"，宗其经旨，扩而大之，他"以三百六十年为一大运，六十年为一大气，五运六气迭乘，满三千六百年为一大周"，在此理论基础上，他以历代医家生活年代所处的甲子周期的运气特点为背景，认为历代医家学术思想及治疗特色形成的原因与大司天相关。如此，刘完素之主寒凉，李杲、张介宾之主温补，朱震亨之主滋阴，费启泰、吴有性之主寒凉下夺，无不明晰易解，论证了大司天理论的客观性，说明运气更大的时间周期是可能存在的。

陆懋修秉承了王丙提出的六气大司天理论，他排列了自黄帝八年至同治三年的干支纪年序列，依六气先后之序，分别标记各甲子的司天、在泉即"某时某气用事"，在"六气大司天上篇""六气大司天下篇"中，详述了张机、金元四大家、王好古、张介宾、周扬俊等人之所以用温、用寒、用补、用滋皆由其所处时代气运所致，认为整个医学史上各个学派的产生无不如此。又以王丙及陆氏本人之临床实践证明这一理论对临床的指导意义。六气大司天理论，经王陆二人先后阐发理法昭然，运用其观点，不仅可以从运气角度分析历代医家理论及方药产生的运气背景，又可指导临床医家根据大司天气候特点勇于创新，积极实践。

清代运气学研究另一个侧重点在于对运气与瘟疫关系的认识和防治，并积累了大量的体会及经验。雍正癸丑年疫气流行，叶桂根据当年运气特点创立著名方剂甘露消毒丹，根据症状不同，加减辨治，活人无数。

大医家薛雪强调治疗瘟疫当考虑三年司天在泉及本年的五运六气进行推算，以免误治，指出"凡大疫之年，多有难识之证……当就三年中司天在泉，推气候之相乘在何处，再合本年之在泉求之。"

杨栗山在《伤寒瘟疫条辨》卷一中，首先提出治疫须知运气，指出："天以阴阳而运六气，须知有大运，有小运，小则逐岁而更，大则六十年而易。"继而举例说明诊治疫病应顺应于大运，不要拘泥于小运，提出"民病之应乎大运，在大不在小"等重要观点，指出治疗疫病不应拘于定法，要随岁运不同而灵活变化。

　　刘奎研究运气与瘟疫有别于他人，在《松峰说疫》中详解五运六气与瘟疫发生之间的关系，重视五运郁发致疫，卷六详论疫病发生规律及五疫之治。在卷五中，他在前人基础上，结合自己的临床所见，列出收集整理的民间治疫验方120首，为后世防治瘟疫提供了重要资料。

　　余霖在《疫疹一得》的《运气便览》《运气之变成疾》等篇专论运气，指出疫疹病因病机与运气密切相关，运气变化为疫疹之因，运气演变火毒为疫疹病机，根据临床经验，创立清瘟败毒饮。

　　《温病条辨》为明清医学中"温热"学派的名著之一。吴瑭在卷首引证《素问·六元正纪大论》等19条《内经》经文加以注释，说明温病发生与运气的密切关系，阐明了运气为温病病原，在《温病条辨·痘证总论》中，吴氏论述了运气导发痘证，温病之源来自运气变化。

　　李延罡重视脉象变化与运气的关系。在《脉诀汇辨》卷一运气论中，提出"是以通于运气者，必当顺天以察运，因变以求气"的观点，说明了天地自然气候变化有客观规律存在，研究运气必须灵活运用而不可拘泥。卷八专论运气，其论述始终与脉法相联系，并列出26幅脉与运气相应图谱。

　　雷丰提出时病与运气相关。在《时病论》附论中第二论之《五运六气论》中概述了五运六气的主运、客运、主气、客气、司天在泉之气及五运三纪等，并引用戴人（张从正）之言"不读五运六气，检遍方书何济"，强调治时令之病必须要通晓五运六气的重要道理。

　　陆懋修在《内经运气病释》中，对《内经》中运气七篇大论的主要经文作了注释和阐发，分析运气变化与疾病机制，指导治疗今人之病。该书收录了宋代陈言的"三因十六方"，对后人运气疾病的辨证论治有很大启发。在《内经遗篇病释》中，他强调疫疠与温热病有别，从运气角度研究了"刺法""本病""五疫"及疫疠的病因。书后"内经运气表"一卷，将运气中"有不能图而宜于表者"制表13幅，表后附以简要论述，为后世研究运气学提供了重要资料。

　　龙砂学派医家沈金鳌也对五运六气理论的应用多有阐发，在《杂病源流犀烛·咳嗽源流》中指出，在"四时感受风寒作嗽"之外，更有一时天行之气所致，并指出"天行之气""时行之气"的产生为"时令不正"导致。《杂病源流犀烛第五卷·肿胀源流》提道："肿胀，肺、脾、肾三经病也。考《内经》，五脏六腑，五运六气，司天在泉，胜复淫郁，无不成肿胀之病。"运有太过不及，气有司天在泉，皆是疾病产生的因素之一。沈金鳌还在用药时参合运气，依据不同岁气确定不同君药。沈金鳌在《杂病源流犀烛·疹子源流》中指出："凡用方剂，必要参合岁气时令。"作为使用方剂的重要原则。

缪问的学术思想主要参之于"三因司天方"，论病悉本《内经》，议药皆宗《本草》，节录姜健"三因司天方"原文，附注己见，列天干地支诸年所用十六方，另有戴原礼、张介宾等人之运气论说，门人吴勇立、戴步瀛为之校正。

王旭高更是五运六气理论研究与临床实践的大家，临床"明岁气天时""相机从事"、抓"时机"，灵活化裁"运气方"，体现王旭高从临床实际出发，注重运气学说的实用性、指导性、可操作性，与龙砂学派医家对待运气学说观点一脉相承。他更是提出了重要的"执司天以求治，而其失在隘。舍司天以求治，而其失在浮"理论。

另有黄堂、张聿青、高上池、薛福辰等多位龙砂学派医家在临证中就五运六气理论进行应用实践并阐发，逐渐形成了龙砂医派独有的五运六气特色。

第二节　五运六气理论的内涵

中医药理论根植于中华民族传统文化的土壤，凝聚着中华优秀文化的精髓。中华文化的源头是太极河洛，是阴阳五行。太极河洛是古人对自然变化规律的基本认识，阴阳五行是时间的动态模型，这些都是中医思想的灵魂。因此，深入理解五运六气理论的基础便是先要理解中华传统文化的源流。

教科书把五行解释为"构成世界的五种基本物质或基本元素"，是"朴素的唯物论"。顾植山教授认为，五行不仅是万物象态的系统分类，更是五种时态的符号。把一年分作五个时段，就会依次出现木、火、土、金、水五大类自然气息，也就产生了五行。时令的顺序是春→夏→长夏→秋→冬，所以五行相生的顺序是木→火→土→金→水。《史记》说："黄帝考定星历，建立五行。"由此可见，五行的产生与星历产生的背景密不可分。而六气理论则与开阖枢理论密切相关。

古人把宇宙的动态节律描述为"离合"运动，气化阴阳的离合过程产生开、阖、枢三种状态，形成三阴三阳六气。三阴三阳说是中医阴阳学说的精髓，对指导中医临床意义重大。

一、五运六气理论的科学内涵

（一）五运六气与天文学

所谓天文学，是指研究宇宙空间天体、宇宙的结构和发展的学科，其内容包括天体的构造、性质和运行规律等知识。《内经》缔造的运气理论，就是在中国古代天文学知识背景下形成的。无论是每个太阳回归年周期中的五运或者六气概念及其相关内容的发生，都与天文学知识有相关性。

例如，运气理论核心知识中的"十干化运"，就是在"五气经天化五运"的天文知识背景下完成的。《内经》认为："丹天之气，经于牛女戊分；黅天之气，经于心尾己分；苍天之气，经于危室柳鬼；素天之气，经于亢氐昴毕；玄天之气，经于张翼娄胃。所谓戊己分者，奎壁角轸，则天地之门户也。"（《素问·五运行大论》）这是古人在观察天象时，发现当时有五色之气横贯天空的现象，便根据这五气所指的天干方位来确定其五行的属性。见到赤色的火气横贯在牛女二宿所居的区间，正是戊癸之方位，所以说"火主戊癸"；见到黄色的土气横贯在心尾与角轸星宿之间，正是甲与己之方位，故曰"土主甲己"，余可类推。五行就是这样与天干配合，而成五运理论的。这说明了五气经天现象是五运所主理论的客观物质基础，并非机械类推而来。

《内经》在此处将天干地支既用于标记所计量的时间，也用于标记所划分的区位空间，依照顺时运行法则，将十天干和十二地支，结合二十八宿所分布于天穹的四方，按一定次序间隔分布于360度周天之上，使天干地支也具有表达时空区位的意义。《淮南子·天文训》就将十干、十二支（也称十二辰）二十八宿，按一定规律建构在圆形天球上，这是《内经》之前"五气经天化五运"图形最早的文字记载。

时间、空间、序列是支撑自然界的主要构架，而天干地支可以表达对此的计量，所以天干地支也就具备了时、空、序列构架的内涵。一旦将五运、六气用干支表达，也就纳入时、空、序列"结构"之中。因此，运气理论中的天干地支，通过对所计量的时间、空间区位，从而勾连时间、空间密切相关的气候变化，及由此发生的物候、致病邪气乃至发生的相关病证，从而达到对其预测的目的。据此可知，上述知识是建立在对日月星辰运行规律观察的基础之上的。

运气理论深刻地蕴含着时间观念，而时间变化与太阳周年视运动有着十分密切的关系。为了准确计算年的时间，古人通过长期观察黄昏和清晨的星象变化，间接地推算出太阳的周年视运动。根据恒星在天球上的分布情况，以亮星为主，辅以别的星体，再将天球分为三垣（紫微垣、太微垣、天市垣）四象（苍龙、朱雀、白虎、玄武）二十八个空间区段（即二十八宿，又称二十八舍），按照顺时针方向自东向南、向西、向北，再向东，将天干地支有规律地交叉分布于天球的二十八宿（区位空间）之间。在对天球空间进行天干、地支、二十八宿三位一体定位后，然后将所观察到的太阳在天球视运动一个周期（即 365 又 1/4 天）称为一年。

为了记录太阳周年视运动周期，选择了离地球最近较亮的五个行星中的木星为纪岁之星，故称其为"岁星"，并将木星绕太阳运行的一个周期（约 12 年）等分为十二星次名称，用每一个星次名称依次代表 12 年。大约在春秋战国中期，人们将十二星次天空区域与十二支纪法相结合，稍后又将天干与地支配合，使岁星纪年与干支纪年发生了联系，这在《尔雅·释天》《淮南子》《史记》中都有记载。后来人们观测木星周期为 11.86 年，约等于 12 年，每隔 83 年有一次误差，于是自东汉建武三十年后使用的干支纪年就与岁星运行不再发生关系。

因此，运气理论与十二地支、一年十二个月、一日十二时辰等密切相关，都是在木星回归周期等分为十二星次的天文背景下发生的。运气理论中所涉及的五星、二十八宿、二十四节气内容都与木星（岁星）回归周期十二星次背景有关；十干纪日法，或者干支纪日法是地球在绕太阳公转时自转一周的时间单位，天文学上称为"周日视运动"。由此可知，无论是天干纪法还是地支纪法，或者干支纪法，都有天文背景；将天干地支既用于标记所计量的时间，也用于标记所划分的区位空间，依照顺时运行法则，将十天干和十二地支，结合二十八宿所分布于天穹的四方，按一定次序间隔分布于 360 度周天之上，使天干地支也具有表达空间区位的意义。《淮南子·天文训》就将十干、十二支（也称十二辰）二十八宿，按一定规律建构在圆形天球上，这是运气理论中"五气经天化五运"图形（"十干化运"）（《素问·五运行大论》）产生的天文学背景。

（二）五运六气的历法学特征

历法是推算日月星辰之运行以定岁、时、节气的方法，运气理论应用了十二月太阳历、十月太阳历、农历（阴阳合历）三种历法知识。如果将东汉初期至今仍然使用的干支纪时方法称之为"干支历法"，那么运气理论中就应用了多种历法知识，这几种历法特征均表明运气理论具有很强的时序性、过程性。

1. 十月太阳历法

十月太阳历法有天、月、行、年时间要素，将一年十个月（天干纪月）五季分别标记为木行（春季、甲乙月）、火行（夏季，丙丁月）、土行（长夏，戊己月）、金行（秋季，庚辛月）、水行（冬季，壬癸月）。显然，十月太阳历法的一年分为五行时段的方法，这是五运五步确立的天文历法背景。只要将《素问》的"金匮真言论""阴阳应象大论""五运行大论"相关原文，纳入十月太阳历法一年分五季（行）的架构之中予以理解，经文的意涵则十分顺畅。显然，运气理论中的"五运理论"，就是以十月太阳历法为背景构建的。

2. 十二月太阳历法

十二月太阳历（阳历），是以太阳回归年（365 又 1/4 日）为背景构建的知识体系，是运气理论中"六气"精确推算的基础历法，包括各部交司时刻、二十四节气理论发生的历法背景。为了确保与太阳周年视运动同步，以"大小月三百六十五日而成岁"（《素问·六节脏象论》）为基础，将一年分为春、夏、秋、冬四季。《内经》中但凡涉及"四时"概念的相关内容，无一不蕴含历法的知识背景，运气理论中的六气内容，完全是该历法一年十二个月等分为六时段（六步）的结果，并且从大寒节交司时刻"起步"，每步 60.875 天，以五行相生为序，充分体现了一年六时段（木—风，君火—热，相火—暑，土—湿，金—燥，水—寒）的气候运行变化规律。显然，运气理论中的"六气"知识，其形成建构无法脱离十二月太阳历法之背景。

3. 阴阳合历（农历）

阴阳合历，又称"农历""夏历"，该历法基本上能保持月份和气候的冷暖相一致，能准确地表达二十四节气及其相关的时间节点，并把节气与农耕活动加以联系，体现这一历法的实用性特征。每年六步之气标记就有阴历的因素，如"夫六气者，行有次，止有位，故常以正月朔日平旦视之，觎（同"睹"

其位而知其所在矣"（《素问·六元正纪大论》）之"正月朔日"就是最明显的标志；二十四节气是阴阳合历的显著特征，是古人为了标记和度量太阳在一个回归年中，不同时间运行于黄道的相应时间节点，并与气候变化、气象特征、人类的农事活动紧密联系在一起，也是每年五运五步、六气六步运行时间节点的标记。可见，阴阳合历蕴含着十二月太阳历法和太阴历法两种历法的基本元素。

4. 太阴历

太阴历法简称"阴历"，是在古人"月亮崇拜"文化背景下发生的。该历法是以日、地、月为天文背景构建的历法体系，有年、月、日时间要素，其中"年"是虚拟的，而"月"是真实的。"月相"变化周期则是该历法确立的主要时间节点，十二个月相变化周期为一年，故一年的时间为 354 日或 355 日，显然较一个实际的太阳回归年约少 11 天。《内经》运气理论在讨论如何观察一年六步之气变化规律的时间起点时指出，"夫六气者，行有次，止有位，故常以正月朔日平旦视之，视其位而知其所在矣"（《素问·六元正纪大论》），此处就应用了太阳历法制式，而且"阴阳合历"中也蕴含太阳历法的元素。

5. 干支历法

干支历法，是以干支纪时方法为背景的历法，为中国所特有。所谓干支历法，又称星辰历、甲子历，也属于太阳历法范畴，是用 60 组天干地支组合，分别标记年、月、日、时的古老历法。该历法是具有中国特点且非常先进、科学的天文年历。干支历法历史悠久，蕴含着深奥的宇宙星象密码。干支历法主要由干支纪年、干支纪月、干支纪日、干支纪时四要素组成。从立春至下一立春为一岁，是以立春为岁首，交节日为月首。十天干和十二地支依次相配，组成六十个基本单位，形成六十循环的纪元法；十二月建和二十四节气是其基本内容。干支历法将一岁划分为十二月建（十二月令），"建"代表北斗七星斗柄顶端的指向，二十四节气，十二月建等知识，是组成干支历法的基本内容。

因此，在评价运气理论应用干支历法的意义时指出，干支历是古人构建的一种数学模型，是具有中国特点且非常先进、科学的天文年历法。因为干支历法中的历元的确定、干支组合，都有着深刻的天文背景，既包括了地球的公转周期、自转周期，也反映了太阳对地球辐射量变化规律，还包括了月球及太阳系其他行星对地球表面大气循环、大气中水汽循环的规律性，这些内容都是现代气象学研究的重要因子。还认为，干支间的相互作用方式反映天文因子对地球的作用特点，干支历是用数学中的代数学方法作为处理天文数据的基本计算方法，将地球作为相对静止质点来研究太阳、月球、太阳系五大行星等对地球的不同时空作用，并以此建立干支甲子的数学模型及赤道黄道坐标系的有用模型。

运气理论将天干地支纳入阴阳、五行构架之中，使之与时空关系密切的气候变化勾连在一起，从而通过表达不同年份、不同时节的干支，能够对相关年份、时节的气候变化进行预测，这就是"天干化运""地支化气"的思维背景。

纵观运气理论的全部内容，几乎都无法摆脱干支纪时方法的演绎推算。例如推演任何年份的岁运，主时的主运、客运；推演任何年份六步主时的主气六步、客气六步（司天之气、在泉之气、四间气），及客主加临、平气、天符年、岁会年、同天符、同岁会、太乙天符等，都必须凭借该历法的干支纪时方法才能完成。上述理由，就是支撑运气理论具有历法特征的依据。

（三）气象气候学特征

无论是五运还是六气知识研究的起点，均蕴含着构成气象、气候的三个最基本的要素，即相对温度（寒、热、暑）、相对湿度（燥、湿）和空气的流动状态（风）。这就是运气理论具有气象气候学特征的依据。

我国古代以五日为候，三候为气，一年有二十四节气七十二候，各有气象、物候特征，合称为气候，是气象要素的长期平均状态。气象，是大气的活动状态和变化特征，如刮风、打雷、下雨、霜冻、云雾、下雪，涵盖相关地域的光照、气温、降水等气候学因素，其研究的内容包括气候特征、形成、分布和演变规律，及气候与人类活动的关系等。

运气理论中的五运，是在十月太阳历法背景下，将一年五个时段（五步）的气象气候特征，分别归纳为风（木运，春）、暑（火运，夏）、湿（土运，长夏）、燥（金运，秋）、寒（水运，冬）五者；运气理论中的六气，是在十二月太阳历法背景下，将一年六个时段（六步）的气象气候特征，分别归纳为厥阴风木（初之气）、少阴君火（热气，二之气）、少阳相火（暑气，三之气）、太阴湿土（四之气）、阳明燥金（五之气）、太阳寒水（终之气）六者。无论是风、暑、湿、燥、寒五运之气，还是风、热、暑、湿、燥、寒六气，都是构成气象气候的基本要素：气流（风）温度（寒、热、暑）湿度（燥、湿），这就是《内经》在运气内容中常常说的大风、炎暑、阴雨、冰、雪、霜、雹、雾、露等，这些都是气象气候内容的体现。

气象气候因素直接影响着存在于天地空间中万物（尤其是人类）的发生与存在。因此，运气理论就是古人在对特定时空区位中气象气候变化的长期观察基础上总结出的知识体系，其中五运知识是按五行架构模型，呈现一年五步（或五年）时空区位气象气候变化规律；六气知识则是运用三阴三阳模型，呈现一年六步（或六年）时空区位气象气候变化规律。运气理论之所以要用两套模型交叉或叠加呈现同一时空区位的气象气候变化规律，就是鉴于影响气象气候变化的干扰因素十分复杂，而真实的气象气候变化往往难以准确把控。无论怎样解析运气理论中的知识，都无法离开其中蕴含气象气候变化规律的内核。

（四）可预测特征

只要事物变化具有可以计量的循环周期，就一定能对相应周期中的变化状况进行预测。运气理论应用干支甲子标记的五运之气、三阴三阳六气的运行变化具有周期循环的特征，这决定了运气理论具有可预测的特性。所谓预测，就是预先测定或推测未来可能发生的事件。就运气理论的具体内容而言，正因为运气理论总结了发生于特定时空区位的气象气候变化规律，及在时空区位气象气候变化规律之下的物候、致病因素、疾病流行谱系和人们治疗可能发生疾病的用药规律，因而就能对相关时空区位的气候气象、物候变化、致病因素流行、病症流行、疫病流行及治疗流行性疾病用药法度等进行预测。所以，相关区位的运气变化规律是进行有关事项预测和预先策划的前提和基础。运气理论的内容，依据有深刻天文背景的干支历法数学模型，以此为工具而演绎构建，这就决定其相关内容的可预测特性。

（五）五运六气与律吕

中国古人对音乐有深刻的认识。1987年从河南贾湖遗址出土了约八千年前的用丹顶鹤尺骨制成的骨笛，它有两个八度的音域，并且音域内半音阶齐全，这意味着贾湖骨笛已经具备对十二音阶的认识。

文献记载：黄帝使羲和占日，常仪占月，臾区占星气，伶伦造律吕，大挠作甲子，隶首作算数；容成综此六术，而著"调历"。这里最关键的是"律吕"和"调历"。"调"是音调、乐律，基于音律而建的历法，谓之"调历"，又称"律历"。文献记述："逮乎炎帝，分八节以始农功。"到黄帝时才有"伶伦造律吕"，说明六律六吕的建立应该完成于黄帝时代。

黄帝时代将十二音阶上升到了律吕的高度，人们在不同的时间感受到不同的"乐"，十二律吕产生的基础是"飞灰候气法"：将芦苇的薄膜烧制成灰，放入代表十二音阶的乐管内，埋于密室地下；冬至一阳来复时，最长的乐管"黄钟"内的灰便自动飞出；此后每过一个节气，依次会有一个乐管的灰飞出，古称"葭管飞灰"。全部十二个乐管的灰飞结束，恰恰是一个年周期。这就将"律"与"历"结合到了一起。

以天象定时间，可以管一时；但天象时时年年都在变化，时间长了就有误差。而由乐管测到的十二气的周期非常稳定，是万古不变的"律"！黄帝时代将十二音阶上升到了律吕的高度，这是一个重大进步。

1. 以十二气周期与十二律

十二气命名为子、丑、寅、卯、辰、巳、午、未、申、酉、戌、亥，习称"十二地支"。专家认为，十二地支是象形文字，是对与十二气相应的天象的描述。文字虽是天象，但因十二气是从地下候气测得，故称"十二地支"。

十二律吕是天地相应的产物，但不是日月五星中某一个或几个星球与地球相互作用就能产生的，它是整个宇宙天体与地球相互作用的综合结果。现代科学不断研究星体运行规律及对人体的影响，但始终过于局限。当西方科学认识到天人相应的重要性时，必然要回归到中国古人以地球为中心的研究思路上来。

一年中的十二气决定十二月。故我国的十二月不是以月球围绕地球运行的周期为标准的所谓"阴历"，而是以十二乐律的气为标准的"律历"。当月球围绕地球运行的周期偏离十二气，即某一月亮周期内没有"气"时，就要用闰月的形式进行纠正。同理，年周期也是以十二气的周期为标准的。

2. 十二律与二十四节气

十二气说与此前"分八节以始农功"的八节说的结合产生二十四节气。

二十四节气中，"气"与"节"的意义和地位是不同的，由十二律吕定下的十二气有固定的地支名，是决定一年十二个月的"律"；而十二个"节"则没有固定的地支和月份与之配应，不是"律"。

六气化生万物。《素问·至真要大论》云："天地合气，六节分而万物化生矣。"表示五运的符号称"干"。五行分阴阳，产生十个"干"。五运由察天象来判定，故有"十天干"之名。由六气六律六吕产生的十二地支与代表五运的十天干相结合，组成六十甲子，六十甲子的内涵是五运六气。十二律吕、五运六气、六十甲子、调历，都是对自然现象及宇宙变化规律的科学认识，说明中华文明是建立在古代科学基础上的，是科学瑰宝。

"万之大不可胜数"，中国古人认为"智者察同，愚者察异"（《黄帝内经》语），故没有像西方科学那样对万物一个个去寻找物质形态的差别，而是着重于观察事物变化共同的动态规律，根据事物变化过程中显示出来的不同象态，创造了以木、火、土、金、水为代表符号的"五行"学说。

把一年分作五个时段，就会依次出现"生、长、化、收、藏"五大类自然象态，代表符号就是木、火、土、金、水。因为是万物运动变化的五大类时态，不是五种物质或元素，故称"五行"。《汉书·艺文志》云："五行者，五常之形气也。"自然界"五常之形气"轮流不息，"五气更立"，就是"五运"。"行"和"运"都有运动变化之义。

五运五行是六气化生万物后在地球上可见的物象，故五是"地数"。《国语》云："天六地五，数之常也。"

因为五行随时间变化，古人把握五行的动态规律，要靠观察天上的星象来定时，故《史记·历书》说："黄帝考定星历，建立五行。"因此由"律"产生历，也产生了五行的概念。

3. 五运六气理论与"和"的概念

中华文明"和"思想本于乐律十二气分六律六吕，合称"十二律吕"。而六律六吕之前的契合也正是因为发现十二气以前，已经先有了"六气"的概念。

文献载"容成综此六术而著调历"。"调历"，后世称"黄历"——黄帝之"历"，是构建黄帝时代文明社会最重要的文化标志！音乐最讲究"和"，"乐者，天地之和也"，"和，故百物皆化"，"大乐与天地同和"。中华文明特别崇尚"和"的思想本于乐律。

二、五运六气理论文明内涵

中医药学是中国古代科学的瑰宝，也是打开中华文明宝库的钥匙。研究中华文明与中医药学之间的关系，必须从中医学的核心理论五运六气讲起。理解五运六气理论与中华文明的渊源必须先从中华文明的几个重要阶段讨论。

中华文明基本文化模式的构建经历了伏羲四象先天八卦、神农六气后天八卦、黄帝十二律六十甲子，至黄帝时代形成了以律历为核心的三个重要阶段。"溯历史的源头"就要追溯认识自然节律的源头和过程。这一过程中古人留下了"三皇五帝"的记录。

"五气更立"，就是"五运"。《史记》载："黄帝考定星历，建立五行。"是说五行由察天象而定时位，故代表五运（五行）的符号称"天干"。"五音建运"，五运也合乎乐律。黄帝时代在五运六气历的基础上，完成了阴阳五行理论的构建。《汉书·艺文志》云："言阴阳五行，黄帝之道也。"阴阳五行学说是对五运六气自然规律的哲学演绎。六气源自神农炎帝，五行五运完成于黄帝，五运六气构成一完整体系，此"炎黄"合称之缘由。

（一）五帝内涵与历法的创新

传说中的上古帝王，黄帝、颛顼、帝喾、尧、舜合称"五帝"。黄帝的准确年代虽然学术界有不同意见，但至迟在公元前 28 世纪是一致的。从公元前 28 世纪的黄帝到公元前 22 世纪的舜，跨度达 6 个世纪。为什么有"五帝"之称？据文献记载，每一被称为"帝"者，都在历法上有突出贡献，"五帝"是历法的五帝。

黄帝是黄历的奠基者，自不待言。颛顼"载时以象天""举动应天时""乃命南正重司天以属神，命火正黎司地以属民"，确立五运六气的司天在泉及"少阴君火"思想。战国时秦献公于公元前 366 年制定沿用至汉初的历法，号称"颛顼历"，说明颛顼在历法上有很大名望。帝喾"顺天之义……历日月而迎送之……其动也时"是顺应天时，奉天承运；"溉执中而遍天下"则是"允执厥中"。"中"的甲骨文象形中军大旗，这个中军大旗就是炎黄"律历"，"中华"概念由是而起。尧"乃命羲和，钦若昊天，历象日月星辰，敬授民时"；"羿射九日"更是修订历法的明证。"天自为天，岁自为岁"，天象与乐律有岁差，靠天文定时日，可以管一时，时间长了就会出现"天有十日（某天的日期出现十种不同的讲法）"的乱象。"羿射九日"是去掉九个不准确的日期，但被谬传为射掉天上九个太阳的不靠谱的神话。舜用北斗记时："璇玑玉衡，以齐七政"，"协时月正日，同律度量衡"。度量衡的标准都从律管出。

大禹治理洪水的事迹人尽皆知，但他重新阐述和推广了阴阳五行学说之事却不为今人所知。大禹传承了炎黄文化的正统，对中国社会和中华文化的发展产生了极为深远的影响。

《尚书·禹贡》将大禹的功绩最后总结为"朔南暨声教,讫于四海"。大禹传播"讫于四海"的"声教"是什么呢?据《尚书·洪范》记载:"鲧陻洪水,汨陈其五行……彝伦攸斁,鲧则殛死。禹乃嗣兴,天乃锡禹洪范九畴,彝伦攸叙……"突出了禹对五行("阴阳五行"的总称)思想的发扬。大禹首先在思想上重新阐述了五行,使"彝伦攸叙",才完成了治水和建国的大业。

夏代将五行列为九条建国大纲的首要之纲,实即总纲,谁不遵守五行,就是大逆不道,受到诛伐。《尚书·甘誓》是记载夏启讨伐有扈氏的一篇檄文,列举有扈氏的罪名就是"威侮五行,怠弃三正"。相传大禹治水时,在洛阳西洛宁县洛河中发现了背驮"洛书"的神龟,"禹遂因而第之以成九类常道"。《汉书》引刘歆云:"伏羲氏继天而王,受河图则而画之,八卦是也;禹治洪水,赐洛书法而陈之,《洪范》是也。"《尚书·洪范》所论五行、五事、五纪、五福及三德、六极、八政等内容,反映了炎黄文明的丰富内涵和精深思想。

上古文字尚未成熟,将某种认识制成图的形式刻画在龟甲上传给后世是史前先人们常用的方法。古代文献上屡有"元龟衔符""元龟负书出""大龟负图"等记载,《黄帝内经》中也多处讲到"著之玉版",近现代史学家多视为荒诞传说,但出土文物证明古代确有其物。1987年安徽含山凌家滩出土了一只5300年前的玉龟,与玉龟一起出土的是一个刻有图案的玉片。可见,大禹治水时从洛河中发现背上刻有洛书图案的"神龟",并据此重新演绎阴阳五行学说是完全可能的。

夏、商、周三族起源与兴起的地区不同,祖先来源各异,但商、周两族都认为其祖先起源与兴起的地域是"禹绩",即在由大禹奠定的夏文化疆域之中。周人以夏文化继承者自居,称其兴起的西土为"有夏""区夏""时夏",称原商朝统治中心地区为"东夏",所封诸侯号为"诸夏",由此形成了民族的称谓——"华夏"。继承夏文化的人,又都认同是炎黄裔胄,因历法的源头是"黄历"。农历至今仍称"黄历"或"夏历"。

历史并不都会有文字记载,先秦有文字记载的文献能流传下来的也是万不及一。拘泥于支离破碎的文献只能描绘出支离破碎的历史。研究历史要学会读无字之书。孔子曰:"天何言哉!四时行焉,百物生焉。天何言哉!"中医药学的《黄帝内经》根植于黄帝文化,《黄帝内经》中的五运六气学说,传承发挥了炎黄文明的五六之律,凝聚了黄帝时代的文化精粹,是黄帝文化的活化石。

太极图是自然周期性变化节律的基本图式，古人观察天地间各种动态变化，圭表影长的变化和昼夜时间的渐变等都可以自然形成太极图。

中国远古就有"圭表测影"的传统，即通过"立竿见影"来确定方向和时间。"夸父追日"是记载古代研究太阳影子的故事。现在一些资料将夸父追日描述为古代有个人每天跟着太阳走，寻找太阳下山的地方，这是对"夸父追日"故事的严重误读。《大荒北经》记载："夸父不量力，欲追日景。""日景"即日影，夸父研究的是太阳的影子。《海外北经》提到夸父"饮于河渭，河渭不足，北饮大泽，未至，道渴而死。弃其杖……"其中有三个关键词："饮""渴""杖"。"饮"，可表达"到达""驻留"的意思。如唐·子兰诗"游客长城下，饮马长城窟"；陈毅《哭叶军长希夷同志》中"饮马扬子江"。"饮于河渭"指驻留在河渭一带，"河渭不足"是夸父认为在河渭无法满足研究需求，"北饮大泽"是准备前往北方的"大泽"。"渴"，通"竭"。《说文解字》解释："渴，尽也。"段玉裁注："渴，竭，古今字。""道渴"是走到后来没有路可走了。"杖"是测日影的工具。所以，夸父是每日研究太阳的影子，第一个在时间上找到冬至点，在空间上找到北方的人。正因为夸父作出了这一重大贡献，所以古人编写这个故事来永久纪念他。

从太极图可以看出，由衰到盛的象态称为阳，由盛到衰的象态称作阴。一年之中，上半年为阳，下半年为阴；一天之中，白天为阳，晚上为阴。它们是同一个世界的不同时象。"太极生两仪"，阴阳源于太极图，因此阴阳是宇宙间万事万物动态变化的基本节律。宇宙存在的基本形式是有序的动态变化。"人身小宇宙""天人合一"体现了人与自然在动态节律上的同步和谐。

中华文明的标准是对自然变化周期律的认知，中华文化不提及上帝，而是将自然的周期规律称为"天"，并以人的健康为最高目标，道法自然、天人合一的理念贯穿始终。

（二）三皇是中国古人认识自然周期节律的三大里程碑

伏羲时代研究天象，首先发现28组恒星（二十八宿），将其划分为青龙、朱雀、白虎、玄武四组星象，分别对应春、夏、秋、冬四季，从天象来把握四季，所以称伏羲为"天皇"。

中国天文学是从天象研究时间变化规律的学问，《易经》说："观乎天文，以察时变。"伏羲是中国天文学的创始人。二至（冬至、夏至）二分（春分、秋分）加四立（立春、立夏、立秋、立冬）为八节，四季八节的划分是中国古人认识自然周期律的第一阶段，但属于初级阶段，所以中国人未将伏羲文化作为中华文明确立的标志。

伏羲时代的文化标志是太极－两仪－四象－八卦－龙文化。《易经》记载："易有太极，始生两仪，两仪生四象，四象生八卦。"讨论伏羲文化需从太极图讲起，圭表影长和昼夜渐变等都能自然形成太极图。从太极图观察自然气息的变化，会得出太极生两仪："冬至阴极而一阳生，夏至阳极而一阴生。"冬至到夏至的上半年为阳，夏至到冬至的下半年为阴。阴阳代表了气化运动的两种象态：由衰到盛——阳象；由盛到衰——阴象。

四象分别是左青龙、右白虎、南朱雀、北玄武，是将天赤道的二十八宿分成 4 个区划而成。"二十八宿"只能产生于各宿沿赤道分布基本均匀的时代。据国家天文台赵永恒等人的研究成果，形成二十八宿体系最合理的年代在公元前 5690 年至前 5570 年的 120 年里。20 世纪 80 年代河南濮阳出土的 6400 年前的西水坡墓葬中，出现用蚌壳堆塑的左龙右虎图案，印证了四象文化出现的时代约在 6500 年前，这正是伏羲时代。四象模式中的苍龙代表东方，古人用苍龙七宿心宿二的晨出确定一年的开始。春气主生，亦主上升，龙文化反映了中华民族崇尚欣欣向荣的精神追求。

龙文化：四象模式中的青龙代表东方和春天。龙文化反映了中华民族道法自然，崇尚春天万物生发、欣欣向荣的精神追求。东方色青，所以伏羲又称"青帝"。河南濮阳出土的 6500 年前的西水坡墓葬，印证了龙文化出现的时代。

神农文化的重要文化符号是后天八卦。河南濮阳 6500 年前的西水坡墓葬正是中国历史上的神农时代，墓葬中有四个殉葬小孩，呈现出鲜明的后天八卦布局。深究后天八卦的产生，可知其源于洛书。洛书是从地上观察各种物象的动态变化总结出来的数字化的太极图，其中蕴含了动态太极三阴三阳开阖枢思想。

《素问·阴阳离合论》记载："圣人南面而立，前曰广明，后曰太冲；太冲之地，名曰少阴；少阴之上，名曰太阳……广明之下，名曰太阴；太阴之前，名曰阳明……厥阴之表，名曰少阳……是故三阳之离合也，太阳为开，阳明为阖，少阳为枢……三阴之离合也，太阴为开，厥阴为阖，少阴为枢。"

神农从地上物象变化认识太极开阖枢，所以神农被称为"地皇"。此为认识自然周期节律的第二阶段。神农时代的主要文化符号：洛书—后天八卦—南方离卦九数—九头鸟—炎帝。

伏羲八卦乾上坤下，是先天八卦，而西水坡墓葬中殉葬儿童的位置显示了后天八卦方位，说明后天八卦晚于伏羲而早于黄帝时代，应是神农时代的文化模式。周文王依据后天八卦著成《周易》，后世误认后天八卦为周文王所创，称之为"文王八卦"。

形成后天八卦的基础是"阴阳离合"的动态太极思想。古人将天地间的盛衰变化理解为一种"橐龠"的运动，橐龠运动一开一阖，化生万物；介于开与阖之间的是"枢"，因而有"开、阖、枢"三种状态。"开阖"又称"离合"，《素问·阴阳离合论》中讲述了阴阳离合运动产生三阴三阳六气。《素问·至真要大论》记载："天地合气，六节分而万物化生矣。"《黄帝内经》说："其生五，其气三。""三而成天，三而成地，三而成人。""三"是气化的开、阖、枢三种状态，"三生万物"即"六气化生万物"。

"洛书"是动态太极图的数字化表达，阴阳离合运动使先天八卦变为后天八卦。可以认为，开阖枢三阴三阳和洛书后天八卦是神农炎帝时代的文化模式。

黄帝时代"伶伦造律吕，大挠作甲子……容成综此六术而著'调历'"。

"伶伦造律吕"是通过"葭管飞灰"找到了与十二音阶的乐管发生共振的自然十二气，称为"十二律吕"，也称"六律六吕"。

伶伦由"葭管飞灰"发现十二气后，采用对应的十二个天象来记录表达十二气：冬至黄钟乐管飞灰，天上可见猎户座和御夫座，象形为"子"；大寒大吕乐管飞灰，天上可见双子座，象形为"丑"……这样依次产生十二地支。十二地支是十二个天象的象形符号。

十二气一周构成"岁气"周期，岁与年结合，以十二气分主十二月制定的历法名为"调历"，因制定于黄帝时代，所以也称"黄历"，这是中华先民认识自然周期节律的第三阶段。

"乐律"和"岁气"是中华先民的伟大发现，六气上升为律，《史记》记载："王者制事立法，物度规则，壹禀于六律。六律为万事根本焉。"

黄历成为大家共同遵循的规律，黄帝被称为"人文始祖"，反映了中国文化对自然周期规律认识的大成，是中华文明的标志。对自然界五、六节律的认知是炎黄文明的标识性成果。

十二律吕调历阴阳五行是黄帝文化的重要标志。《史记》记载："黄帝使羲和占日，常仪占月，臾区占星气，伶伦造律吕，大挠作甲子，隶首作算数；容成综此六术，而著'调历'。""调历"的关键在于"伶伦造律吕"。伶伦用"飞灰候气法"发现十二气。由于"飞灰候气法"难度极大，中华先哲便以天象为记载乐律的符号，故称"天文"。《说文解字》记载："依类象形故谓之文"。十二气为万古不变的时间单位，故称"律"。十二气纳入六气系统称"六律六吕"。古人用十二律吕"以调气候，以轨星辰"，并非从天文得出十二气。中国的"天文学"不同于西方天体学。

十二地支的产生与十二气的天文表达相关，十二地支的名称是天象的象形符号，十二气从地下候气测得，故称"地支"。十二地支决定一年的十二气和十二个月，十二律吕与八方结合演变为二十四节气。

以气乐之律定历法，故称"律历"。"乐律"是中华先民的伟大发现，是人类的大智慧。中华文化崇尚"和"的思想源于乐律。"乐者，天地之和也""和，故百物皆化""大乐与天地同和"。六气六律成为中华先人建立各种理论和制度的基础与渊源。

《史记》记载："王者制事立法，物度轨则，壹禀于六律。六律为万事根本焉。"六、五相合，产生六十甲子。以六十甲子为记时符号编成的历法，是五运六气历。东西方"文明"标准不同，西方文明社会的标准主要看物质生活，中华文明的标准是看对自然界"律"的认知。炎、黄完成了对十二律吕的把握，使中华文明时代开启。黄帝之历即"黄历"，它确立了中华文明的文化核心。

梳理和阐述《黄帝内经》的文化源头，有助于恢复和弘扬被湮没及已被曲解的古代文化的原貌，对中华文明的历史做出新的评估。

第三节　五运六气重要的学术价值

运气理论将天人相应理论提升到一个新层次，以此拓展了阴阳五行理论的框架，并提出多种疾病从病因到治则治法的论治提纲，提出著名的病机十九条，完善了《内经》的气化学说，提出亢害承制、天人应同等重要规律，提出疾病灾害，特别是疫病可预测之论并有系统的预测格局及应时养生的理论原则等。仅就这几项，足以说明运气发展了中医学理论，提升了中医学的理论层次，成为宋以后的带头学科。

七篇大论续入《素问》，如同《周礼》以《考工记》代替亡佚的《冬官》一样，不仅补充了类似《素问·六节脏象论》的运气思想和程式化的推步、天人合一、应时论病，还为《素问》注入了新鲜理论和活力，大大提高了《黄帝内经》的理论层次。

五运六气理论的学术价值主要体现在：其一，将天人合一的思想观念系统化。从观测天象授时制历，继而顺时察运，因变以求气，继而以气化胜复论病，最后落实到求属病机治法，每一步都贯穿天人合一的理念。运气以人与天地相应为主旨。大自然的生命依靠天地的能量和资源滋养，五运六气就是按"五气更立"与"六气六律"的周期规律协调一致，这是天人合一的理论范型，使人能充分利用自然力。其二，提高并拓宽了中医药理论体系大厦的构架，三分阴阳为六气，五运三纪有平、太过与不及，比二分阴阳五行更丰富且有活力。再者，是对气一元论阴阳五行的整合创新。

气论的发展在春秋时有《管子》的精气说，战国时有《吕氏春秋》《鹖冠子》的元气说，之后有气一元论。《素问·天元纪大论》引《太史天元册》说"肇基化元"，元气的一气化经五气为"五气终经天"，之后"九星悬朗、七曜周旋"后有阴阳寒暑，继以生化万物。从元气创世到发展为宇宙世界，五运本体的五气就是元气所化。由此元气论导出《素问·至真要大论》的"天地之大纪，人神之通应"的人身小宇宙论，这是以五运和六气诸种关系进一步发挥《吕氏春秋·有始览》"应同"的小宇宙论。此五运用五行的学说生克规律，但有胜复和一分为三（平、太过、不及）的发展，五行在一年中始于冬至，五运在一年中始于"正月朔月"即大寒。

五运六气理论用气的运动变化阐述万物的生成与演变，特别是五运六气之化之变及六气的升降出入是气化学说的内容。认为气始而生化，气聚而有形，气散而蓄育，气绝则象变。《素问·五常政大论》称动物为"神机"，称植物为"气立"，人的致病和自然灾害都与各种环节的气化异常有关。五运六气系统论述了五运之胜和不及致五郁为病，又论述了六气为病和十二变之病。

《素问·气交变大论》称："善言化言变者，通神明之理。"气化的升降融进本草，使药性理论突破了性味归经概念而有所发展。同时对疫病等特殊疾病有预见性。五运六气有其特定的基本规律和周期的可把握性。同时气候与疾病有相关性、气候有大小周期性等知识，使"五运六气之应见"可以预测有关时病的发生。

第四节　五运六气知识体系内涵（部分）

一、开阖枢理论与六经

五运六气重要的理论核心是三阴三阳的开阖枢与六经。三阴三阳既是对自然界阴阳离合的六个时空段的划分，也是对人体气化六种状态的表述。因此，六经也就是"六气"。三阴三阳的开、阖、枢，决定了"六经"各自的属性和不同特点。从五运六气的角度审视六经，会更具逻辑性与实用性。

已故中医学家方药中先生曾指出，五运六气学说"是中医理论的基础和渊源"。近现代的中医界，由于摒弃了运气学说，对中医基本理论中的许多重要概念已难以阐释清楚，"六经"问题就是一个典型例子。有人认为"六经辨证实即八纲辨证，六经名称本来可废"，甚至批评张仲景《伤寒论》"沿用六经以名篇，又未免美中不足"。事实上，六经辨证是中医基础理论中极为重要的内容，六经的存废至关重要！本文拟依据运气理论对六经辨证的原义和实质试作阐释，借此说明运气学说的重要意义。

开阖枢理论源于《黄帝内经》，《素问·阴阳离合论》记载："是故三阳之离合也，太阳为开，阳明为阖，少阳为枢……三阴之离合也，太阴为开，厥阴为阖，少阴为枢。"《灵枢·根结》也有相同论述。五运六气理论中的六气是阴阳离合的六种状态，将阴阳各分为三个阶段，即太阳、少阳、阳明、厥阴、少阴、太阴六气的开阖枢。

（一）探求"六经"实质与三阴三阳离合

中医学中将疾病分属三阴三阳（太阳、阳明、少阳，太阴、少阴、厥阴）进行辨证论治的方法，习称"六经辨证"。《素问·热论》首先将热病分作三阴三阳六个阶段；至东汉张仲景的《伤寒论》，以三阴三阳为辨证纲领，树立了中医辨证论治的光辉典范，对中医学的发展产生了极大影响。

讨论六经实质，关键在于对"三阴三阳"的理解。目前通常的解释认为：三阴三阳是阴阳的再分，事物由阴阳两仪各生太少（太阴、少阴，太阳、少阳）而为四象，进而又由阴阳离合运动产生三阴三阳开阖枢。

三阴三阳理论是中医阴阳学说的一大特色。《素问》论述三阴三阳的篇名叫"阴阳离合论"，这就明确指出了三阴三阳与"阴阳离合"密切相关。什么叫"阴阳离合"呢？《史记·历书》说："以至子日当冬至，则阴阳离合之道行焉。"说明三阴三阳的划分是以一年中阴阳气的盛衰变化为依据的，三阴三阳表述的是自然界阴阳离合的六种状态。

《素问·阴阳离合论》云："圣人南面而立，前曰广明，后曰太冲；太冲之地，名曰少阴；少阴之上，名曰太阳……广明之下，名曰太阴；太阴之前，名曰阳明……厥阴之表，名曰少阳。是故三阳之离合也，太阳为开，阳明为阖，少阳为枢……三阴之离合也，太阴为开，厥阴为阖，少阴为枢。"

太阳在东北方，冬至过后，正是阳气渐开之时，故为阳之"开"；阳明在西北方，阳气渐收，藏合于阴，故为阳之"阖"；少阳在东南方，夏至太阳回归，阴阳转枢于此，故为阳之"枢"。三阴之开、阖、枢同理：太阴在西南，夏至以后，阴气渐长，故为阴之"开"；厥阴居东向南，阴气渐消，并合于阳，故为阴之"阖"；少阴在正北方，冬至阴极而一阳生，故为阴之"枢"。

顾植山教授认为，老子《道德经》中"三生万物"之"三"，指的就是自然之气的开、阖、枢。宇宙由太极生阴阳，阴阳之气有了开、阖、枢三种运动变化状态，于是化生万物。

三阴三阳的开、阖、枢，决定了"六经"各自的属性和不同特点。需要用五运六气在不同时空方位阴阳气的状态来理解三阴三阳。从五运六气的角度来看六经，以往六经理论中的一些难题，大多就可以得到较为合理的解释。如风寒与温邪外感所犯部位缘何不同。按三阴三阳六气开阖枢方位，太阳在东北，阳气始开之位；太阴在西南，阴气始开之位。

《素问·五运行大论》云："风寒在下，燥热在上，湿气在中，火游行其间。"寒为阴邪，故风寒下受，宜乎先犯足太阳。温热在上，又属阳邪，故温邪上受，就要先犯手太阴。气分是阳明，营分血分是内入少阴。可见六经辨证和卫气营血辨证的理论基础都是三阴三阳，用三阴三阳模式就可以把两者统一起来。

（二）五运六气与六经传变

《素问·热论》描述六经传变，只涉及足之六经而未及手六经。《伤寒论》的六经辨证，基本上继承了《素问·热论》六经的概念。经北宋朱肱的发挥，遂有"六经传足不传手"之说。后人对此多存疑问，不知其所以然。如方有执在《伤寒论条辨或问》中说："手经之阴阳，居人身之半；足经之阴阳，亦居人身之半。若谓传一半不传一半，则是一身之中，当有病一半不病一半之人也。天下之病伤寒者，不为不多也，曾谓有人如此乎？"从阴阳离合的开、阖、枢方位可知，三阴三阳与经络的配应，确乎先从足六经开始的。

龙砂学派医家许叔微以开阖枢理论阐发《伤寒论》六经之次序，认为《伤寒论》六经"太阳为开，阳明为阖，少阳为枢，太阴为开，厥阴为阖，少阴为枢，六经不得相失，故其序有授"，并分析六经自然之序当为厥阴一之气，少阴二之气，少阳三之气，太阴四之气，阳明五之气，太阳六之气，而伤寒中病之后，"在气逆而非顺，自太阳而终厥阴也"。

再从三阴三阳与脏腑的联系看，足六经与脏腑的关系：太阳—膀胱，阳明—胃，少阳—胆，太阴—脾，少阴—肾，厥阴—肝。若谓六经模式由八纲辨证归纳而来，何以忽略了人体最重要的器官心和肺？从三阴三阳开阖枢方位图可知，心所处的正南和肺所处的正西都不是三阴三阳的正位。南北对冲，正北为少阴，故心称手少阴；少阴也缘心火而配属"君火"，少阴病多心肾阳衰证候。西方属太阴阳明之地，"实则阳明，虚则太阴"，肺称手太阴，辨证宜从阳明太阴中求之。

龙砂学派医家张聿青则常以开阖枢理论与气之升降相结合阐述疾病之病机，如《张聿青医案卷七·气郁》载"阳明遂失其通降之常，太阴亦失其清肃之令"；《张聿青医案卷九·胸胁痛》载"升降开阖之机皆为之阻"等。

除此之外，张氏还将开阖枢理论与脏腑别通相联系，丰富治则治法。如"伤寒"乃"伤于太阳膀胱寒水之经"，肺与膀胱通，肺病宜清利膀胱太阳寒水，治疗"拟开太阳之表"，在《张聿青医案卷十七·胎前》一案中，张氏认为"太阴肺经司胎，肺气不能下输膀胱，下病却宜上取"，针对小溲时淋时止，认为治疗"膀胱"病宜以清肺气为主，予紫菀、杏仁、黄芩等收功。

余景和也同样主张将开阖枢理论与六经、脏腑相结合，并提出自己的观点，如"心主太阳"等。余景和在《余注伤寒论翼》中从《素问·阴阳离合论》中广明与太阳的关系、太阳与膀胱、心肺与营卫的关系、太阳多心病等方面，解释心主太阳，并用较大篇幅反复论述这一观点。在阐述太阴病与厥阴病误下后寒热症状不同之原因时，余氏便认为其区别就在开阖之异。

巫君玉承黄堂之法，认为《素问·阴阳离合论》当与《灵枢·根结》结合讨论，但在黄堂基础上有所发挥。巫氏认为《灵枢·根结》之开阖枢中，复系以病症，是合"经脉"。同时，巫氏还特别重视枢转的作用，强调"无枢则开阖不得"。

人气应天，"天有六气，人以三阴三阳而上奉之。"三阴三阳既是对自然界阴阳离合的六个时空段的划分，也是对人体气化六种状态的表述。三阴三阳在天为风木、君火、相火、湿土、燥金、寒水六气，在人则为各一脏腑经络。

清代医家张志聪《伤寒论集注·伤寒论本义》在阐述六经时云："此皆论六气之化本于司天在泉五运六气之旨，未尝论及手足之经脉。"张氏强调六经是"六气之化"是对的，但"六经"不是经络而又不离经络；不是脏腑却可统脏腑。不是风、寒、暑、湿、燥、火六气，但又与风、寒、暑、湿、燥、火密切相关。正是有了三阴三阳辨证，故伤寒学家强调"伤寒之法可以推而治杂病""六经岂独伤寒之一病为然哉，病病皆然也"。山西老中医李可治疗内科急危重症疑难病，常用六经辨证而获奇效。他的体会是"伤寒六经辨证之法，统病机而执万病之牛耳，则万病无所遁形"。

著名中医学家王永炎等将证候的动态演化性概括为"动态时空"特征，三阴三阳之间是有序的动态时空变化。三阴三阳辨证，可较好地反映疾病发生时内外环境整体变化的动态时空特征，绝非八纲辨证可以替代。

顾植山教授认为三阴三阳的开阖枢是人体阴阳之气升降出入的主要依据，也是理解中医六经辨证重要途径与方法。顾教授基于《素问·阴阳离合论》，将阴阳气化规律凝练为"顾氏三阴三阳开阖枢图"，并提出动态开阖枢理论，在动态开阖枢的基础上阐述了从河图、先天八卦，变成洛书、后天八卦的内涵，并以此为依据阐述六经欲解时、标本中气、七损八益等中医基础理论。

二、标本中气理论

标本中气理论是五运六气理论重要内容之一，《素问·六微旨大论》论曰："少阳之上，火气治之，中见厥阴；阳明之上，燥气治之，中见太阴；太阳之上，寒气治之，中见少阴；厥阴之上，风气治之，中见少阳；少阴之上，热气治之，中见太阳；太阴之上，湿气治之，中见阳明。"《素问·至真要大论》明确指出了标本中气的从化规律："气有从本者，有从标者，有不从标本者也。少阳、太阴从本，少阴、太阳从本从标，阳明、厥阴不从标本，从乎中也。"

《内经》将"三阴三阳"概念分别用以标记六气的阴阳属性，基于"标本中气"理论，构建了六气发病机制模型。该理论是研究伤寒六经病证演变机制的重要思路之一。

（一）"三阴三阳"六气标本中气含义及关系

本，即事物的本体、本质，此指风、寒、暑、湿、燥、火（热）六气，因为六气是气候物化现象发生的根源，故谓六气为"本"。标，即标志、标象、符号标记，由于《内经》运用三阴（厥阴、少阴、太阴）三阳（少阳、阳明、太阳）分别作为六气的阴阳属性标记符号，所以就称"三阴三阳"为"标"。中，即中见之气，也简称为"中气"，是与标本相互联系，并且与"标"为表里关系。

六气的"三阴三阳"标本中气关系，是"五运六气理论"中用以推演每年六步之气运行变化的基本要素，也是理解和掌握经文相关内容的基础。例如"少阳之上，火气治之，中见厥阴；阳明之上，燥气治之，中见太阴；太阳之上，寒气治之，中见少阴；厥阴之上，风气治之，中见少阳；少阴之上，热气治之，中见太阳；太阴之上，湿气治之，中见阳明。所谓本也，本之下，中之见也，见之下，气之标也。本标不同，气应异象"（《素问·六微旨大论》），即是其例。此节原文内涵既是"三阴三阳"六气之标本中气关系的明确表达，也是这一知识在《内经》中的应用之例。

（二）"三阴三阳"六气标本中气理论在外感病发生机制中的应用

《内经》基于外感病的临床实践，应用"三阴三阳"六气标本理论，将六气淫胜的发病机制概括为"六气标本，所从不同……气有从本者，有从标本者，有不从标本者也……少阳、太阴从本，少阴、太阳从本从标，阳明、厥阴，不从标本从乎中也。故从本者，化生于本；从标本者，有标本之化；从中者，以中气为化也"（《素问·至真要大论》）三种类型。理解本节经文的要言大义时，必须要把握其中的"化"和"从"的深刻内涵。

"化"是此节经文中的关键词语，是《内经》13次论述"气化"概念的省称，此处特指六气作用于人体所发生的病理变化，故而王冰及马莳、张介宾都予以特别关注而阐发之，这便是清代张志聪创立伤寒六经气化学说的理论源头和依据。

"从"，此处为"从化"概念的省称。所谓"从化"，此指六气淫胜伤人致病时，"三阴三阳"之气在患者特定的体质背景下，致病的六淫之气就会顺从人类不同体质类型而发生不同性质的发病机制变化。例如"少阴之气"（热）伤人，多数情况下引起性质属于阳热特征的病机变化，此与"少阴之气"（热）之本体性质相一致，此种病机就属于"气化从本而生"；若逢偏阴（阳虚阴盛）体质者，可能引起性质属于阴寒特征的病机变化，此种病机就属于"气化从标而生"；由于太阳为"少阴之气"（热）的"中见之气"，性质属阳，所以其病机就与"从本而化"的病机类型一致。这也是中医"从化"理论的源头和依据之一。

标本中气的从化规律有标本同气从本、标本异气从本从标及从乎中气三种。正如《素问·至真要大论》所言："六气标本，所从不同奈何……少阳太阴从本，少阴太阳从本从标，阳明厥阴不从标本从乎中也。故从本者化生于本，从标本者有标本之化，从中者以中气为化也。"

1. 标本同气从其本

指本与标的阴阳属性相同。如少阳之标为阳，其本是火，也为阳；太阴之标为阴，其本是湿，也为阴，是谓标本同气，故其病性亦表现为本气的特性，治疗时则从本。

2. 标本异气从本从标

指本与标的阴阳属性相反。如少阴之标为阴，其本却是热属阳；太阳之标阳，其本却是寒属阴，是谓标本异气，故其作用于人体，既可表现为本的病性，又可表现为标的病性，在治疗时，应根据病证的从化，或从标治，或从本治。

3. 从乎中气

指中气对标本有调剂作用。如阳明本燥，燥从湿化，故中见之气为太阴湿。厥阴本风，木从火化，故中见之气为少阳相火。阳明从乎中气之湿，其机制是燥湿互济的结果，又是对阳明之病临床亦可表现为湿邪内盛的提示。厥阴风木从乎中气之火，其机制为风火相扇，风邪内盛临床易于表现为火热之象。

《内经》将"三阴三阳"概念分别用以标记风、寒、暑、湿、燥、火（热）

六气的阴阳属性，基于"标本中气"理论，构建了六气发病机制模型，成为五运六气学说指导临床实践的重要内容之一。后世医家在此思维模式引领下，通过"三阴三阳"概念的内涵转换，将运气学说中标记六气的阴阳符号，转换为标记脏腑经络的符号，再将运气学说中的"三阴三阳"标本中气知识，引入伤寒病演变过程中相关的六经病理状态，用以表达六经病证动态变化的内涵，从而指导伤寒六经病证的辨识和遣方用药。该理论成为研究伤寒六经病证演变机制的重要思路之一，对指导伤寒六经病的辨证论治有重要价值。

（三）六气标本中气与脏腑经脉关系

"三阴三阳"六气的标本中气关系，是五运六气理论中用以推演每年六步之气运行变化的基本要素，也是理解和掌握经文相关内容的基础。"少阳之上，火气治之，中见厥阴；阳明之上，燥气治之，中见太阴……所谓本也，本之下，中之见也，见之下，气之标也。本标不同，气应异象"（《素问·六微旨大论》），即是其例。如何理解"本标不同，气象应也"？张介宾认为："本标不同者，若以三阴三阳言之，如太阳本寒而标阳，少阴本热而标阴也。以中见之气言之，如少阳所至为火生，而中为风；阳明所至为燥生，而中为湿；太阳所至为寒生，而中为热；厥阴所至为风生，而中为火；少阴所至为热生，而中为寒；太阴所至为湿生，而中为燥也。故岁气有寒热之非常者，诊法有脉从而病反者，病有生于本、生于标、生于中气者，治有取本而得，取标而得，取中气而得者。此皆标本之不同，而气应之异象，即下文所谓'物生其应，脉气其应'者是也。"此节原文内涵既是"三阴三阳"六气之标本中气关系的明确表达，也是这一知识在《内经》中的应用之例。

"三阴三阳"六气的"标"和"中气"之间，一定是"两两互为中气"的，如风气之"标"为"厥阴"，其"中气"一定是"少阳"；而暑气之"标"为"少阳"，其"中气"一定是"厥阴"。其他如湿气、燥气的"标"和"中气"，寒气、热气的"标"和"中气"也一定是"两两互为中气"的，除风与暑外，其他则本性相反，如热与寒、燥与湿。

基于十二月太阳历法，一年分为六个时段（六节）的天文背景，"标"与"中气"的关系，借用了经络理论中"表里"联系的内涵，因而，但凡运气学家谈论六气之"标"与"中气"关系时，就用"表里"术语表达。明代张介宾正是基于《内经》"三阴三阳"六气标本关系理论，应用"三阴三阳"术语命名人体十二经脉并构建经络理论中的相关模型。

此处应用"三阴三阳"术语命名"风、寒、暑、湿、燥、火（热）"六气，并建构运气理论中六气基本模型和六气临床应用模型的思路，在人与自然相应理念指导下，认为人体也同样存在着"三阴三阳"的"标本中气"关系，指出人体脏腑为"本"，其所属的经脉为"标"，与"本"（脏腑）与"标"为"表里"关系的经脉，即称之为"中气"，如肺为"本"，手太阴经为"标"，与肺（本）与手太阴经（标）为表里关系的手阳明大肠经，就是"中气"。其他如肾与膀胱、肝与胆、脾与胃、肺与大肠，心包与三焦的"标"和"中气"，也一定是"两两互为中气"，即脏象经络理论中脏腑经脉的表里关系。

（四）龙砂医学与标本中气

龙砂学派医家沈金鳌《伤寒论纲目》一书论述六经病提纲的主证主脉，以"标本中气"论述犯禁后的变证及治疗，特色鲜明，后辑入《伤寒论纲目》。沈氏于《伤寒论纲目·六经主症》中云："三阳合病，谓之正阳阳明，不从标本，从乎中也。"沈氏亦认为标本中气与表里之义互通，如"脾与胃表里，固为输运之专司，但终在胃外斡旋，其燥金之气则流行胃中，而主消化之权者，何容有负而致败乎？学人于六经标本"。黄堂则将标本中气运用于临床，曾有医案载："阴虚之体，值风木在泉，上有少阳火亢，食入易吐，目横之征，然曾见红，辛燥难进，取酸先入肝，而宜于胃者。"黄堂根据"厥阴风木与少阳相火之间互为中见"，分析患者之象当应先"取酸入肝"而治。

吴士瑛以"标本中气"及其从化规律论述《伤寒论》六经传变规律，如《痢疾明辨·六经表里阴阳虚实寒热乃治痢要诀》篇以少阴从本从标分析，"少阴经有寒证、有热证，热则'黄连阿胶汤''猪肤汤'，寒则'桃花汤''真武汤''四逆'辈"。

张聿青以标本中气理论阐述太阴湿土与阳明燥金之间的关系，指出前者为阴之开，后者为阳之阖，两者共同完成气的下降功能，与《素问·六微旨大论》中"阳明之上，燥气治之，中见太阴"不谋而合。同时结合标本中气及五行生克理论认识脏腑，创造性地提出"燥是其标，湿是其本"的论断并逐渐形成独特的"以燥治燥、流湿润燥"的思想，认为湿与燥兼论，唯从标本中气及其从化论，方得正解。张氏主张"湿与痰皆不可力制"，治疗湿证不是把痰湿作为病理性代谢产物病邪来对待，而是从人体自我功能修复出发，调整气的升降出入运动，使津液的代谢过程恢复正常。

顾植山教授以动态开阖枢理论阐述标本中气，在三阴三阳开阖枢图中，太阳与少阴同居北方，均含一水寒气；阳明与太阴同居西方，均含四金燥气；少阳与厥阴同居东方，均含三木风气。同时，六经表里虚实相配：实则太阳，虚则少阴；实则阳明，虚则太阴；实则少阳，虚则厥阴。与沈金鳌之论不谋而合。

三、六经欲解时理论

六经欲解时首见于张仲景《伤寒论》，"六律六吕"是自然界万古不变的基本"律"，《伤寒论》"六经"之所以能"钤百病"，实因其遵循了时间周期的基本"律"，"六经"实即"六律"之意；"六经"之"经"是"经纬"之"经"。有关六经病"欲解时"的临床运用，实际上是基于运气病机理论的实践与深化，是基于对"开阖枢"时相、时机的把握。

许叔微在《伤寒九十论》中便提到："医者亦需顾其表里虚实，待其时日。若不循次第，虽暂时得安，亏损五脏，以促寿限，何足尚哉？"强调时序的重要性。

沈金鳌的《杂病源流犀烛》，在多个疾病的源流分析中均提到了时序的重要性，暗合了六经欲解时理论。如根据其火热发作时间之不同判断其所属之脏有不同，如"肝之热，寅卯时甚……心之热，日中尤甚……脾之热，夜尤甚……肾之热，亥子时尤甚……肺之热，日西尤甚……"，认为这些归属关系是由于脏腑经气用事不同导致。沈氏在《幼科释谜》中引钱乙之论指出潮热而发搐所在时间不同与脏腑用事密切相关。他指出寅卯辰时为肝之用事，巳午未时为心用事，申酉戌时为肺用事，亥子丑时为肾用事。

柳宝诒在多个医案中均以欲解时作为重要的辨证思路，在《惜余医案·痉病》案中，患者"痉病重则如痫，每发甚于寅卯"，柳宝诒辨其证为"痰浊扰其厥阴之脏"，立法以"养阴泄肝以治本，清火化痰以治其标"。厥阴欲解时是为"从丑至卯上"，正合其法。

顾植山直言六经"欲解时"就是"相关时"，实质是和三阴三阳相关的时间节点问题。顾植山认为，六经"欲解时"是依据《黄帝内经》"开阖枢"理论对三阴三阳的时空定位来确定的，参照"欲解时"判定证候的六经属性，并据此遣方用药可获得很好的效果。如乌梅丸为厥阴病主方；厥阴居东向南，为两阴交尽，阴尽阳生之时，为阴之"阖"；厥阴不利，则阴阳气不相顺接，阴阳失调，可现寒热错杂的病象；丑至卯时为阴气将尽，阳气初生之时，与厥阴相契合，厥阴病在这个时间段可"得天气之助"，邪退正复而病愈。

四、运气禀赋体质

体质差异是先天因素与后天因素共同作用的结果，其中先天因素既包括父母禀赋又包括胎孕时的天地自然五运六气的状态，因此胎育之年的五运六气盛衰会影响胎儿脏腑的气化倾向。如《素问·宝命全形论》云："人以天地之气生，四时之法成。"《素问·五常政大论》云："胎孕不育，治之不全，何气使然？岐伯曰：六气五类，有相胜制也，同者盛之，异者衰之，此天地之道，生化之常也。"五运六气以"同者盛之，异者衰之"的方式影响着体质的形成。而人体五脏气化倾向与疾病倾向均与五运六气相关。

龙砂学派医家方仁渊认为，天时之运气不同与人体禀赋之异有着密切的关系，并进一步导致疾病产生的倾向不同。方氏曾言，"天时之不同与人秉之有异欤""忆童时冬令多严寒坚冰，每年见大雪一二次，今则冬令如春者多，间有冰薄而不坚，少大雪而夏令之热较胜于昔，《内经》谓温则春气常在地气不藏，即温毒之气不敛，致痧子之病多者故一也"。

窦梦麟诊治时察其气运兴衰，并以时令结合患者年岁之运气禀赋而加减。窦氏曾在治疗痈疽时亦提出"禀受之厚薄，形志之苦乐，随年岁时令而加减，则病易疗"。

顾植山教授认为，不同运气年出生的人，由于胎孕、出生年运气特点等不同，体质也有偏颇，临床中需要合参。譬如，火年出生的人，体质偏阳，逢火年更易出现热病，或容易出现烦热、口腔溃疡等上火症状，所以酌情兼顾患者运气体质。但是，需要特别注意的是，影响体质的因素很多，运气只是因素之一。顾教授指出，出生时与体质联系多，发病时与病机关系大。运气有常有变，分析出生年的运气不能仅凭干支推算，故临床应用时要避免机械推演、胶柱鼓瑟，需灵活变通。

五、亢害承制理论

亢害承制理论源于《黄帝内经》，该理论是在论述六气主时的位置及相生互制关系时提出的，总结了自然界自然气化的自稳机制，是五运六气理论的重要内容之一。《素问·六微旨大论》有言："亢则害，承乃制，制则生化，外列盛衰，害则败乱，生化大病。"而六经之间的关系在于："相火之下，水气承之；水位之下，土气承之；土位之下，风气承之；风位之下，金气承之；金位之下，火气承之；君火之下，阴精承之。"明确指出运气之间的承制关系。

亢害承制阐述了自然界六气变化具有五行相互承制的特点。正如《素问·六微旨大论》云："相火之下，水气承之；水位之下，土气承之；土位之下，风气承之；风位之下，金气承之；金位之下，火气承之；君火之下，阴精承之。"承，就是制约；即六气主令之时，均有所承之气伴随存在，所承之气与主时之气的关系是按照五行相克关系呈现的。

所"承"之气的作用，一方面在六气正常的情况下，有防止六气过亢的作用；另一方面，在六气偏亢的情况下，制约亢盛之气，使气化恢复正常。例如："相火之下，水气承之"，指相火主时之气，其所以不得过亢，因为有水气的制约，从而保证了相火之气的正常。这种"承制"之气，从其形式而言，存在于六气之中；从作用而言，既可制约主气之太过，又可促进主气的生机。自然界承制关系的存在，不仅是维系六气在一定范围内变动的关键，也是维系自然界生化活动正常进行的必要条件。

"亢害承制"理论中蕴含着五行胜复、生克制化的道理。"亢则害，承乃制"中"亢"是指过极，过极则会损害自然的动态平衡，即为"亢则害"。五行是相生相克的，于人体也是如此。然克我者并不只是贼邪，此所谓无克亦无生，制则生化是自然之道。亢害承制理论的阐释与运用也成为龙砂学派医家五运六气的特色之一。

唐代王冰借用自然现象解释亢害承制，如"热盛水承，条蔓柔弱，凑润衍溢，水象可见"，说明各种正常的生化过程和自然现象，均寓有"承制"之理。就自然五行系统结构来看，王冰重点揭示了五行之间可以通过承制关系而维持五行系统结构的动态平衡，含有深刻的生态平衡之理。

金代医家刘完素基于《内经》亢害承制，提出六气过亢则"反兼胜己之化"的理论，将五行生化的自然之理推之于人体病机，用以说明疾病病理存在本质与标象的内在联系。其在《素问玄机原病式》中云："风木旺而多风，风大则反凉，是反兼金化，制其木也；大凉之下，天气反温，乃火化承于金也；夏火热极而体反出液，是反兼水化制其火也。"提出"所谓五行之理，过极则胜己者反来制之"的著名观点，正是由于这种"反兼胜己之化"的存在，才使自然气运维持正常，自然气候不至太过与不及，万物才能生化不息。人之五脏六腑与天之运气相应，因而此理也同样存在于脏腑功能变化之中；因此，可以从亢害承制角度来探讨疾病的病机。刘完素将运气学中亢害承制论灵活地应用于临床分析病因病机，指导辨证论治，其观点对后世疾病的诊断和治疗有很大启发。

张介宾则认为："亢者，盛之极也。制者，因其极而抑之也。盖阴阳五行之道，亢极则乖，而强弱相残矣。故凡有偏盛，则必有偏衰，使强无所制，则强者愈强，弱者愈弱，而乖乱日甚。所以亢而过甚，则害乎所胜，而承其下者，必从而制之。此天地自然之妙，真有莫之使然而不得不然者。天下无常胜之理，亦无常屈之理。"

元代医家朱震亨在《丹溪心法治要·妇人科》论月经病时，借助亢害承制理论分析病情，云："经水，阴血也，阴必从阳，故其色红，禀火色也……紫者，气之热；黑者，热之甚也。今见紫黑作痛者，成块者，率指为风冷所乘，而行温热之剂，误矣。设或有之，亦千百之中一二耳。经水黑者，水之色，紫者黑之渐，由热甚必兼水化，此亢则害，承乃制也。"

元代医家王履认为"亢而自制"是人体生理活动协调统一的内在机制，他在《医经溯洄集》中专列"亢则害承乃制论"，认为"亢则害，承乃制"是"造化之枢纽"，"承，犹随也……而有防之之义存焉；亢者，过极也；害者，害物也；制者，克胜之也。然所承也，其不亢，则随之而已，故虽承而不见；既亢，则克胜以平之，承斯见矣……盖造化之常，不能以无亢，亦不能以无制焉耳！"而且"亢则害，承乃制之道，盖无往而不然也。唯其无往而不然，故求之于人，则五脏更相平也。"若"亢而不能自制"，则发而为病，故用汤液、针石、导引之法以助之，制其亢而除其害。

张志聪在《黄帝内经素问集注》中，依据五行生克制化之理对亢害承制论做了进一步阐发，他认为："盖五行之中，有生有化，有制有克，如无承制而亢极则为害，有制克则生化矣……如木位之下，乃阳明燥金，太阳寒水母子之气以承之，母气制之，则子气生化其木矣。"也就是说，当金旺克木时，金之子水可以生木，以免木被金过分克制；而被克之木，可以克制金之母土，使其不能生金，以抑制过旺之金。这样生制相随，五行之间就可以保持一种动态平衡。

明·李梴《医学入门》分析了自然界之亢害承制规律，其在《医学入门》

中云："亢者，过极而不退也。当退不退，始则灾害及物，终则灾害及己……以天时言之，春时冬令不退，则水亢极而害所承之木。然火为木之子，由是乘土而制水，则木得化生之令，而敷荣列秀于外。"并进一步运用于对人体疾病病机的分析，指出："以人身言之，心火亢甚，口干、发燥、身热，则脾土失养，肺金受害。由是水乘而起，以复金母之仇，而制平心火，汗出发润、口津身凉而平矣。苟肾水愈微而不能上制，心火愈盛而不能下退，则神去气孤，而灾害不可解矣。"

沈金鳌在《杂病源流犀烛·怔忡源流》中以此描述怔忡之因："盖心为君火，包络为相火，火阳主动，君火之下，阴精承之，相火之下，水气承之，则为生气而动得其正。若乏所承，则烦热而为心动。"沈金鳌认为怔忡的发生与心中空虚有关，而其治法更当"补不足而安神气，求其属以衰之"。

华岫云在《临证指南医案·风阳扰胃》中则言，"风木过动，必犯中宫"是为木亢乘土，其言"肝为风木之脏，因有相火内寄，体阴用阳，其性刚，主动主升，全赖肾水以涵之"亦是"相火之下，水气承之"之意。

张聿青将亢害承制理论与脏腑理论相结合提出肝气夹痰说，揭示了肝主升发、津液失运与全身气机阻滞的必然联系。从脏腑生克而言，肝属东方之木，脾为中央之土，肝脾之间存在木克土的关系，肝气过亢可侵害脾胃，造成木亢克土的情况。而脾运化不利则生痰湿导致气郁，这就形成了"肝气夹痰"这一病机。二则肝木之火，多逆犯肺金，消灼津液。三则气火不平，夹痰上逆，肺为华盖之府，首当其冲。且肺为肾之母，正所谓虚则补其母，治疗肝阳、肝火之时亦可在益水之源的同时参以清泄气火。

顾植山教授在临证过程中亦常常使用亢害承制理论立法遣方，如2020年，庚子年，少阴君火司天、阳明燥金在泉，针对金运太过，肝木受戕，临床见木虚乏力者多，可选用《汤液经法》《辅行诀》之大小补肝汤进行治疗。顾教授分析，大补肝汤本身即是在小补肝汤的基础上加降阳明之品，因此是调节阳明燥金与厥阴风木关系的重要处方。

综上所述，"亢则害，承乃制"讨论五行学说的普遍适用性。正常情况下，包括人体在内的自然界处于阴阳五行的动态平衡之中，但由于阴阳的互相对立消长，故一方偏盛必致一方偏衰，而五行的相克互制也会出现"气有余，则制己所胜而侮所不胜；其不及，则己所不胜侮而乘之"。阴阳五行的失常必然导致自然界以至人体等复杂系统的动态平衡遭受破坏，这就是"亢则害""害则败乱，生化大病"。但自然界及人体也有自我调节功能，即"承乃制，制则生化"。《黄帝内经》认为，自然界的所有事物和现象均可划分为五类，分属于五行。五行之间存在着生克、乘侮、制化、胜复等关系，可藉此解释自然界事物间各种复杂的变化现象及其相互关系。

生克是五行间正常的相互滋生、相互制约的关系；乘是相克太过，侮是反克，是事物间关系反常的表现。制化与胜复则是五行在相互关系发生紊乱时的自我调节机制，其中制化是针对过亢的正常反应，通过制化使事物之间恢复平衡而达到正常生化；胜复则说明一方过胜，总有被报复的结果。

总之，自然界事物内部的阴阳五行关系处于相互制约、相互促进的动态平衡中，从而维护事物的相对稳定。所以，我们力争要做到"承乃制"，避免"亢则害"。后世发挥的亢害承制论即肇源于内经运气学说，主要说明气候变化的内在调节机制。

六、伏邪理论

伏邪，又称伏气，指潜藏于人体内的、伺机而发的不正之气。伏邪理论为中医学重要理论之一，具有初感不发病、伏气于里过后方发的特点。其中的五郁和三年化疫理论均为五运六气学说中的重要组成部分。在五运六气理论中，五郁并不立即发病，而是待时而作，与伏邪感邪后不立即发病、在一定条件下发病显露的特点相符。

前人认为寒邪"无不伏于少阴"。为什么寒邪会伏于少阴呢？因少阴和太阳同处北方时位，寒邪从北方入侵，体实则从太阳而发（所谓"实则太阳"），体虚则心肾阳气受损，发病时呈现出少阴病特征，故称"邪伏少阴"。再看SARS，按"三年化疫"理论，病邪应属伏燥，燥邪多从西方犯太阴阳明之地，故SARS呈现出伏燥发于太阴而伤肺的特征。

龙砂学派医家在《黄帝内经》《伤寒论》等经典研究中，尤其重视伏邪理论，并在长期传承过程中形成龙砂医派的重要特色。

沈金鳌在《伤寒论纲目》小青龙条文中云："天行暴寒，其热喜伏于内。"指出运气之"寒"是为热邪伏内的原因。《杂病源流犀烛》亦多次以伏邪阐述疾病产生，如春温篇分析"冬伤于寒，春必病温"与"冬不藏精，春必病温"在于"冬时寒水主令，少阴气旺，寒虽伤之，未便发泄，至春少阳司令，木旺水亏，不足供其滋溉，所郁之邪，向之乘虚而入者，今则乘虚而发，木燥火炎，乘太阳之气，蒸蒸而热""此正气又虚，伏邪更重也（无外症宜黄芩汤为主，兼外症必加柴胡，或本经药以轻解），切不可汗"等。

吴士瑛《痢疾明辨·痢不独湿热》篇载："经云：春伤于风，夏生飧泄，此因风之伏气至夏始发也，又饮食不节，起居不时者阴受之，阴受之则入五脏……入五脏则䐜闭塞，下为飧泄，久为肠澼。"可见吴士瑛对伏邪理论的运用与《素问·遗篇》意合。

吴达认为伏暑多因中气素馁或劳倦伤中，感受暑湿在先，至秋金气司权，凉风外袭，其性收敛而燥，湿邪欲泄无门，外燥既敛，内湿愈郁，郁极生火，即"外燥、内湿、火郁"三者互结而成，并提出"隆冬亦有伏暑"。在治疗上，吴氏强调"故必先用辛温，开泄湿邪，使湿邪内化而外解，郁火得以上升；旋用辛凉轻剂以清之，其效甚速"。

汪艺香指出伏邪的特性乃是具有起伏之势，"唯伏邪能起伏者，须从伏字着意，盖伏即进，起即出，而进者能出"，认为邪伏乃病进，邪起则病出，强调邪气起伏的关键在于"气能开阖"的气机运动。

龙砂学派医家柳宝诒关于"伏气温病"学术思想的具体论述，大多集中在《温热逢源》一书中，以《内经》《难经》《伤寒》为基础，旁征博引各家之注，结合多年临证经验，《温热逢源》中对"伏气温病"进行了详细、系统且较为深刻的阐发。

柳宝诒强调邪伏的外因为冬寒，邪伏的内因为肾虚，而久伏化温为邪伏之关键，而伏温之本在于"寒"与"虚"。柳氏提出"诚思如果不藏精，别无受寒之事，则其病为纯虚，故邪乃凑之而伏于少阴"，强调邪伏于少阴，肾虚为先决条件，而寒邪郁久化热则是温病发生之根蒂。外因方面，正如柳氏在《温热逢源》中所述"有随时感受之温邪，如叶香岩、吴鞠通所论是也。有伏气内发之温邪，即《内经》所论者是也"，其强调"冬伤于寒，正春月病温之由；而冬不藏精，又冬时受寒之由也"。对于内因，柳氏结合《内经》中"冬伤于寒，春必病温"的观点，指出邪气内伏发温的产生在于冬不藏精，故易受寒，继而病温。

柳宝诒认为"伏气温病"的发生与否，主要取决于机体肾气的强弱，若正值春夏阳气生发之时，随经而发者，根据机体肾气的虚损程度而表现不同。对于"伏气温病"之治，柳氏在辨证上重点强调分清六经形证及阴阳顺逆。

周小农指出，伏暑俗名瘴疟，是因夏月感受暑邪，潜伏体内，至秋季为时令之邪所引发的一类温病，症状特征以发热口渴、恶心呕吐、腹部灼热疼痛、霍乱吐利为主。因其过时而发，正虚邪恋，邪伏日久，故病位深，病情重，需数旬才可消退，更有甚者，伏暑夹湿长期留积在肠胃，至里气不通，热格于上，直窜神经，而致昏厥。

1930年时逸人著《中国时令病学》，在1956年改编为《中医伤寒与温病》，主张把伤寒与温病统一起来，于矛盾中求统一，又将伤寒与温病的症状、治法不同之点分别说明，于统一中存差异，这样可以息伤寒、温病之争，亦可化古方、今方门户之见。

朱莘农在论述夹阴伤寒时提到伏邪之论，指出分为阳虚邪伏之类型。朱氏认为阳虚邪伏乃外邪从表入里，伏于少阴，真阳无力鼓动邪机外达，以麻黄附子细辛汤加减。

顾植山教授在龙砂学派医家柳宝诒"伏气温病"的基础上再做创新，以五运六气理论阐释了近几年的疫病产生的原因，进一步以"三年化疫""伏邪理论"为基础指导疫病证治，如SARS患者的证候寒热错杂，燥湿相间，一般不按温病的卫气营血或三焦规律传变，但从运气的角度分析，庚辰年刚柔失守产生的燥和热是伏气，癸未年二之气的寒雨数至造成的寒和湿则是时气，由疫毒时气引动伏气，燥、热郁于内，寒、湿淫于外，导致了SARS内燥外湿、内热外寒的病机证候特征。

七、五运六气中关于药物的理解

五运六气理论认为一切药物都有其各自的气味特点、阴阳属性及治疗作用。如《素问·至真要大论》云："气味有薄厚，性用有躁静，治保有多少，力化有浅深。"

中药有气味之分。《内经》运气学中药物气味是根据药物的质地、性质、作用趋势划分的，气性药是指药性偏于温热、作用向上向外的药物，味性药是指药性偏于凉润、作用向下向内的药物，这与后世药物四气五味的概念略有不同。

中药的气味不同，其阴阳属性亦异。以气与味言之，则气为阳，味为阴。以气味分阴阳，又因厚薄不同而分为阴中之阴、阴中之阳、阳中之阴、阳中之阳。如《素问·阴阳应象大论》云："阳为气，阴为味……阴味出下窍，阳气出上窍，味厚者为阴，薄为阴之阳；气厚者为阳，薄为阳之阴。味厚则泄，薄则通；气薄则发泄，厚则发热。"

五味亦有阴阳属性的不同，《素问·至真要大论》云："五味阴阳之用何如？岐伯曰：辛甘发散为阳，酸苦涌泄为阴，咸味涌泄为阴，淡味渗泄为阳。六者或收或散，或缓或急，或燥或润，或耎或坚，以所利而行之，调其气，使其平也。"即其味酸者长于收敛，味苦者长于坚阴，味甘者长于缓急，味辛者长于宣散，味咸者长于软坚。治疗疾病则应当根据病情选用适当性味的药物。《内经》对药物性味的阴阳分类方法为后世研究药物的性味及分类奠定了基础。后世医家在此分类基础上作了进一步的划分，如李杲《脾胃论·君臣佐使法》云："辛甘淡中热者，为阳中之阳；辛甘淡中寒者，为阳中之阴；酸苦咸之寒者，为阴中之阴；酸苦咸之热者，为阴中之阳。"这种对药物气味阴阳的划分方法，虽与后世对药物的认识方法略有不同，却对用不同性味药物治疗疾病有重要的指导作用。

中医运气学根据岁运的太过不及来决定所用药食的四气五味，这是运气理论中治疗用药的特点之一。如《素问·六元正纪大论》详述了一个甲子周60年的岁运、司天在泉气化物化现象及疾病表现，及各岁运药食气味之所宜。如原文云："甲子、甲午岁，上少阴火，中太宫土运，下阳明金……其化上咸寒，中苦热，下酸热，所谓药食宜也。"即甲子、甲午之岁是土运太过，少阴君火司天，阳明燥金在泉，上半年气候可能偏热，故在疾病治疗及饮食调理上以咸味性寒的药物为宜，下半年气候可能偏凉偏燥，所以当以味酸性热的药物和食物为宜，酸甘化阴可润燥，热能胜凉，因岁运是土运太过，湿气较胜，尤其是其与岁运相应的长夏季节，表现可能更为明显，湿热交蒸，雨湿流行，故在治疗及饮食调理上当以苦味性热的药食为宜，用苦以泻热，用热以燥湿。

龙砂学派医家沈金鳌据五运时令特点加减用药，如《杂病源流犀烛第十二卷·中风源流》论述中风用药时提到："望春大寒之后，则加人参、半夏、柴胡、木通，迎而夺少阳之气；望夏谷雨之后，则加石膏、黄芩、知母，迎而夺阳明之气；季夏湿土之令，则加防己、白术、茯苓，胜脾土之湿。望秋大暑之后，则加厚朴、藿香、官桂，迎而夺太阴之气。望冬霜降之后，则加桂、附、当归，胜少阴之寒。"在春之后用药夺少阳之火、夏之后迎阳明燥金等。

除了在不同时令加用药物以候时令之气之外，在同一的处方中也可根据时令之不同增加原有药物剂量。如《杂病源流犀烛·诸血源流》中，沈氏在四物汤的使用方面提出两点参考，其一在于春加防风、夏加黄芩、秋加天冬、冬加桂枝；其二则是因四时之不同在原药的基础上分别予以不同的君药，四物汤中春倍川芎、夏倍白芍、秋倍地黄、冬倍当归，原因在于春加川芎以散其风、夏加白芍以胜其火，秋加地黄以胜其金，冬加当归以益其血。

中医运气学根据司天、在泉之气所主之时，制定了相应的气味用药法则。如《素问·至真要大论》云："诸气在泉，风淫于内，治以辛凉，佐以苦，以甘缓之，以辛散之。""热淫于内，治以咸寒，佐以甘苦，以酸收之，以苦发之。""湿淫于内，治以苦热，佐以酸淡，以苦燥之，以淡泄之。""火淫于内，治以咸冷，佐以苦辛，以酸收之，以苦发之。""燥淫于内，治以苦温，佐以甘辛，以苦下之。""寒淫于内，治以甘热，佐以苦辛，以咸泻之，以辛润之，以苦坚之。"

同样，"司天之气，风淫所胜，平以辛凉，佐以苦甘，以甘缓之，以酸泻之。""热淫所胜，平以咸寒，佐以苦甘，以酸收之。""湿淫所胜，平以苦热，佐以酸辛，以苦燥之，以淡泄之。""湿上甚而热，治以苦温，佐以甘辛，以汗为故而止。""火淫所胜，平以酸冷，佐以苦甘，以酸收之，以苦发之，以酸复之，热淫同。""燥淫所胜，平以苦湿，佐以酸辛，以苦下之。""寒淫所胜，平以辛热，佐以甘苦，以咸泻之"（《素问·至真要大论》），即根据六气司天在泉及六气胜复，决定所用药食的四气五味。

根据各年司天之气的气候物候病候变化决定气味用药。如《素问·六元正纪大论》专门讨论了太阳、阳明、少阳、太阴、少阴、厥阴六气司天之年气候物候病候及该岁运药食之所宜。如太阳寒水司天之岁，"岁宜苦以燥之温之"；阳明燥金司天之岁，"岁宜以咸以苦以辛"；少阳相火司天之岁，"岁宜咸辛宜酸"；太阴湿土司天之岁，"岁宜以苦燥之温之"；少阴君火司天之岁，"岁宜咸以软之……甚则以苦泄之"；厥阴风木司天之岁，"岁宜以辛调上，以咸调下"。《素问·至真要大论》亦云："司天之气，风淫所胜，平以辛凉，佐以苦甘，以甘缓之，以酸泻之……寒淫所胜，平以辛热，佐以甘苦，以咸泻之。"

根据各年在泉之气的气候物候变化决定气味用药。《素问·五常政大论》云："少阳在泉，寒毒不生，其味辛，其治苦酸，其谷苍丹……太阴在泉，燥毒不生，其味咸，其气热，其治甘咸。"《素问·至真要大论》亦云："诸气在泉，风淫于内，治以辛凉，佐以苦，以甘缓之，以辛散之……寒淫于内，治以甘热，佐以苦辛，以咸泻之，以辛润之，以苦坚之。"

根据六气胜复的气候物候病候决定气味用药。如《素问·至真要大论》

云："厥阴之胜，治以甘清，佐以苦辛，以酸泻之……太阳之胜，治以甘热，佐以辛酸，以咸泻之。""厥阴之复，治以酸寒，佐以甘辛，以酸泻之，以甘缓之……太阳之复，治以咸热，佐以甘辛，以苦坚之。"《素问·至真要大论》进一步强调在治疗时不要拘泥于六气胜复治则，临床应用时，当视具体情况灵活变化。总之，"治诸胜复，寒者热之，热者寒之，温者清之，清者温之，散者收之，抑者散之，燥者润之，急者缓之，坚者耎之，脆者坚之，衰者补之，各安其气，必清必静，则病气衰去。归其所宗，此治之大体也。"

五运六气理论中关于药物还有一个重要的内涵便是司岁备物，指根据不同年份的气候变化采集应气运生长的药物。《素问·至真要大论》中指出："司岁备物，则无遗主矣。帝曰：先岁物何也？岐伯曰：天地之专精也。"意即根据各个年份不同的气候特点，采集与气候变化相应的药物，这样的药物质优效佳。具体而言，厥阴司岁则备酸物，少阴、少阳司岁则备苦物，太阴司岁则备甘物，阳明司岁则备辛物，太阳司岁则备咸物，这样的药物得天地精专之化，气全力厚。反之，若不按岁气所司采备非主岁所化生的药物，那么这样的药物质量就差，即如《素问·至真要大论》所说的"非司岁物何谓也？岐伯曰：散也，故质同而异等也"。

第五节　运气学说的推演方式

五运六气学说的主要内容就是以天干地支作为演算的符号，五运配天干（十干统运），六气配以地支（地支纪气），根据各年的干支的组合，来推断各年的气候变化规律和发病规律。

一、天干的起源和含义

（一）天干的起源

甲，甲骨文为鱼鳞之象形。鱼鳞称甲，今意犹存。甲骨文以"十"为鱼鳞之形象可以证明。

乙，甲骨文为鱼肠之象形，《尔雅·释鱼》说"鱼肠谓之乙"，即此之谓。

丙，甲骨文象鱼尾之形。故《尔雅·释鱼》说"鱼尾谓之丙"。

丁，甲骨文象鱼睛、瞳子之形。故丁为鱼睛、瞳子之形。

戊，甲骨文象斧钺之形。钺，古代的一种圆刃或平刃的兵器。

己，甲骨文象射之缴。亦作"弋"，指用绳系在箭上射。缴，指在箭上的生丝绳。

庚，观其甲骨文形制当是有耳可摇的一种乐器，以声类求之当时钲。《说文解字》说："钲，铙者也。侣铃，柄中，上下通。从金、正生。"钲从正声，在耕部，与阳部之庚生极相近。庚为钲之初字。

辛，根据甲骨文形象判断，应当是古代的剞或剭。《说文解字》说："剞劂，曲刀也。"王逸注《哀时命》说："剞劂，刻镂刀也。"辛有刀刃的含义。

壬，任为鑱之初文。壬鑱同在侵部，是古今字。鑱即石针。

癸，甲骨文。癸为之变形，为戣之本字。戣，古代兵器名。《尚书·顾命》说："一人冕，执戣，立于东垂；一人冕，执瞿，立于西垂。"《孔传》云："戣瞿，皆戟属。"郑玄注："戣、瞿，盖今三锋房。"

（二）天干的原始意义

天干的本义是指与十数相应的序数。甲、乙、丙、丁犹言第一、第二、第三、第四，而戊、己、庚、辛、壬、癸是指第五、第六、第七、第八、第九、第十。这种解释可以在卜辞中找到证明。王国维在《先公先王续考》对此有记载。天干作为十位数次各名称出现以后，被古代天文学家用于制定历法。东汉以前止以记日，以十日为旬的历法规定即滥觞于此。

（三）天干词义的发展

从殷商时期起，经过2000多年的时间，由于社会的发展，思想的活跃，人们开始借助于干支、卦爻等形式表达思想，阐释自己的观点。特别是汉代的学者通过转注发挥天干的意义，十干具有了丰富的内容。许慎的《说文解字》、刘熙的《释名》有如下说明。

甲，《说文解字》云："甲，东方之孟，阳气萌动，从木戴孚甲之象。"《释名》云："甲，孚也，万物解孚甲而生也。"孟，始也。孚甲，种壳之谓。甲于五行属土，位东，应春，主生。阳气动而万物萌，子芽生而孚甲解，是发生之象。

乙，《说文解字》云："乙，象春草木冤曲而出，阴气尚强，其出乙乙也。"《释名》云："乙，轧也，自抽轧而出也。"乙乙，难出貌。冤，屈也。乙属五行属木，位东，应春，主生。春阳虽然萌动，而阴气尚强，故草木艰难而出，也是发生之象。

丙，《说文解字》云："丙，位南方，万物成炳然，阴气初起，阳气将亏。"《释名》云："丙，炳也。物生炳然皆著见也。"炳然，显著貌。丙位于五行属火，位南，应夏，主长。阴气初起，阳气亦盛，故为万物壮实长成之由。

丁，《说文解字》云："丁，夏时万物皆丁实，象形。"《释名》云："丁，壮也，物体皆丁壮也。"丁于五行属火，位南，应夏，主长，亦为万物壮实成长之象。

戊，《说文解字》云："戊，中宫也，象六甲五龙相拘绞也。戊承丁，象人胁。"《释名》云："戊，茂也，物皆茂盛也。"段玉裁释戊："象六甲五行相拖绞。"戊在五行属土，位中央，应长夏而旺四季，为万物生长茂盛之象。

己，《说文解字》云："己，中宫也，象万物辟藏诎形也。己承戊，象人腹。"《释名》云："己，纪也，皆有定形，可纪识也。"段玉裁释"象万物辟藏诎形"为"辟藏者，盘辞收敛，字像其诘诎之形"。己在五行属土，位中央，应长夏，主生化，为万物诘诎收敛，已有定形之象。

庚，《说文解字》云："庚，位西方，象秋时万物庚庚有实也。庚承己，象人脐。"《释名》云："庚，犹更也：庚，坚强貌也。"庚庚，肃然改容，物变坚成之貌。庚在五行属金，位西，应秋，主收，为万物肃然改容，坚以成之象。

辛，《说文解字》云："辛，秋时万物成而熟，金刚味辛，辛痛即泣出。"《释名》云："辛，新也。物初新者，皆收成也。"辛在五行属金，性内、刚，味辛，应秋，主收，亦为万物成熟，坚而成熟之象。

壬，《说文解字》云："壬，位北方，阴极阳生，象人怀妊之形，承亥壬以子。"《释名》云："娅，妊也。阴阳交，物怀妊也。至子而萌也。"似妊娠之象。壬在五行属水，位北，应冬，主藏。时值冬至，又当了位，极阴之中，生出一阳，具妊娠之象。

癸，《说文解字》云："癸，冬时水土平，象水从四方流入地中，癸承壬，象人足。"《释名》云："癸，揆也。揆度而生，乃出之也。"癸属水，应冬，有终而成始之象。

（四）天干化五运

古人占天望气时，看到天之五气流散于天上，五气的运行各有结束日期，详见五气经天图（图1-1）。

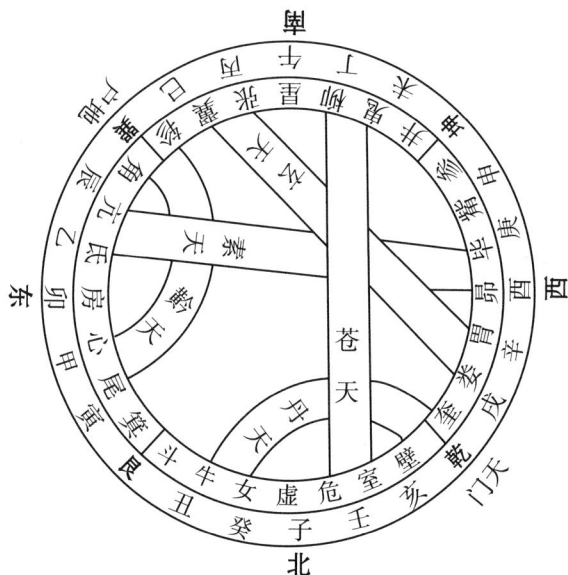

图1-1　五气经天图

图1-1 说明：①图中心交叉的曲直线为五天气。②自内向外第一圈为二十八宿方位。③外圈的十天干，十二地支，示干支所属方位，例如天干中的甲乙，地支中的寅卯辰，在方位上均代表东方，其余类推，外圈中的乾坤巽艮表示四隅的卦爻。在这张图上可清楚地看到二十八宿的方位，分别分布在东、南、西、北4个方位上。分布于图中的天干，是标示五行在五方的位置，即东方甲乙木、南方丙丁火、西方庚辛金、北方壬癸水。

二、地支的起源和含义

（一）地支起源

地支的起源与天干起源于对天象的观察记录。郑文光认为："十二支的起源，当来自十二个朔望月。"但不是直接记录朔望月的月次，而是描绘十二个朔望月有关的星象，即十二个朔望月中新月始见时（古称"朏"，即初三）其附近的星座。

子，多作秒或与参宿及其北面的觜宿即猎户座相似，甲骨文的"子"是参觜二宿的图案化。

丑，第二个朏日，新月在参宿东面30°的井宿，井宿的亮星与南河三、南河二、北河三、北河二等亮星组成的图形与甲骨文的"丑"极为相似。

寅，与第三个朏日，新月所在的轩辕星象即狮子座头部的图形相似。

卯，第四个朏日，新月在翼、轸一带。据《史记·天官书》说："轸为车。"象车厢及其伸出的辕。

辰，第五个朏日，新月在角、一带，角、亢二宿连线形成的图形与甲骨文"入"相似；角、亢二宿与西南室女座构成的图形和"友"相似。

巳，与第六个朏日，新月所在的房、心、尾等宿星象相似。

午，多象马策之形。第七个朏日，新月在箕、斗等宿，这一带的恒星多与马有关。例如《史记·天官书》说："房南众星日骑官。"《史记·索隐》引《诗记历枢》说："房为天马，主车驾。"

未，第八个朏日，新月在牛宿附近。出天津九星及其附近的小星构成的图形与"未"的甲骨文相似。

申，象雷电之形。第九个朏日，新月在虚、危二宿。虚、危一带无亮星，附近的小星叫"雷电""霹雳"，申的甲骨文由此而作。

酉，与第十个朏日，新月所在的室、壁的星象图相似。

戌，象斧钺之形。古文岁与戌相通。第十一个朏日，新月在娄、胃二宿，按《史记·天官书》云："娄为聚众，胃为大仓，其南众星曰积。"为粮仓、有丰收之象，故为"岁"。"岁"转为"戌"为十二支之一。

亥，亥是商族先祖王亥的名字。《左传·襄公三十年》记载："亥有二首六身。"第十二个朏日，新月在昂、毕两宿。毕宿两丫、昂星团六星，正是"二首六身"。

（二）另一个伟大的发现——"葭管飞灰"

黄帝时代的伶伦通过"葭管飞灰"发现了十二气的周期律，十二气纳入六气系统称"六律六吕"，以天象为其记载符号产生"十二地支"，其做法较为复杂，具体做法如下：

伶伦按照标准的十二个音阶制作了十二个乐管，每个乐管上面放最轻的东西，也就是芦苇里的薄膜烧成的灰，这是当时他能想到的最轻的东西，这些乐管管端上口平齐，上覆以绢帛，下端长短不一。他把十二个乐管放在地下的密室里，使之不受干扰。他发现，在冬至那天，最长的、音最低的那个乐管里的灰飞了出来，他将这个管称为黄钟。黄钟管最长，得地中阳气最早，冬至一阳来复，故黄钟管里的灰便自动飞出。过一段时间，又一个乐管里的灰飞了出来。有意思的是，当十二个乐管里的灰飞完了之后，又循环回到第一个乐管。伶伦发现，十二个音阶的乐管和自然界的十二个时间段能产生共振，形成一个时间周期律。这十二个乐管候得的气，因为从地下候得，被称为十二地气，简称十二气。古人把这种通过"葭管飞灰"候得地气的方法，称为"飞灰候气法"。

伶伦用十二个乐管候得的十二个气来定十二个月，以每个气对应一个月。而按照朔望月确定的十二个月的时间长度并不标准，如果哪个月气没有到，就要等到下一个月，于是就有了闰月，一般为19年7闰。伶伦通过飞灰候气法发现十二地气的时间周期是非常标准的，恰恰就是从冬至到下一个冬至的标准时间长度，这个时间周期被称为岁。这也是岁与年的不同之处。郑玄注《周礼·春官》云："中数日岁，朔数日年。"《礼记正义》云："中数者，谓十二月中气一周，总三百六十五日四分之一，谓之一岁；朔数者，谓十二月之朔一周，总三百五十四日，谓之年。"从大寒开始，十二个月的中气循环一周为365.25日，称为岁；朔望月的平均长度为29.53日，12个月为354日或383日，从当年正月初一到次年正月初一之间的一段时间，称为年，故岁与年不同。

古人就仰观天象。当代表某一地气的乐管中的芦苇灰飞出来时，看看天上对应的是什么形状的星象，通过仰观天上的星象而得知某一时间的地气。十二地气对应十二星象，子、丑、寅、卯、辰、巳、午、未、申、酉、戌、亥是十二种星象的象形符号，用来表示十二地气，称为十二地支。所以，十二地支是十二地气的天文表达，十二生肖就是十二种星象的具体形象符号。

（三）地支的含义

由于地支起源于对十二个朔望月中新月始见时其附近星座形象的观察，因此它的最初含义是对周天十二等分的区划，天空区划是制定历法的基础。由于农事生产的需要，十二地支对天空区划的标准经历了3个演变阶段：①按新月始见时恒星天的位置划分特命天区。②按岁星所在方位和恒星天位置划分天区。③按北斗所指。由此可见，古人运用天干地支进行推演，是有着深刻的天文和历法背景的，不可以简单地等同于数字的推演。

三、干支的阴阳属性与换算

（一）天干地支的五行归属与阴阳属性

天干地支既各有五行所属，又各有阴阳分属，五行中有阴阳，阴阳中有五行。五行中有阴阳就能运，阴阳中有五行就能化。自然界阴阳五行不断运动，不断生化，生命万物就能生长化收藏，生生不息。

天干的五行属性：甲乙属木，丙丁属火，戊己属土，庚辛属金，壬癸属水。地支的五行属性：寅卯属木，巳午属火，申酉属金，亥子属水，辰未戌丑属土，以上见表1-1。需注意的是，干支的五行属性与干支的五运六气化合在概念上是两种不同的配属关系。

表1-1 干支的五行归属

	木	火	土	金	水
天干	甲乙	丙丁	戊己	庚辛	壬癸
地支	寅卯	巳午	辰未戌丑	申酉	亥子

干支的阴阳属性，天干属阳，地支属阴。再分阴阳，按天干和地支的顺序，奇（单）数为阳，偶（双）数为阴。故十天干中，甲、丙、戊、庚、壬为阳，称阳干；乙、丁、己、辛、癸为阴，称阴干。十二地支中，子、寅、辰、午、申、戌为阳，丑、卯、巳、未、酉、亥为阴，以上见表1-2。

表1-2 干支的阴阳属性

	阳	阴
天干	甲、丙、戊、庚、壬	乙、丁、己、辛、癸
地支	子、寅、辰、午、申、戌	丑、卯、巳、未、酉、亥

天干和地支两者相配合就形成甲子周期，凡六十年为一甲子周期，如1984年为甲子年，2019年为己亥年，至2043年癸亥年，复行一周。五运六气理论通过干支甲子的配合来推求各年份气候变化及发病规律。六十甲子周期表如表1-3所示。

表 1-3　六十甲子天干地支分布图

天干	甲	乙	丙	丁	戊	己	庚	辛	壬	癸
地支	子	丑	寅	卯	辰	巳	午	未	申	酉
天干	甲	乙	丙	丁	戊	己	庚	辛	壬	癸
地支	戌	亥	子	丑	寅	卯	辰	巳	午	未
天干	甲	乙	丙	丁	戊	己	庚	辛	壬	癸
地支	申	酉	戌	亥	子	丑	寅	卯	辰	巳
天干	甲	乙	丙	丁	戊	己	庚	辛	壬	癸
地支	午	未	申	酉	戌	亥	子	丑	寅	卯
天干	甲	乙	丙	丁	戊	己	庚	辛	壬	癸
地支	辰	巳	午	未	申	酉	戌	亥	子	丑
天干	甲	乙	丙	丁	戊	己	庚	辛	壬	癸
地支	寅	卯	辰	巳	午	未	申	酉	戌	亥

（二）公元纪年与干支纪年的简易换算

简便计算公式：

先记住表 1-4、表 1-5 中干支的代数表。

表 1-4　天干代数表

代数	1	2	3	4	5	6	7	8	9	0
天干	甲	乙	丙	丁	戊	己	庚	辛	壬	癸

表 1-5　地支代数表

代数	1	2	3	4	5	6	7	8	9	10	11	12
地支	子	丑	寅	卯	辰	巳	午	未	申	酉	戌	亥

年干求算公式：a =（年数 -3）的个位数（a 为所求年份的年干序号，Y 为公元纪年序号，3 为应变常数）。

岁支求算公式：b =（年数 -3）$\div 12$ 的余数。

（b 为所求年份的年支序号，Y 为公元纪年序号，3 为应变常数）

例如：求 2024 年干支。

天干＝2024-3＝2021 尾数 1(甲)，地支＝（2024-3）÷12＝2021÷12＝168 余数 5（辰），所以 2024 年是甲辰年。

第六节　五运六气理论临床应用概述

一、五运六气基础概念

（一）五运

五运，即"五行"，是对（春、夏、长夏、秋、冬）自然气息的概括和表达，依此出现了木、火、土、金、水五运。这个符号可以用木、火、土、金、水，或风、热、湿、燥、寒，也可以用角、徵、宫、商、羽等表示，理解上不能仅仅局限为"五种基本物质或基本元素"。五运的基本内容包括岁运、主运和客运。

岁运，又称中运、大运，统管全年的五运之气，反映的是全年的气候特征、物化特点及发病规律等情况，根据当年年干确立。《素问·天元纪大论》云："甲己之岁，土运统之；乙庚之岁，金运统之；丙辛之岁，水运统之；丁壬之岁，木运统之；戊癸之岁，火运统之。"所以，凡逢甲己之年，岁运是土运；凡逢乙庚之年，岁运是金运；依此类推。但每年司岁的大运不同，有太过、不及之别，逢阳干的甲、丙、戊、庚、壬为岁运太过之年，逢阴干的乙、丁、己、辛、癸则为岁运不及之年，如甲年为土运太过之年，己年则为土运不及之年。

主运，根据季节的气候变化和五行属性而定，反映了一岁五季之间天时的常规差异，从大寒日开始，依次为初运、二运、三运、四运、五运，按五行相生之序分五步而运行，始于木运，终于水运，历年不变（主运图见图 1-2）。因五运主步尚有太过、不及的变化，所以在推算时，常用"五音（角徵宫商羽）建运（图 1-3）""太少相生""五步推运"等方法。以 2024 甲辰年为例，主运初运为太角，依次为少徵→太宫→少商→太羽。

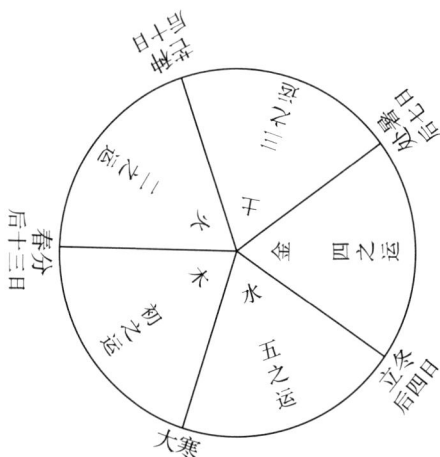

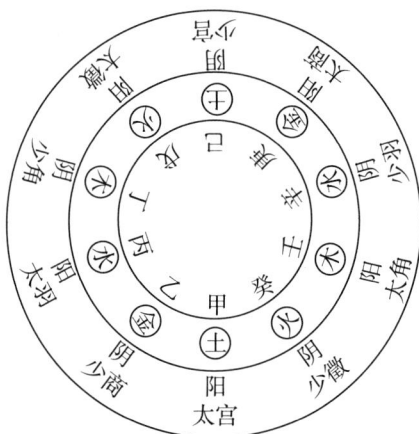

图 1-2　主运图　　　　　　　　图 1-3　五音建运图

（二）六气

六气，是从阴阳发展出来的，《素问·阴阳离合论》里描述了太极的阴阳开阖运动产生了三阴三阳，说明了三阴三阳的时空方位，"六气"就是根据这个方位形成的。三阴三阳与六气的配应：太阳居东北寒水之位，时序"正月太阳寅"，故配寒水；太阴居西南坤土之位，时序长夏主湿，故配湿土；阳明居西北乾金之位，时序秋燥，故配燥金；厥阴居正东风木之位，时序属春，故配风木；少阳居东南巽风生火之位，时序初夏，故配相火；少阴居太冲之地，时在冬至，阳气以命门之火的形式潜藏于坎水之中，为来春新一轮生命活力的原动力，故配以君火。六气的基本内容包括主气、客气、客主加临。

主气，分主一年六个不同阶段的气候以主四时之常令，始于厥阴风木，而终于太阳寒水，按五行相生之序运行。其变化之序为：初之气（大寒至春分），厥阴风木之气；二之气（春分至小满），少阴君火之气；三之气（小满至大暑），少阳相火之气；四之气（大暑至秋分），太阴湿土之气；五之气（秋分至小雪），阳明燥金之气；终之气（小雪至大寒），太阳寒水之气。年年如此，固定不变。其中火有君相之分，君火在前，相火在后。

客气，是指在天的三阴三阳之气，其随年支的不同而变化。一年分六步运行，但次序与主气不同，为先三阴、后三阳，即一阴厥阴风木，二阴少阴君火，三阴太阴湿土；一阳少阳相火，二阳阳明燥金，三阳太阳寒水。六气又分司天、在泉及左右四间气。司天之气在三之气的位置上，在泉之气在终之气的位置上，此两者在客气中最为重要，对全年都有影响，只是司天之气在三之气时影响最大，在泉之气要到终之气时作用才最强。除司天在泉外，其余的初之气、二之气、四之气、五之气，统称为间气。以 2024 甲辰年为例，客气依次为初之气，少阳相火之气；二之气，阳明燥金之气；三之气，太阳寒水之气（司天之气）；四之气，厥阴风木之气；五之气，少阴君火之气；终之气，太阴湿土之气（在泉之气）。

客主加临，为每年轮值的客气加临在六主气上，主要是用来综合分析该年可能出现的气候特征，推测四时气候的常变情况。对于客主加临的推演，先将该年的司天之气加临于主气的三之气上，在泉之气加临于主气的终之气上，其余的四间气依次加临。以 2024 年为例，初之气，少阳相火加临厥阴风木；二之气，阳明燥金加临少阴君火；三之气，太阳寒水加临少阳相火；四之气，厥阴风木加临太阴湿土；五之气，少阴君火加临阳明燥金；终之气，太阴湿土加临太阳寒水。客主加临，主要有三种情况：其一，客主之气是否相得，相得为客主之气相生或同气，不相得为主客之气相克；其二，在不相得中，主客相克又有顺逆，顺为客气克主气，逆为主气克客气；其三，在相得中，君火与相火加临，当君火为客气加临于主气之相火时为顺，当相火为客气加临于主气之君火时为逆。

运气相合，是指将该年的五运与六气综合在一起分析当年的气候变化情况，主要包括运气同化、运气异化、平气三种情况。运气同化，是指岁运与客气在某些年出现了五行属性相同的情况，又因为岁运有太过、不及之别，客气有司天、在泉之分，所以运气同化也就有同天化、同地化的区别，主要有天符、岁会、同天符、同岁会、太乙天符五种类型。在 60 年的运与气变化中，有 26 年是同化关系。运气同化的关系，在这些运与气相会的年份中，由于没有胜复，失去制约，可能会造成一气偏盛独治的异常气候现象，也就容易给人体及自然界其他生物造成危害。其中，"天符"之邪所伤，发病迅速而严重；"岁会"之邪所伤，病势徐缓而持久；"太乙天符"之邪所伤，则病势急剧且会有死亡的危险（见图 1-4）。

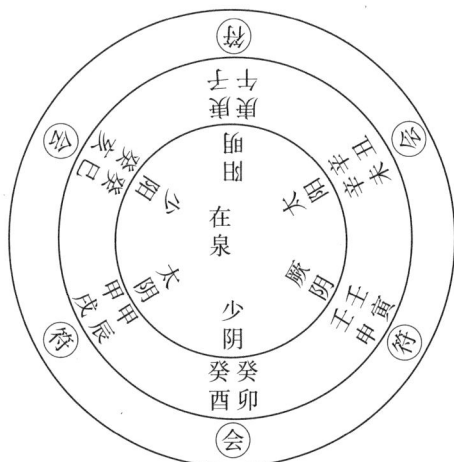

图 1-4 天符岁会图

运气异化，即除前述运气同化的 26 年外，另外 34 年是运气异化的年份。需要根据运和气的五行生克关系来测定其偏盛偏衰，以综合分析气候变化。包括运盛气衰和气盛运衰两种情况：运生气或运克气均为运盛气衰，前者为小逆，后者为不和；气生运或气克运均为气盛运衰，若岁运不及之年又遇气克运为天刑，若岁运太过之年又遇气生运为顺化，天刑年气候变化比较剧烈，顺化年气候变化比较平和。

平气之年，指该年气运，既非太过，也非不及。具体情况有四种：岁运太过被司天所抑、岁运不及得司天之助、岁运不及被司天所乘、岁运不及被司天所侮。总体来说，平气之年，气候较平和，疾病流行较少，即使发病，病情也较单纯。

总体来说，本部分介绍的是五运六气的基本概念和一般变化规律，除了上面提到的概念，还有运气的胜复郁发，及《素问》遗篇中涉及的升降失常、不迁正、不退位、刚柔失守等。所以在运用五运六气理论时，常规的推演必不可少，但也要时刻记住"时有常位，而气无必也""不以数推，以象之谓也"的古训。一方面，全面衡量各运气因子影响：除岁运、司天、在泉等，五步五运，六步的主气、间气，及年运的交司时间、南北政、大司天等都不能忽视；除观察其强弱变化，还应注意五运太少阴阳、六气正化对化等。另一方面，注重各运气因子相互关系：运气产生的最终结果不是各运气因子的和，也不是单一的因果逻辑。除客主加临、运气同化外，还要注意胜复关系、刚柔关系等。此外，还需观察运气动态变化：如升降、迁正、退位及其动态过程为正化度还是邪化度等。如此，对运气理论方能灵活应用，知常达变。

二、司天司人司病证辨证模型概述

顾植山教授指出，运气学说使天人相应从简单的顺应一年四时，上升为顺应逐年不同的五运六气；使天人合一的中医核心理念演化为以天干地支为标记符号，以六五节律为基础的具有完整理论体系的高级模式。

在五运六气理论指导下，升华取象思维，逐渐形成了司天、司人、司病证，"三司"结合的临床诊疗体系：分析病因时天、人、邪合参；诊断时辨天、辨人、辨病证；治疗时司天、司人、司病证。"三司"辨证模型的构建过程也可以理解为五运六气取象思维的临床应用。司天包含天象（星宿变化特点）气象（气候变化特点）物象（当地地理环境植物生长变化特点）；司人即考虑患者基础体质的运气格局；司病证则从多因素多角度取象，联想归类以确定病象的六气方向。

"三司"结合的临床诊疗体系突破了目前中医主流的"辨证论治"思维体系。如果说"辨证论治"是二维空间的思维体系，那么基于五运六气理论的"司天、司人、司病证"就可以上升到三维甚至多维空间。

（一）取象思维

取象思维指的是通过观察自然界的变化和规律，来推断事物的发展和变化。《素问·五运行大论》言"夫阴阳者，数之可十，推之可百，数之可千，推之可万。天地阴阳者，不以数推，以象之谓也"，就是说自然界气候变化的阴阳五行属性不能以一般的干支属性来加以计算，而要根据它的实际变化重新赋予它们新的阴阳五行属性。

举例来说，阳明的"象"在哪？《黄帝内经》曰："两阳合明，谓之阳明。""三阳之离合也，太阳为开，阳明为阖，少阳为枢。"《伤寒论》曰"阳明之为病，胃家实是也"，推之则有其他"象"：阳明——一年中的秋天；阳明——经络中的手、足阳明经；阳明——脏腑中的胃、大肠；阳明——寒、热、温、凉、平中的"凉"；阳明——酸、苦、甘、辛、咸中的"辛"；阳明——风、寒、暑、湿、燥、火中的"燥"；阳明——心、肝、脾、肺、肾中的"肺"；阳明——开、阖、枢中的"阖"；阳明——生、长、化、收、藏中的"收"；阳明——喜、怒、忧、思、悲、恐、惊中的"悲"。

1. 从脏腑、五色、五味、五气、七情取象

东风生于春，病在肝，俞在颈项——指向厥阴；南风生于夏，病在心，俞在胸胁——指向少阳；西风生于秋，病在肺，俞在肩背——指向阳明；北风生于冬，病在肾，俞在腰股——指向少阴；中央为土，病在脾，俞在脊——指向太阴。

2. 从六淫风、寒、暑、湿、燥、火取象

比如前节中举例，阳明的"象"体现为风寒暑湿燥火中的"燥"。依此类推，厥阴的"象"体现为"风"，太阴体现为"湿"等。

3. 从发病部位取象

临床上根据部位产生的症状，可以利用洛书来取象（图1-5、图1-6）；在针刺时，也可采用开阖六气针法。

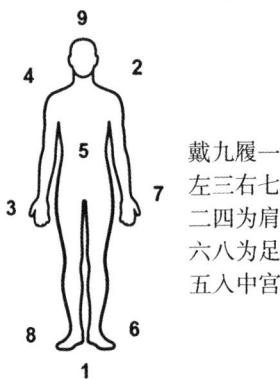

戴九履一
左三右七
二四为肩
六八为足
五入中宫

图1-5　洛书人体对应图

巽 ☴ 4 少阳（胆）	离 ☲ 9 肾少阴（心）	坤 ☷ 2 太阴（脾）
震 ☳ 3 厥阴（肝）		兑 ☱ 7 巨阴（肺）
艮 ☶ 8 巨阳（膀胱）	坎 ☵ 1 少阴（肾）	乾 ☰ 6 阳明（胃）

图1-6　洛书八卦对应图

4. 从经络取象

前面提到阳明的"象"在十二经中体现为手阳明大肠经、足阳明胃经。根据十二经循行，可以将其归纳为六气的六个方向，如彩图1-2所示。

5. 从欲解时取象

太阳病欲解时，从巳至未上。阳明病欲解时，从申至戌上。少阳病欲解时，从寅至辰上。太阴病欲解时，从亥至丑上。少阴病欲解时，从子至寅上。厥阴病欲解时，从丑至卯上（彩图1-3）。

以"厥阴欲解时"为例，厥阴病欲解时，从丑至卯上，也就是说从凌晨1点至7点发生的疾病、出现的症状均与厥阴相关，无论此时出现咳嗽、失眠、易醒等何种症状，临床运用乌梅丸常获良效。其疗效可观的原因在于，"厥阴欲解时"这个时段是阳气从厥阴出少阳的时段，若阳气不足，就会出现相应症状或疾病。这如同自行车链条某一链齿损坏，之后每转动一圈都会在损坏处发出"咔咔"声，此卡顿声即为症状或疾病表现，而乌梅丸可起到修复作用，使机体恢复正常运转。

6. 从伤寒六经取象

伤寒六经证型不同病位的症状表现及六经纲要对应见表1-6。

表1-6　伤寒六经证型不同病位的症状表现及六经纲要对应归纳表

表	半表半里	里
太阳证	少阳证	阳明证
伤寒：无汗，脉浮，头项强痛，恶寒，体痛，呕逆脉弦 中风：汗出，发热，恶风。脉缓	往来寒热，胸满胁痛，心烦高呕，不欲饮食，口苦，咽干，目眩	太阳阳明者，脾约是也；正阳阳明者，胃家实是也；少阳阳明者，发汗利小便已，胃中燥烦实，大便难
少阴证	厥阴证	太阴证
脉微细，但欲寐	消渴，气上撞心，心中疼热，饥而不欲食，食则吐蛔，下之利不止	腹满而吐，食不下，自利益甚，时腹自痛，若下之，必胸下结硬。

同样，以阳明为例。"太阳阳明者，脾约是也，正阳阳明者，胃家实是也；少阳阳明者，发汗利小便已，胃中燥烦实，大便难是也"。我们可以根据六经的纲要将其归纳为六气的6个方向。

7. 从《病机十九条》取象

可参考《素问·至真要大论》病机十九条：诸痛痒疮，皆属心——指向少阴、少阳；诸风掉眩，皆属肝——指向厥阴；诸寒收引，皆属肾——指向少阴；诸气膹郁，皆属肺——指向阳明；诸湿肿满，皆属脾——指向太阴。

前人把疾病某些类同的症状，归纳于某一病因或某一脏的范围内，作为辨证求因依据，列为十九条，其中属于六淫的有十三条，属于五脏的有五条。我们把它归纳为六气的六个方向，对一些比较复杂的症状有执简驭繁的作用，但它只是一种粗略的分类归纳，临证必须联系具体病情，全面分析，才能切合实际。

8. 从舌取象

纵观舌形、舌质、舌苔、舌下脉络，将其归属六象：湿为主——指向太阴；燥为主——指向阳明；热为主——指向少阳；寒为主——指向太阳；瘀为主——指向少阴；颤动为主——指向厥阴（风象）。

9. 从脉取象

见图1-7、图1-8。

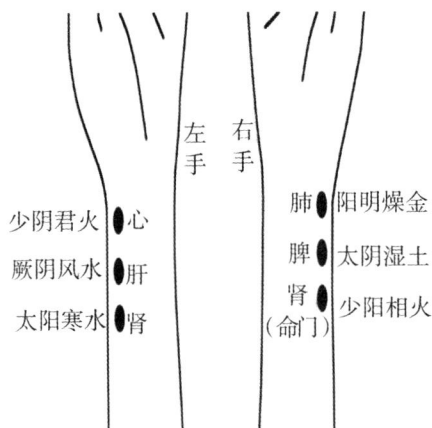

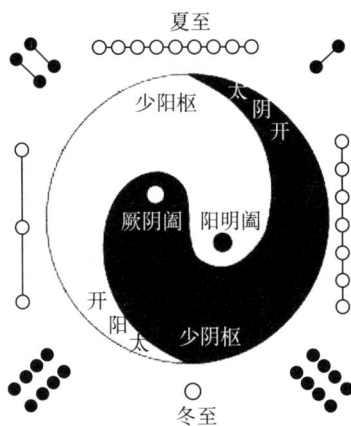

图1-7　六气与脉法图　　　　图1-8　顾植山三阴三阳太极时象图

通过对左右手脉的变化，体会气的左升右降。如2020庚子年，临证时经常会摸到左关脉沉、右关脉大，体现了阳明燥金太过，压制厥阴生发之力之象。

在临证中如发现许多患者出现同一种脉象，提示某一客气到来。如太阳寒水客气到来，即使在夏天也可能摸到沉脉。

（二）司天

1. 体会客气加临主气对"象"的影响

每年主气固定，需要体会不同客气加临主气时"气象"的变化及对"物象""病象"的影响。

根据《2019年中国气候公报》显示，2019年全国平均气温较常年偏高0.79 ℃，为1951年以来第5暖年；四季气温均偏高，春秋明显偏暖。全国平均降水量645.5mm，比常年偏多2.5%；冬春夏降水偏多，秋季偏少。这一年的冬天比较温暖，很多树叶没有及时枯萎，也没有凋落。彩图1-4拍摄于青海塔尔寺，这一年的农历十月二十五号，塔尔寺一棵百年老树又开了花。

《内经》提到，己亥年厥阴司天之政，终之气少阳相火加临太阳寒水。我们从气象上可以看到，表现为"胃火司令，阳乃大化"。从物象上可以表现为"蛰虫出，流水不冰，地气大发，草乃生"。从病象上看，表现为"人乃舒"，但也容易得一些跟少阳相火、火气相关的疾病。

2020年庚子年，少阴司天之政，初之气太阳寒水加临厥阴风木（1～3月）。在气象上表现为"地气迁，燥将去，寒乃始"。在物象上表现为"蛰复藏，水乃冰，霜复降，（倒春寒）风乃至"。在病象上表现为"阳气郁，民反周密"。

2. 体会中运对"象"的影响

根据《2020年中国气候公报》，2020年，我国气温偏高，降水偏多，气候年景偏差。长江流域出现了1998年以来最严重汛情，暴雨洪涝灾害重；气象干旱总体偏轻，但区域性阶段性特征明显，华南秋冬季干旱较重。太阳寒水加临厥阴风木之后，影响阳气的正常升发和输布，导致出现"水乃冰，霜复降"，也就是民间所说的"倒春寒"。这段时间容易得一些伤寒类的疾病，老年人及阳气不足的患者会受到"倒春寒"的影响。

根据相关资料显示，2020年11月份青海省可鲁克湖，水位下降很明显，当地工作人员也说这种现象很多年都未曾见过。出现这种情况的原因是什么呢？

首先青海省位于西北而燥多，可鲁克湖又处于青海省西北而燥更盛。《内经》提到"岁金太过，燥气流行，肝木受邪"，也就是说2020年庚子年燥气强盛，表现在气象上为"收气峻，生气下"，即肃杀之气峻。表现在物象上为"草木敛，苍干雕陨"。表现在病象上为"民病两胁下，少腹痛，目赤痛、眦疡，耳无所闻"，甚至出现胸痛引背，两胁满且痛引少腹。

庚子年出现如此严重的燥性，主要是因为2020庚子年主运及在泉之气燥金与丁酉失位伏燥，三燥叠加，燥乃大行。在临床中，我们也使用了大补肝汤来治疗阳明燥金之气对厥阴升发之气压制太过表现的乏力，疗效可观。

3. 体会司天之气对"象"的影响

《素问·六元正纪大论》言"岁半之前，天气主之；岁半之后，地气主之"，也就是说上半年重点关注司天之气对"象"的影响；下半年重点关注在泉之气对"象"的影响。

据相关资料显示，2021年全国降水量普遍增加。2021年辛丑年，太阴司天之政，表现的气象为"天气下降，地气上腾，原野昏露，白埃四起，云奔南极，寒雨数至"。表现的物象为"物成于差夏（立秋后10日）"。表现的病象为"民病寒湿，腹满，身膜膜胕肿，痞逆寒厥拘急"，人们容易得寒湿性的疾病。

根据2022年8月相关数据显示，2022年8月我国气温创新高，降水北多南少；北方暴雨过程频繁、致灾性强，南方大范围高温持续。全国平均气温22.6℃，较常年同期偏高1.5℃，为1961年以来历史同期最高；有19个国家级气象站日最高气温达到或突破历史极值。2022年壬寅年，少阳司天之政，少阳相火对气象的影响是"炎火乃流，阴行阳化，雨乃时应"。对物象的影响是"其谷丹苍，其政严，其令扰。故风热参布，云物沸腾"。对病象的影响是"民病寒中，外发疮疡，内为泄满"。

4. 体会在泉之气对"象"的影响

顾植山教授2022壬寅年秋季防疫方：生白术9g、茯苓6g、生酸枣仁（整）9g、北柴胡、黄芩、桂枝、麦冬、玄参、五味子、甘草各6g、生姜3g。

顾植山教授根据壬寅年下半年在泉之气为厥阴风木的特点，按《内经》"诸气在泉，风淫于内，治以辛凉，佐以苦，以甘缓之，以辛散之"，在秋季方当中加入了柴胡、黄芩，保留了苓术汤原方的白术、茯苓、酸枣仁、甘草、生姜。

（三）司人

五运六气是先天特定体质形成的重要因素，是发病的基础条件，运气与疾病的发生存在必然联系，不同系统的疾病会显示出程度不同的易感性。临证时判断患者出生时的运气格局与基础体质的符合度：若患者基础体质与出生时的运气格局大体相似，则具有参考价值，比如某人是壬寅年出生的，那么他是风热的基础体质，若他平时也容易得跟风热因素相关的疾病，那么我们认为他出生的运气格局和基础体质是相符的。若患者基础体质与出生时的运气格局不符，则不予参考，比如某人是壬寅年出生的，但是他的体质表现出来是寒湿象。

（四）司病证

1. 临证时判断患者发病时的运气格局与病象的符合度

患者马某，2008年10月17日出生，戊子年，五之气，少阴君火司天，阳明燥金在泉，客气少阳相火，体质整体呈现火热之象。患儿于 2020 年五之气发病，喜冷饮，手足心热，自觉身体内热不堪（病象）。2020 庚子年少阴司天，阳明在泉，五之气少阳相火加临阳明燥金，整体呈现燥热之象（运气格局），与患儿同气相感，与病象符合度较高，参考价值大，具体如表 1-7 所示。

表 1-7 岁气、主客气交司及患者发病时运气格局与病象符合度分析表

属性	年支	岁气	初气	气二	气三	气四	气五	终气
公历			2008-1-21	2008-3-20	2008-5-21	2008-7-22	2008-9-22	2008-11-22 到 2009-1-20
交司			大寒	春分	小满	大暑	秋分	小雪
主气			厥阴风木	少阴君火	少阳相火	太阴湿土	阳明燥金	太阳寒水
司天在泉			在泉左间	司天右间	司天	司天左间	在泉右间	在泉
客气	子	少阴阳明	太阳寒水	厥阴风木	少阴君火	太阴湿土	少阳相火	阳明燥金
分析	子		相得	相得	相得顺	相得	不相得顺	相得
属性	年支	岁气	初气	气二	气三	气四	气五	终气
公历			2020-1-20	2020-3-20	2020-5-20	2020-7-22	2020-9-22	2020-11-22 到 2021-1-20
交司			大寒	春分	小满	大暑	秋分	小雪
主气			厥阴风木	阴君火	少阳相火	太阴湿土	阳明燥金	太阳寒水
司天在泉			在泉左间	司天右间	司天	司天左间	在泉右间	在泉
客气	子	少阴阳明	太阳寒水	预阴风木	少阴君火	太阴湿土	少阳相火	阳明燥金
分析	子		相得	相得	相得顺	相得	不相得顺	相得

2. 临证时判断患者就诊时的运气格局与证象的符合度

若患者就诊时与当下运气格局相符，则具有参考价值。如患者是辛丑年就诊，就诊时见寒湿象，则与运气格局相同。若患者就诊时与当下运气格局不相符，则放弃参考。如庚子年见寒湿象，则与运气格局不相同。

在运用五运六气理论时，若疾病发生年份的运气推演结果与实际不符，切不可强行应用，应当借鉴与疾病运气变化规律相符的年份的临床用药经验。"病若不是当年气，看与何年运气同。便向某年求活法，方知都在至真中"。

临床时应以病证之象作为重要的参考，取象时多因素综合考虑，将多种象进行三阴三阳的联想归类，以此确定病象的六气方向。所谓"不以数推，象之谓也"，正所谓"时有常位，而气无必也"，如果生搬硬套天、人的运气格局而狭隘地选择"某时对应某方"，则落入"执司天以求治，其失在浮；舍司天以求治，其失在隘"的弊端之中。

三、运气方的定义与操作

（一）运气方概念

运气理论也有狭义和广义之分，狭义运气理论是基于中运、司天在泉、左右间气、客主加临等运气因子及五运三纪、运气同化等关系探讨气候、物候、病因病机。广义运气理论实际上是大的气化论思想，除狭义运气理论外，还包括开阖枢三阴三阳等理论的运用。因此，基于开阖枢三阴三阳、亢害承制、六经气化等理论使用的方剂临证，均属于运气方的范畴。

基于五运六气理论指导临床，首先需要厘清运气方的概念及其内涵外延，结合实际运气特点，因机施方。运气方有狭义和广义之分。狭义运气方指陈无择《三因极一病证方论》原载，江阴缪问阐释后名之"三因司天方"，据岁运和司天在泉共 16 首方，其中地支方有根据六气客主加临化裁，即六甲年附子山萸汤、六乙年紫菀汤、六丙年川连茯苓汤、六丁年苁蓉牛膝汤、六戊年麦冬汤、六己年白术厚朴汤、六庚年牛膝木瓜汤、六辛年五味子汤、六壬年茯苓汤、六癸年黄芪茯神汤；子午岁正阳汤、丑未岁备化汤、寅申岁升明汤、卯酉岁审平汤、辰戌岁静顺汤、巳亥岁敷和汤。

陈言（陈无择）认为：五运六气，是天地阴阳运行升降之常道，疾病的发生，在于德化政令灾变，治之各以五味所胜调和，以平为期。

广义的运气方指只要抓住了运气病机,按运气思路运用,则不论时方、经方皆为运气方,关键在于用方思路。

当代龙砂学派医家顾植山教授强调,《三因司天方》十六首运气方,不是逢某年必用某方,应了解实时气候、物候等运气因子,动态分析,随机达变;临证中有时亦可参考患者出生年的运气特点分析病机;且只要符合运气辨证思路,不必局限于司天方,时方、经方均可运用。

如2019年的运气方不仅局限于白术厚朴汤与敷和汤两首。例如2019年的终之气客气为少阳相火,主气为太阳寒水,结合其岁运为脾土不及,该时间段易出现少阳郁热兼太阴虚寒的运气特点,此时可以选用柴胡桂枝干姜汤进行加减。

譬如,宋代许叔微将运气与经方完美结合,《伤寒九十论》中"吴德甫戊申病伤寒案",许氏据少阳相火司天判定"悉由气运郁结,变成乖戾之气",投以柴胡地黄汤。他如,李东垣《脾胃论》《内外伤辨惑论》多据五运六气制方,如补中益气汤、清暑益气汤、升阳益胃汤等名方,彰显运气思维,尤在泾赞其"古人制方用药,一本升降浮沉之理,不拘寒热补泻之剂者,宋元以来,东垣一人而已"。

再如,神术散方出元代王好古《阴证略例》,由苍术(二两制)、防风(二两)、甘草(一两炙)、生姜、葱白组成,"治外感寒邪,内伤生冷,发热而无汗者,此代麻黄汤;并治脾泄肠风"。2018年戊戌岁太阳寒水司天、太阴湿土在泉、六之气又逢太阴湿土加临太阳寒水的运气特点,运用该方治疗流感、普通感冒效果甚佳。这种按运气思路用药的,都属于广义运气方。

(二)历史运气方组方制方规律

《黄帝内经》中虽没有具体运气方,但明晰了运气用药及配伍法则。《素问·至真要大论》有六淫治法,如"风淫于内,治以辛凉,佐以苦甘,以甘缓之,以辛散之"等,《素问·脏气法时论》有五脏苦欲补泻论,如"肝苦急,急食甘以缓之……肝欲散,急食辛以散之,用辛补之,酸泻之"等。后世医家,见仁见智,各有发挥。

1. 基于运气"民病证治"组方

三因司天方原载于《三因极一病证方论》(原题名《三因极一病源论粹》),是宋代名医陈无择的代表性专著,其中卷五之"五运论"及"六气论"为运气证治专论。缪问注解的"三因司天方"实际上是经过姜体乾等龙砂学派医家临床实践并增损化裁过的。《三因极一病证方论》提出"医事之要，无出三因""倘识三因，病无余蕴"，就内容而言，陈无择所指之"三因"，继承了《金匮要略》"千般疢难，不越三条"的"三因"说，实指内因、外因及不内外因3种致病原因。而缪问"三因司天方"书中所指的"三因"则有所不同，其系从运气角度论述的。

陈无择在《素问·气交变大论》的基础上，总结了五运时气及六气的发病特点：岁木太过，风气流行，飧泄，食减体重，烦冤肠鸣，胁支满。甚则忽忽善怒，眩冒巅疾。为金所复，则反胁痛而吐，甚则冲阳绝者死。

六气发病特点：以辰戌岁为例，太阳司天，身热，头痛，呕吐，气郁，中满，督闷，少气，足痿；太阴在泉，注下赤白，肌腠疮疡，痈疽。《三因极一病证方论·六气时行民病证治》提到，辰戌之岁，太阳司天，太阴在泉，气化运行先天。初之气，乃少阳相火加临厥阴风木，民病瘟，身热头疼，呕吐，肌腠疮疡。二之气，阳明燥金加临少阴君火，民病气郁中满。三之气，太阳寒水加临少阳相火，民病寒，反热中，痈疽注下，心热督闷。四之气，厥阴风木加临太阴湿土，风湿交争，民病大热少气，肌肉痿，足痿，注下赤白。五之气，少阴君火加临阳明燥金，民气乃舒。终之气，太阴湿土加临太阳寒水，民乃惨凄孕死。

陈氏在五运及六气发病特点，也就是"五运时气民病证治"与"六气时行民病证治"的基础上，制有16方，其中"五运方"10首，组方原则依据《素问·气交变大论》经旨，且岁运太过方与岁运不及方多有相似，如六壬年木运太过，"岁木太过，风气流行，脾土受邪"所对应的苓术汤（厚朴、白术、青皮、炮姜、半夏、炙草、生姜、红枣、茯苓、草果），六己年土运不及，"岁土不及，风乃大行"所对应的白术厚朴汤（厚朴、白术、青皮、炮姜、半夏、炙草、生姜、枣、桂心、藿香），均针对"岁运"引起的"风气流行""脾土受邪"，采用"扶土抑木"法组方。其他4组方药，如六戊年火运太过的麦门冬汤与六乙年金运不及的紫菀汤等，均遵循此规律。

2.遵五行生克法制方

金代张元素在《医学启源》中以"六气为病"结合五脏、五行、五味及季节内容，形成"五行制方生克法"，包括风制法、暑制法、湿制法、燥制法、寒制法。选录张仲景、钱乙、刘完素及《局方》等方，以"六气方治"归纳。

如属风者，有防风通圣散、灵砂丹、防风天麻（散）、祛风丸等12首方。

张子和用方与之大体相似，《儒门事亲》中"风一，夫风者，厥阴风木之主也"，在发病上表现为"诸风掉眩，风痰风厥，涎潮不利，半身不遂，失音不语，留饮飧泄"，其后附有防风通圣散、防风天麻汤、祛风丸、防风汤、排风汤、小续命汤、消风散等7首方。同样针对厥阴风木司天，陈无择有敷和汤（半夏、五味子、枳壳、白茯苓、诃子肉、干姜、陈皮、甘草），该方依据"热病行于下，风病行于上，风燥胜复形于中，湿化乃行，治宜辛以调其上，咸以调其下，盖辛从金化，能制厥阴，咸从水化，能平相火"立论，气味并用，寒热兼施，辛酸咸合用，补虚泻实，实现"其大要不过泻火平木而已"，以五行生克制化组方。

顾植山教授运用五运六气理论将《汤液经法》《辅行诀》中的方验之于临床，突破了以病证为基础的用法，而是基于五行生克理论，以气化病机为用方依据，广泛应用于临床疾病，拓展了用方外延。譬如，2020年（庚子岁），金运太过，少阴君火司天、阳明燥金在泉，针对金运太过，肝木受戕，临床见木虚乏力者多，选用《汤液经法》《辅行诀》中的大、小补肝汤（小补肝汤药物组成：桂枝、干姜、五味子、薯蓣；大补肝汤药物组成：桂枝、干姜、五味子、薯蓣、旋覆花、牡丹皮）。2021年（辛丑岁），岁水不及，太阴湿土司天，太阳寒水在泉，以《汤液经法》大、小补肾汤加减（小补肾汤药物组成：熟地黄、竹叶、泽泻、甘草；大补肾汤药物组成：熟地黄、竹叶、泽泻、桂枝、干姜、五味子、甘草）。

3. 以平气治法创方

明代汪机主张纠其偏胜，以平气治法创方，《运气易览》"六气主病治例"有"风胜燥制火并汤""火胜寒制湿并汤""土胜风制燥并汤""火胜阴精制雾沤溃并汤""热制寒并汤""水胜湿制风并汤"。明代张昶有"五运主方治例"。"五运六气以平气治法"，基本沿袭陈无择《三因司天方》，而"六气主病治例"方与汪机同。如针对风木主治，创有"木淫风胜制以燥化佐以火并制风胜燥制火并汤"，由天南星（二两半）、桔梗（七钱半）、栀子（取仁一两）组成，此三味入肺经，助燥化制风，宣黄连（八钱五分）入心经，泻火，抑母之甚（母为木，实则泻其子），青皮（二钱半）引诸药至风胜之地，防风（三钱）、薄荷（一钱），以上两味散风之势，切咀，每服七钱，姜三片，煎七分，温服。

主气旺衰治方法

清代黄元御《四圣心源·六气治法》以六气偏见与主气旺衰解释病变原委，以纠偏复衡、抑旺扶衰。如厥阴风木治方为桂枝苓胶汤（甘草、桂枝、白芍、茯苓、当归、阿胶、生姜、大枣。上热加黄芩，下寒加干姜、附子），少阴君火治方为黄连丹皮汤（黄连、白芍、生地黄、牡丹皮。少阴病，水胜火负，最易生寒。若有下寒，当用椒、附），少阳相火治方为柴胡芍药汤（柴胡、黄芩、甘草、半夏、人参、生姜、大枣、白芍），太阴湿土治方为术甘苓泽汤（甘草、茯苓、白术、泽泻），阳明燥金治方为百合五味汤（百合、石膏、麦冬、五味），太阳寒水治方为苓甘姜附汤（甘草、茯苓、干姜、附子。太阳病，最易化生湿热，以化气于丙火，而受制于湿土也。若有湿热，当用栀、膏之类）。

4. 六气脏腑相关法

清代王勋将六淫致病与脏腑相关创方，立"六十甲子春邪时感方"与"病愈后调理方"。如己亥年，"治宜和肝快气，化滞宽中，大便结者，即通阳明，三焦一舒，肝胆自和矣"。根据运气致病特点，创立春邪初病第一方：柴胡八分、炒白芍五钱、炙甘草五分、草蔻仁三钱、炒枳壳一钱五分、薄荷六分、制半夏二钱、陈皮一钱五分，引药为煨老姜二钱。春日初病，出现头痛、身痛、恶寒、发热，一服后，盖暖得汗即愈。如恶心，加灶心土五钱；如胸口胀痛，加槟榔一钱五分，青皮一钱五分。

总之，历代医家在《黄帝内经》运气理论基础上，从不同角度制方，各有特色，临床中可据情选用。

（三）运气理论指导临证方药实践

1. 基于运气开阖枢指导方药应用

"开阖枢"三阴三阳既是对自然界阴阳离合的六个时空段的划分，也是对人体气化六种状态的表述。三阴三阳在天为风木、君火、相火、湿土、燥金、寒水六气。三阴三阳辨证，可较好地反映疾病发生时内外环境整体变化的动态时空特征。

六个时相又可以与《伤寒论》六经方药很好配合。如太阳病的麻、桂二汤，应用虽有不同，但其总为解表发汗，目的在调整太阳"开"的机能。五苓散、苓桂术甘汤类，通达阳气，助气化之行，有利于太阳开的恢复，亦属

"开"法范围。白虎汤、承气汤等清热、攻下方药，使病邪从内而解，恢复阳明"阖"的作用。小柴胡汤和解表里，恢复其"枢"机的作用等。

邪入少阴，结合标本中气从化，有寒化与热化证，调理少阴"枢"机，温法以四逆汤类为主，寒法以黄连阿胶汤为主方。《伤寒论》方，都可一统于"开阖枢"三阴三阳。此外，在三阴三阳属性判定之后，也可以应用针灸治疗，以针代药，或针药结合，也可以取得同样的效果。

开阖枢理论中也当结合"标本中气"从化选方用药，《素问·至真要大论》言"知标与本，用之不殆"。譬如，少阴本热而标阴，中见之气为太阳寒水，其标本异气，故少阴病有从本化热和从标化寒之别。从本化热则形成少阴热化证，出现下利口渴、心烦不得卧、咽痛、舌红、脉细数等阴虚之象，可用黄连阿胶汤；属少阴水热互结者，予猪苓汤育阴清热利水。病从标化寒而为少阴寒化证，治宜扶阳抑阴，以四逆汤回阳救逆，附子汤温经扶阳、真武汤温阳化气行水等。

宋代赵从古《六甲天元运气钤》论述运气证治结合"标本中气"从化论，如甲子、甲午年，"初之气，厥阴风木为主位，其气本从乎中，则温也，太阳寒水为之客，其气从乎标本，有寒热之化，厥阴风木为主，其泻以酸，其补以辛，太阳寒水为之客，以苦补之，以咸泻之，以苦坚之，以辛润之，开腠理，致津液，通气也，土运以苦热和之"，即在甲子、甲午年初之气，主气厥阴风木，不从标本，从中见之气少阳相火，泻以酸，补以辛；客气太阳寒水标本异气，有寒化、热化之异，分别施以苦补、咸泻、辛润之法；中运甲为太宫，土运太过，以"苦热和之"，运气治则明确，然赵氏未提及具体方药，只是示人法度。

2. 基于六经欲解时理论方药应用

《伤寒论》第9、193、272、275、291、328条，分别载有六经病"欲解时"条文，具有重要临床价值，六经病"欲解时"是依据《黄帝内经》开阖枢理论对三阴三阳的时空定位而来，"欲解时"充分体现了辨证的时空动态，时间上是某某时，空间上归属开阖枢三阴三阳，参照"欲解时"判定证候的六经归属，并据此遣方用药，执简驭繁。

顾植山认为，"欲解时"和时间是一种"相关性"问题，"欲解时"实际为"相关时"，是运气学说中"天人相应"理论与人体疾病之间的一种时间相关性。六经病皆有"欲解时"。"欲解时"是向愈时，也可是临床症状出现时、突显时，如《伤寒论》第240条云："又如疟状，日晡所发热者，属阳明也。"关于阳明"日晡所发热者"，清·尤在泾在《伤寒贯珠集》进一步解释"阳明潮热，发于日晡；阳明病解，亦于日晡。则申酉戌为阳明之时。其病者，邪气于是发；其解者，正气于是复也。"清·张志聪认为"此论六经之病欲解，务随天气所主之时而愈也……天之六淫，伤人六气，而天气所主之时，又助人之六气者也"。张志聪、陈修园论述的是六经病"欲解时"值旺时而解的自愈性。如不能自愈，则需要借助药力或其他治疗方式以达到正复邪退而愈。

龙砂医派陆曙教授在临床中则根据患者症情变化的时间判断六经之归属，如心绞痛可以根据发作时点特点判定六经病属，常发于半夜（23:00～1:00），多属厥阴病；发作在凌晨（3:00～5:00），多属少阳病；发作在下午（15:00～17:00）多属阳明病。运用"欲解时"理论可以帮助快速锁定三阴三阳病位。失眠患者若常在1:00～3:00醒来或者伴有出汗、多梦等症状，多从厥阴论治。临证过程中，可从欲解时理论治疗哮喘、皮肤病等杂病。

3. 基于亢害承制理论方药应用

"亢害承制"理论是运气理论的重要分支，首见于运气七篇大论中的《六微旨大论》，其主要学术思想贯穿运气七篇大论。其中，《素问·六微旨大论》从五行生克关系及气位关系的角度明确提出了"亢害承制"的重要概念，并阐述了运气变化的一般情况下"承制则生"及异常情况下"亢则害生"的相关运气理论。

临床上有诸多医者运用亢害承制理论探讨了慢性病、急危重症、感染病等的发病机制、发病规律及治疗原则。如刘少璇等运用亢害承制理论探讨卵巢癌发病机制，认为"亢则害，承乃制"贯穿卵巢癌发病及病程进展全程，临床可灵活运用这一理论从而改善机体"承制不及"，减少各病理因素"亢而为害"，恢复脏腑承制功能而抗邪外出。

曹旺梅等认为脓毒症肺损伤的治疗应围绕"正气虚弱，毒邪亢盛，肺失宣肃"的病机，根据亢害承制规律，祛毒邪，平其所亢以治其标；王菲等认为慢性心力衰竭死亡的发生机制高度契合"承者失制，亢者为害"的过程。基于死亡的中医病机，提出"承而制之，平其所亢"为治疗总则。

朱文伟教授等基于"亢害承制"理论提出"承制从势"思想运用中医药治疗新型冠状病毒感染，认为机体与生俱来的"承制自稳"功能是消除"亢害之乱"的决定性力量，医疗干预当遵循"从其势，助其力"原则。

4. 三虚理论指导方药应用

现代龙砂医学代表性传承人顾植山教授对此有解释，他认为，诊断是分层次的，司天即司五运六气；病因包括天、人、邪，三虚致病病机包括辨天、辨人、辨病证；治则即司天、司人、司病证。

临床首先辨致病邪气，其次辨人之禀赋体质，最高的境界则是辨天之时气，从而达到天人相应的境界，因此治病选方也有司病证之方、司人之方及司天之方的不同，缪问所注"三因司天方"即是指在"天、人、邪""三因"中，尤其注重司天之五运六气，这是龙砂医学鲜明的学术特色。

在临证之时，辨人之禀赋体质即用药，目前尚无定法，《草窗决》一书中先天、后天体质论的运气处方值得参考。先、后天体质运气处方由天干药和中元药组成。天干药是在出生日的运和气相同时应用的代表处方，中元药是在出生日的运和气不同时运用的代表处方。

举乙亥年为例，该年的天干药为六君子汤，中元药为加味仁阳汤，运和气相同的二运二气、四运四气、五运五气体质用天干药六君子汤，但一运一气用加味补肝汤、三运三气用加味真阴煎；运和气不同的一运二气、二运三气、三运四气、四运五气用中元药加味仁阳汤，但五运六气用五味子汤。如此每一个运气体质都有运气处方，因此医者辨别判断患者的体质以后可以直接运用由古人已记载的运气处方，或也可以进行一些加减。

临床上常会结合人出生时的运气分析人的体质，但更重要的还要参照发病时的运气把握病机，结合治疗时的运气顺天应时选方用药。

顾植山教授在临床中运用"三因司天方"，屡获良效。2014年甲午年，顾植山教授针对甲午年运气特点，立"附子山萸汤"主之，又根据当年夏天湿、火、燥相兼的运气特点，运用东垣清暑益气汤治疗其时所发多种病症，均获良效。

（四）运气方药加减

1. 运气靶向药

靶向药是指对某一疾病或某一症状有针对性治疗效果的药物。陆曙教授团队针对五运六气特定致病因子所选用的药物，称为运气靶向药。在《三因司天方》中，每年根据六气客主加临加减的药物，属于典型的运气靶向药。如2019年己亥年，在敷和汤的加减法中，三之气时，厥阴风木加临少阳相火时段，加紫菀清金平木，在其他方运用的基础上，经非同期对照的医案实践，在此时段加用该药，确能收到佳效。

例如，清代许豫据岁气调整君药，也属运气靶向药范畴。其在"丙申长夏复论暑风"中言："向治（小儿）暑风惊搐用暑风饮子加黄连，全活甚众。丙申岁如法施治，率多不效。求所以不效之故……天时之病，当从岁气用药。子午之岁，少阴君火司天，黄连泻火故效。丑未之岁，太阴湿土司天，黄连苦燥湿，虽泻心泻脾，亦效。寅申之岁，少阳相火司天，泻相火当君黄柏，黄连而用其为不效宜矣。"

再如，清代余霖倡导"疫疹因乎气运"，其清瘟败毒饮是据火年运气立的方，重用石膏以作为运气靶向药。

2. 运气对药

运气对药中"药对"也称对药，是指临床常用且相对固定的中药配伍形式。陆曙教授善据运气用药特点创制药对，譬如正阳汤中有旋覆花，且在"初之气"加减中用升麻，在 2020 年（庚子岁）临床中，时取旋覆花与升麻配对，一作运气靶向药，二为升降协同，畅达枢机之用。天麻、防风是备化汤"二之气"少阴君火加临少阴君火时的加减法，陆曙教授认为两味药除了有传统的息风平肝潜阳作用外，遇到与"火"有关的高血压病患者，加用此可作为对药。岁水太过、寒气流行，邪害心火，《三因司天方》有黄连茯苓汤以逐寒补心，用茯苓配黄连，"妙在不理心阳而专利水清热"，针对临床疾病等属"寒甚火郁"病机时，加用此对药。牛膝木瓜汤是针对金运太过（金岁），克伐肝木而立，有清燥补肝之效，以牛膝和木瓜作对药，可以提升肝肾阴虚患者的疗效。

3. 基于运气病机加减

方药加减有法度，运气药物加减要遵循六气客主加临规律，如 2019 年己亥年，在敷和汤的加减法中，初之气，阳明燥金加临厥阴风木，民病右胁下寒，加牛蒡辛平润肺，导炮姜至右胁以散其寒；二之气，太阳寒水加临少阴君火，民病热中，加麦冬以和阳，山药以益土；三之气，厥阴风木加临少阳相火，民病泣出、耳鸣、掉眩，此为木邪内肆，加紫菀清金平木；四之气，少阴君火加临太阴湿土，民病黄疸、跗肿，加泽泻以逐湿，山栀以清湿中之热；五之气、终之气，不变动。顾植山教授在临证中也常以"三因司天方"中 6 首司天在泉方中固定的加减法作为临床运气加减药物的参考。

4.运气合方应用

合方运用有依据，根据病情变化，有时需要对处方增损化裁，包括运气方的合方、运气方与经方或时方合方，乃至药物加减，都是有法度的，有一定规矩可循。运气方中岁运方与司天在泉方经常合用，譬如2019年己亥年，岁运方为白术厚朴汤，司天在泉方为敷和汤，兼顾运与气，以调"天人关系"着手，这两个方临床经常合用，他年也有类似用法。

关于运气方与经方的合用，此时经方应按"开阖枢"三阴三阳六经或六气分类，譬如小柴胡汤，在少阳病欲解时可选用，少阳相火时段也可选用。例如，在厥阴病欲解时或厥阴风木时段选用乌梅丸，少阴病欲解时或少阴君火时段合黄连阿胶鸡子黄汤，阳明病欲解时或阳明燥金时段合用承气汤等。运气方与时方的合方同理。如血府逐瘀汤，可从"开阖枢"角度应用，其为调少阴、少阳枢机的要方。

顾植山教授也常采用运气方相合，或者运气方与时方相合，如小补肝汤和敷和汤相合，治疗临证中木气不升导致的情绪障碍或失眠。

小结

当然，对于运气理论的运用，还要避免机械化、简单化，《素问·至真要大论》强调："时有常位而气无必也。"因此汪机在《运气易览·序》中倡导："务须随机达变，因时识宜，庶得古人未发之旨，而能尽其不言之妙也。"龙砂学派医家王旭高更指出"执司天以求治，而其失在隘。舍司天以求治，而其失在浮"，意味深远。同时，可针对律吕与候气做深入研究，以期更好地因时识宜、顺天察运、随机达变。

四、开阖六气针法的概述与操作

（一）开阖六气针法概述

开阖六气针法是在五运六气思维指导下龙砂医学流派创新性临床特色诊疗技术之一。该针法由王凯军教授在顾植山教授三阴三阳开阖枢理论的指导下，发现在全身随处可作开阖枢太极图，于是根据三阴三阳病机，在相应部位进行针刺，取得了理想疗效，此法称为龙砂开阖六气针法。该疗法充分运用五运六气六经思维模式，执简驭繁，操作简便，易学易用，疗效可靠，且起效迅捷，临床应用范围广，可用于内、外、妇、儿等各科疾病，经临床反复验证，可重复性极强。

目前开阖六气针法几乎在全国各地及美国、德国、瑞士、法国、匈牙利等10余个国家传播、应用。李军茹教授于2019年拜龙砂医学流派代表性传承人顾植山教授为师，作为龙砂医学流派学术继承人，李军茹教授带领青海省中医院于2019年引进该技术，目前开阖六气针法在青海省中医院及全省内广泛应用并传播，在高原疾病的治疗中取得了良好疗效。

重视五运六气理论在临床上的运用是龙砂医学流派的特色，该流派现代代表人物顾植山教授依据《黄帝内经》中阴阳离合理论，创造性地绘出了"顾氏三阴三阳开阖枢图"和"顾氏三阴三阳太极时相图"，清晰地展现出人体三阴三阳六气盛衰的运行节律，这是"龙砂开阖六气针法"的基础理论。

《素问·阴阳离合论》原文如下：

帝曰：愿闻三阴三阳之离合也。岐伯曰：圣人面南而立，前曰广明，后曰太冲，太冲之地，名曰少阴，少阴之上，名曰太阳……中身而上，名曰广明，广明之下，名曰太阴，太阴之前，名曰阳明……厥阴之表，名曰少阳……是故三阳之离合也，太阳为开，阳明为阖，少阳为枢。帝曰：愿闻三阴。岐伯曰：外者为阳，内者为阴，然则中为阴，其冲在下，名曰太阴，太阴之后，名曰少阴……少阴之前，名曰厥阴……是故三阴之离合也，太阴为开，厥阴为阖，少阴为枢。见图1-9。

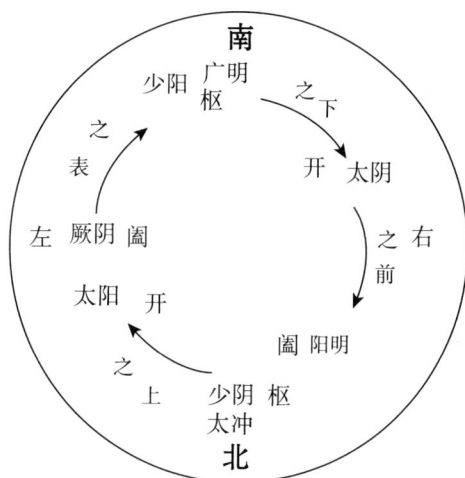

图1-9　六气六经开阖枢分布示意图

此图利用洛书术理把时间、空间、人体、气象等要素通过三阴三阳开阖枢理论紧密结合在一起，阐释了阴阳的动态变化规律，体现了天人合一的中医特色思想；五运六气学说蕴含着术数意理。洛书是中国古代术数的代表，北周数学家甄鸾注《数术记遗》时，根据洛书将九宫释为"二四为肩，六八为足，左三右七，戴九履一，五居中央"，与后天八卦相合，在序数的基础上既可以代表方位，也可以基于易学对符合的事物与现象进行阐释。顾教授将顾氏阴阳开阖枢图与洛书叠加在一起形成了三阴三阳太极时相图。

顾氏阴阳太极图是以告成二十四节气晷影变化图及《黄帝内经·阴阳离合论》为构图思维而成，告成二十四节气晷影变化图精准描绘了一年之中太阳影子长度的变化，所以古人根据实测影长绘出的太极阴阳鱼图是科学的，简而言之，其是一张用数据绘测的阴阳动态变化图，彰显了中医学太极图的自然科学属性。

在此基础上，顾植山教授创新性地将《内经》三阴三阳开阖枢的理论标识于其上，用图文形式生动地将阴阳开阖枢动态变化赋予了时相。顾氏阴阳开阖枢图与洛书的叠加从术数思维强化了阴阳的时间感和空间感，顾氏阴阳太极图对洛书作出了非常合理的解释，两图相得益彰。河图、洛书二图表达的阴阳的示义都是以白点代表阳，黑点代表阴，奇数为阳，偶数为阴。

孙明祎等在传承顾植山教授学术思想中阐述，在洛书中一是最小的阳数，位于阳气生发之初正北冬至点；九是最大的阳数，位于阳气最鼎盛的位置正南夏至点；三在左，表达阳气的生发，由三到九由弱转强，七在右，由七到一表达阳气由盛转衰；阴数同样表达了阴气的盛衰变化，二是最小的阴数，位于阴气始出的位置，八是最大的阴数，位于阴最盛的位置。洛书与三阴三阳太极图相合，就更加清晰地呈现出洛书阴阳消长变化的内涵。所以洛书中的数字表达的是阴阳的相态，是数字化的太极图，是古人用简单的数字和方位呈现给后人亘古不变的阴阳变化的自然之律。

洛书用数字空间形式，告成二十四节气晷影变化图用时间形式，《内经》用的是文字形式，将三者糅合为一图，能充分表达阴阳的时空动态变化性与规律性，也更能直观帮助理解五运六气思维，顾氏三阴三阳太极时相图将阴阳的运动规律与时空规律化繁为简，运用此图将人体部位的空间规律性及经、象属性进行分析并运用于临床，往往可收到出乎意料的疗效。龙砂弟子建立针药相合的临证诊疗模式，多获验效。

开阖六气针法初期先以头部为针刺部位，随后在临床运用中守"人身处处皆太极"观点，逐渐扩展到可针刺全身；其主要特点是在全身随处根据三阴三阳开阖枢分六经（图1-10、图1-11），并根据所取得的病象，在相应的六经进行针刺。

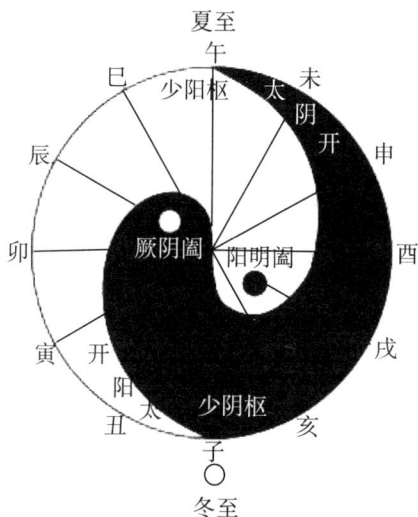

图1-10　开阖枢地支对应图

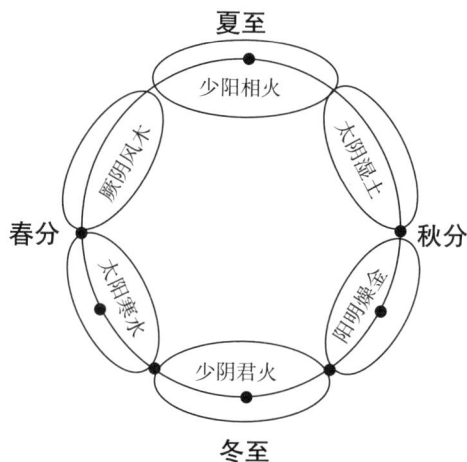

图1-11　六经时序对应图

开阖六气针法是在《黄帝内经》五运六气理论思想基础上融合"开阖枢"理论、六经辨证思想及"六经欲解时"思想所形成的针法。人体之气具有"阴属性"和"阳属性"，分别为阴气和阳气。阴阳的升降出入和转化处在动态平衡的状态，并遵守开阖枢规律。《素问·阴阳离合论》又云："是故三阳之离合也，太阳为开……少阴为枢。"如三阳之开阖枢，"开"者乃阳气渐开，阳从阴生；所谓"阖"，乃阳气渐收之时，由阳即将转阴；所谓"枢"，由阳升转为阳降，乃阳气转枢。同理，三阴之开阖同样如此。阴阳运动后便存在不同的状态，以"太阴，少阴，厥阴，太阳，少阳，阳明"命名（彩图1-5、彩图1-6）。

《素问·阴阳应象大论》云："东方生风，风生木，木生酸，酸生肝，肝生筋，筋生心，肝主目。南方生热，热生火，火生苦，苦生心，心生血，血生脾，心主舌。中央生湿，湿生土，土生甘，甘生脾，脾生肉，肉生肺，脾主口。西方生燥，燥生金，金生辛，辛生肺，肺生皮毛，皮毛生肾，肺主鼻。北方生寒，寒生水，水生咸，咸生肾，肾生骨髓，髓生肝，肾主耳。"

表1-8 十二经络表里关系图

分类		具体经络	表里对应经络
三阴经	太阴经	手太阴肺经	手阳明大肠经
		足太阴脾经	足阳明胃经
	厥阴经	手厥阴心包经	手少阳三焦经
		足厥阴肝经	足少阳胆经
	少阴经	手少阴心经	手太阳小肠经
		足少阴肾经	足太阳膀胱经
三阳经	太阳经	手太阳小肠经	手少阴心经
		足太阳膀胱经	足少阴肾经
	少阳经	手少阳三焦经	手厥阴心包经
		足少阳胆经	足厥阴肝经
	阳明经	手阳明大肠经	手太阴肺经
		足阳明胃经	足太阴脾经

根据顾氏三阴三阳开阖枢图、顾氏三阴三阳太极时相图、三阴三阳配属脏腑图、十二经络表里关系表（表1-8）、六经病"欲解时"等，将开阖六气针法运用于临床实际操作中（彩图1-7、彩图1-8、彩图1-9）。

（二）开阖六气针法操作

1. 选位方法

人身无处不太极，可以在人体以任意一点为中心作出一个三阴三阳开阖枢变化的圆，头顶部是最为有效且容易施针的部位。常用的施针部位还有腹部、骶尾部（火针多用）、病灶局部等。

2. 患者体位

患者取面南位是天人相应最佳状态。患者施针部位均遵循前（上）曰广明、后（下）太冲，六气是左升右降的运动，六气各从其位，左升右降，位点明晰。

3. 取经方法

（1）开阖枢理论选经

以头部为例，以百会穴为中心，其对应太极时相图中心位置，头部区域对应相应六经，取经多少根据医者所观察到的象态决定，根据主要象态和次要象态，针 2～3 经。取经精准者可取主要象态经，同时取其一体两面相对的那条经，即双开、双阖或双枢。

（2）根据六经辨证选经

病在哪经即选哪个位点。取经多少一般根据医者取得的主要象态和次要象态，针刺 2～3 个部位。其他注意事项同于一般针灸者。如慢性胃炎，主症：胃脘部胀满、疼痛、泛酸、嘈杂、恶心、呕吐，所选经多为厥阴经、太阴经、阳明经，少数合并太阳经，极少数患者合并少阴经及少阳经。故选用厥阴经、太阴经、阳明经三条经为主。

（3）根据六经病欲解时选经

六经欲解时是判断病机选位点的重要依据。针刺中心点意义和方法：通过中心点指向病机所指向的部位，也可称引经针。百会引经及具体经络针刺数量可根据六经病欲解时来判断，如太阴病（21:00～3:00）欲解时发作可选用百会引经向太阴经或适当增加太阴经针刺数量；阳明病（15:00～21:00）欲解时发病，可选用百会引经向阳明经或适当增加阳明经针刺数量。

开阖六气针刺疗法能够通过调整六经欲解时的特点，精准地选择相应的经脉，从而达到理想的治疗效果。这种特性可根据年节律的大周期，也可根据日节律的小周期，且全息，可覆盖一天或一年中的时间节点。

在具体时间上，"太阳病（三阳）欲解时，从巳至未上"，是 9 点至 15 点，时为太阳经当令，属于太阳寒水的阶段，在一天中阳气最多，可配合针刺手法以助阳解表；太阳之气主司手足太阳经脉，膀胱、小肠二腑，可配合针刺手法以调整水液排泄。

"厥阴病（一阴）欲解时，从丑至卯上"，是凌晨 1 点至 7 点，厥阴之气主司手足厥阴经脉，肝、心包二脏，可配合针刺手法以调整气血输布。"少阳病（一阳）欲解时，从寅至辰上"，是凌晨 3 点至 9 点，少阳之气主司手足少阳经脉，三焦、胆二腑，可配合针刺手法以调整阳气的转输。"太阴病（三阴）欲解时，从亥至丑上"，是 21 点至凌晨 3 点，太阴之气主司手足太阴经脉、脾肺二脏，可配合针刺手法以调整水液输布。

"阳明病（二阳）欲解时，从申至戌上"，是 15 点至 21 点，阳明之气主司手足阳明经脉、胃肠二腑，可配合针刺手法以调整浊物排泄。"少阴病（二阴）欲解时，从子至寅上"，是 23 点至凌晨 5 点，少阴之气主司手足少阴经脉、心肾二脏，可配合针刺手法以调整阴阳水火二气的潜降。

4. 针刺手法

面向患者针刺区域，左手拇指按于百会穴下方，其余四指端正患者头部，始终顺时针平刺（即横刺、沿皮刺），呈15°左右或沿皮以更小角度刺入。针具选择：一般选用一次性无菌包装毫针，建议在粗细25～38号（0.25～0.38mm）和长短1～2寸（25～50mm）型号中，根据医者指力选择。引经针取经方法：通过中心点指向医者着重取得的主要象态所在经络。在洛书中中心为五，脏象为中央土，土枢四象，故从中心点行引经针。

三阴三阳开阖枢理论指导下运用洛书位点。医者针刺手法面向患者针刺区域，始终顺时针沿皮平刺，不进行补泻手法。顾植山教授也常以指代针施用按压手法刺激经络，称为"指针"，同样取得良好效果（彩图1-10）。

5. 临床运用要点

在临床上运用开阖六气针法应遵循以下要点。

根据中医望、闻、问、切诊收集信息，用于精准取象。望、闻、切诊基本同常规辨证。问诊除十问歌外，还注重患者出生年月与发病时间，结合临床病情对收集的时间信息用五运六气思维进行演绎推理，这是五运六气思维重视"司人－司天－司病"的体现。如左下肢疼痛性疾病（如膝关节炎或左下肢凉、麻、痛等），患者出生年月推演出太阳寒水的相关信息，又见舌淡紫苔白腻脉沉细之寒湿象，则可果断取经头部洛书八点位置（多对应左足），刺激太阳经对应的八点以开升阳气。

灵活运用双开、双阖、双枢的取象方法，当临床取到的象态稍多，主象态精准度把握不足时，需多维思考，区分主要象态与次要象态，可在取完主要象态经络后，行双经针，或多取一条次象态经络。

进针点选择是影响针刺效果的重要因素之一，可先对头皮触诊，头皮对应点若有凹陷、压痛感明显或异常感明显，可能是感应较强的进针点；针感不强时，还可在同经上行加强针。

小结

五运气化偏性变化对人体先天胎孕禀赋及后天体质均会产生影响。人先天禀赋不仅源于父母先天之精，同时与出生之时的天地之气、阴阳、五行密切相关，出生时间与当时对应的运气是不可忽略的重要因素，是构成体质参数的重要时空要素，对不同系统疾病会显示不同程度的易感性。

龙砂学派弟子临床多以顾氏三阴三阳太极时相图为基础指导，以取象为临床抓手，发挥开阖六气针法在各种疾病诊疗中的作用。发挥开阖六气针法，观象是必备技能，取象思辨是核心环节，在五运六气思维指导下，熟谙三阴三阳开阖枢规律，精准识别主、次象态后，再针刺相应经络，可获良效。

笔者在临床治疗痛性糖尿病足病时，以"六八为足"经验选针阳明、太阳二经，常获显效；偶效欠佳时，在头针基础上再加阿是穴或取象经络相关穴位，亦能增强止痛效果。经临床实践，笔者体会从术数视角诠释演绎中医，是中医激浊扬清的必经之路，亦是中医学研究领域的重要提契。

五、膏方应用

（一）膏方概念溯源

膏方是将中药饮片反复煎煮，去渣取汁，经蒸发浓缩后，加糖或蜂蜜或阿胶等辅料收膏，制成的稠厚膏状物。

狭义膏方：专指主要由补虚滋补药组成的膏方，即百姓常说的冬令滋补膏。广义膏方：强调膏方是一种中药剂型，任何汤丸有效者皆可熬制成膏。该膏方是否为滋补膏，取决于药物组成。

膏，《说文解字》曰"肥也"，指心膈间的脂肪。因膏为脂肪，可滋润，故膏方亦称膏剂、膏滋，以剂型为名，属于中医丸、散、膏、丹、酒、露、汤、锭八种传统剂型之一。膏的含义较广：如指物，以油脂为膏；如指形态，以凝而不固称膏；如指口味，以甘姜滑腴为膏。

膏者，泽也，《山海经》曰："言味好皆滑为膏。"如指内容，以为物之精粹；如指作用，以滋养膏润为长。《正韵》《博雅》解释为"润泽"。近代名医秦伯未在《膏方大全》中指出："膏方者，盖煎熬药汁成脂液，而所以营养五脏六腑之枯燥虚弱者也，故俗称膏滋药。"膏剂有外敷和内服两种，外敷膏剂是中医外治法中常用药物剂型，除用于皮肤、疮疡等疾患外，还在内科和妇科等疾病中应用。内服膏剂后来称为膏方，因其具滋补作用，也有人称其为滋补药，广泛用于内、外、妇、儿、骨伤、眼耳口鼻等科疾患及大病后体虚者。

在中医理论里，膏方是具有高级营养滋补和治疗预防综合作用的成药。它在汤剂基础上，根据人的不同体质、不同临床表现确立不同处方，经浓煎后掺入某些辅料制成的稠厚状半流质或冻状剂型。其中，处方药物尽可能选用道地药材，制作过程严格操作。只有经精细加工的膏方才能成为上品。

《中华人民共和国药典》（以下简称《中国药典》）2020 年版四部将膏方归为煎膏剂（膏滋），指饮片用水煎煮，取煎煮液浓缩，加炼蜜或糖（或转化糖）制成的半流体制剂。《中医养生保健技术操作规范（Ⅱ）膏方》明确指出："膏方"是以养生保健为主要目的所服用的中药膏剂，又称膏滋。这类口服膏剂由资深中医药学专业人员，根据服用者体质状况，遵循中医整体观、辨证论治思想，选择单味药或多味药合理配伍组方，经严格特定工艺加工而成，主要用于滋补强身、抗衰延年、防病调理。

顾植山对膏剂和"膏方"的源流做了深入梳理，指出：最早出现在《五十二病方》中的"肪膏""脂膏""膏""豹膏""蛇膏"和《黄帝内经》中的"豕膏""马膏"等，基本上都是动物脂肪，外敷涂抹于体表（故"膏"作动词用，有涂敷之意），主要用于治疗外、伤科疾病。以后把植物熬成的黏稠膏状物也叫膏，不再专指动物油脂。膏方不是剂型概念，严格说应称膏滋药，特指冬天用膏调养身体。

（二）膏方的历史渊源

1. 萌芽阶段（先秦、秦汉至东汉时期）

先秦古籍《山海经》有记载，《山海经·山经·西山经》云："有兽焉，其状如羊而马尾，名曰羬羊，其脂可以已腊。"意思是有一种叫羬羊的动物，其羊脂可以用来涂擦皮肤防治皲裂，这可以说是早期膏药的雏形，当时膏药由单用动物脂肪外敷或涂擦构成。现代研究证明，羊脂具有滋润、温煦作用，涂于皮肤能形成封闭性油膜，促进皮肤水合作用，对皮肤有保护和软化作用。

长沙马王堆汉墓出土的约成书于春秋战国时期的《五十二病方》是最早记载膏方治病的医书，收录膏剂 30 余首，制作时加用膏糊剂而称"膏之"，有脂膏、肪膏、久膏、彘膏等，此时膏方均由动物脂肪加工而成，用于治疗外伤科疾病。

战国时期《黄帝内经》十三方中对膏方的记载同样是用动物脂肪制成膏剂，作为外治法运用，如"治之以马膏，膏其急者，以白酒和桂，以涂其缓者""治之以砭石，欲细而长，疏砭之，涂以豕膏"。

内服膏方的萌芽始于东汉末年，如张仲景《金匮要略》中"腹满寒疝宿食病"篇，云"乌头大者五枚（熬，去皮，不㕮咀）上以水三升，煮取一升，去滓，内蜜二升，煎令水气尽，取二升，强人服七合，弱人服五合"，用大乌头煎煮熬成的药膏治疗寒疝。这是最初的内服膏方代表，以"煎"命名，制备方法与现代膏方大致相同。

此外，"膏药"名称最早见于《武威汉代医简》，载有的膏药组方配伍完整，并注明制备方法、赋形剂、应用部位等。

2. 雏形阶段（魏、晋南北朝至隋唐时期）

此阶段膏方的应用逐渐由外治法为主发展到内、外治法并用。

南北朝时期的《本草经集注》明确"膏煎"为内服制剂，曰"疾有宜服丸者，宜服散者，宜服汤者，宜服酒者，宜服膏煎者，亦兼服参用所病之源以为制耳""若是可服之膏，膏滓亦堪酒煮稍饮之。可摩之膏，膏滓即宜以敷病上，此盖贫野人欲兼尽其力"，可知"膏"在南北朝时期是内服和外治制剂的合称，未明显区分，另外该时代开始载录补益类方剂，"地黄煎"为最早的滋补膏方。

直至唐朝，膏方由治病疗疾逐渐向滋补调养延伸，如《外台秘要》卷三十一载"古今诸家煎方六首"，均是滋养调补身体的膏煎，此时膏方制作工序与现代工艺非常相似。

孙思邈的《备急千金要方》云"上五味，捣苏子，以地黄汁、姜汁浇之，以绢绞取汁，更捣，以汁浇，又绞令味尽，去滓，熬杏仁令黄黑，治如脂，又向汁浇之，绢绞往来六七度，令味尽，去滓"，采用水煎煮、去渣取汁、再浓缩的工序，且内服膏方在唐代开始以"煎"字称谓，如"苏子煎""杏仁煎""枸杞煎"等。

3. 成熟阶段（宋金元时期至明清时期）

宋代开始，内服膏方的命名方式"煎"与"膏"并用，如瓜蒌根膏、琼玉膏、酸枣仁煎方、生地黄煎方等。至金朝逐渐过渡到只用"膏"命名，此时膏方临床运用体现在滋补养生、调治疗疾两大方面并重，药味使用数量较以前增多，大多在十余味，亦有近二十味用药的膏方，如《仁斋直指方》载录的当归膏。

明清时期，膏方走向成熟，主要表现在名称、制备工艺及数量上，如《本草纲目》载有"益母草膏"；《摄生总要》载有"龟鹿二仙膏"；《寿世保元》载有"琼玉膏""茯苓膏"；张景岳《景岳全书》载有"两仪膏"。

"龙砂膏滋"的产生有其深厚的文化积淀。龙砂地区襟带三吴，古来便是富庶的文人荟萃之地。宋末元初的江阴大学者陆文圭集两宋学术大成，被学界推崇为"东南宗帅"。陆氏在龙砂地区专心致力于包括中医学在内的文化教育事业达50余年，培养大批文化、医学人才。陆氏秉承北宋河洛思想，创立明清命门学说。由陆文圭奠定文化基础形成的龙砂医学流派，运用命门学说和"冬至一阳生"思想，丰富发展了《黄帝内经》的"冬藏精"理论，在江南地区倡议推动了膏滋方民俗。

清代膏方十分盛行，上至宫廷御用（有《清太医院配方》《慈禧光绪医方选议》），下至民间用膏方补养，尤其在江浙一带流行，出现冬令膏方（如《慎五堂治验录》《验方新编》《剑慧草堂医案·膏方》等），并记载相关理论，最具影响的是秦伯未先生的《膏方大全》和《谦斋膏方案》。清代名医叶天士曾谓："胃以喜为补。"《叶氏医案存真》指出，治精血五液衰夺、阳化内风之证，治咳甚呕血吐食，均"进膏滋药"。

4. 现代发展阶段（民国以来至现代）

民国时期膏方应用范围不断扩大延展，其治病调理、补虚调养、健体延年的功效被大众接受，成为民众保健治病的首选。很多老字号国药号中药堂店（如北京同仁堂、杭州胡庆余堂、上海雷允上等）均有自制成品膏方，如首乌延寿膏、八仙长寿膏、葆春膏等。

1962年出版的《全国中药成药处方集》载录膏方58首，1989年国家中医药管理局编制的《全国中成药产品集》增至152首。随着临床医师对膏方的不断认识与运用，促成大批著作发表，如《中医膏方经验选》《冬令滋补进膏方》《颜德馨膏方真迹》等。

5. 龙砂膏方的由来

新世纪开始后，膏方进入专科领域的繁荣发展阶段，广泛应用于内、外、妇、儿及治未病等。"膏滋"冬补调体是江南地区民俗，主要是在江南苏锡常和浙北地区，东至上海，西至镇江，环太湖地区是膏方民俗的中心，龙砂文化区民间至今流传冬季自己制作"膏滋"的传统。

龙砂医派绵延八百年，影响深远，以《黄帝内经》的"冬藏精"理论和肾命学说为理论基础，擅用膏方"治未病"是该学术流派的重要特色之一。龙砂膏滋为中医膏方之正宗源头，最能体现膏滋的民俗文化内涵。

所谓民俗，又称民间文化，指一个民族或一个社会群体在长期生产实践和社会生活中逐渐形成并世代相传、较为稳定的文化事项，可概括为民间流行的风尚、习俗。既然膏滋来源于民俗，其民俗文化内涵即为"冬令进补"。膏滋兴起原本不以治病为主要目的，而是作为养生防病措施，谚语有"冬令进补，来春打虎"。在龙砂文化区民间至今流传自己制作"膏滋"的传统。

（三）膏方的作用

1. 增强免疫功能

膏方能激发机体免疫功能，增强对病邪的抵抗力，有效预防感染性疾病和肿瘤，如含黄芪、人参、冬虫夏草等中药的膏方。

2. 提高机体适应性

其特点是对正常生理功能无损害，作用具有非特异性、双向调节和广谱性。不论机体功能亢进或低下，均可促使恢复正常，并能激发机体防御机制，增强自稳功能，如含灵芝、红景天、三七等中药的膏方。

3. 改善内分泌紊乱

膏方能调节性腺、甲状腺、胰腺、肾上腺等功能，纠正肾上腺皮质激素、甲状腺素、睾酮、雌激素等的分泌紊乱，如含蛤蚧、蛤蟆油、龟甲胶等中药的膏方。

4. 增强心脑肾功能

能改善动脉硬化，扩张血管，调节血压，增强心脑组织有效血流量，缓解血管老化程度，如含天麻、三七、当归等中药的膏方；改善肾脏有效血流量及肾小球滤过率，消除蛋白尿，改善肾功能，如含黄芪、党参、三七等中药的膏方。

5. 治疗虚证、抗衰老作用——"虚则补之"

通过服用膏方以改善机能的不足，如服含人参、黄芪等中药的膏方可治疗气虚证；服含当归、阿胶等中药的膏方可治疗血虚证；服含燕窝、枸杞子等中药的膏方可治疗阴虚证；服含海龙、鹿茸等中药的膏方可治疗阳虚证；服含党参、黄芪等中药的膏方可治疗心脾不足证；服含何首乌、山茱萸等中药的膏方可治疗肝肾阴虚证。

"龙砂膏方"在此基础上独创了专属特色：重视肾命，注重培补命门元阳；阴阳互根，阴阳互求精气互生；必先岁气，结合运气，无伐天和；醒脾助运，避免呆补，滋腻碍胃；以升为动，重视阳气，升发气化。

（四）膏方的应用方法

1. 适用对象

"龙砂膏滋"遵循七损八益时机。始见于《素问·阴阳应象大论》的"七损八益"，实乃《黄帝内经》调阴阳的基本大法。它强调的是自然界阴阳与人体阴阳之"象"的对应，人体的一切活动需要与自然界的阴阳气化之"象"保持一致，"七损八益"恰是大自然阴阳气化的象态特征。

根据顾植山绘制的三阴三阳太极时相图，八位于东北方，相应于初春"太阳为开"之处，天气左升右降，八之后阳气渐旺；七位于西方主秋之位，七之后"阳明为阖"，阳气逐渐闭藏。

《素问·四气调神大论》说："夫四时阴阳者，万物之根本也，所以圣人春夏养阳，秋冬养阴，以从其根，故与万物沉浮于生长之门。"这里"春夏养阳"就是"益八"，"秋冬养阴"则是要顺从"七损"的自然规律，"阳杀阴藏"，帮助阳气收藏。

因为冬天的阳气以"精"的形式封藏于正北少阴之位，故有"少阴君火"之说。北方坎卦阴中之一阳称"龙火"，即下降寄居于肾水中的心火（故命火与心火异名同源）。冬季封藏于少阴之位的阳气精华，是来年万物生发的原动力，为强调其对生命的重要性，故称之为"命门"。

肾与命门的关系，据此可以明了。"命门"即"生长之门"。春夏阳气表现在外为"浮"，秋冬阳气收藏于内为"沉"。遵从七损八益是原则，"春夏养阳，秋冬养阴"是主要方向。因此，临证应用膏方之时，一则为治病需要，一则为调养身体。

一般适用于以下人群：①慢性病患者：冬季可以对慢性病患者采用边补边治的方法，以促进疾病的治疗和康复。②亚健康者：现代社会中青年人的工作、生活压力和劳动强度都很大（主要为精神紧张、脑力透支），同时不良的生活习惯也可造成人体各项正常生理功能大幅度地变化，使机体处于亚健康状态，也是应用膏方的条件之一。③老年人：老年人各项生理功能都趋向衰退，冬令进补，能增强体质和延缓衰老。④儿童：小儿体质纯阴而稚阳，膏方应用方便，对于有反复呼吸道感染、厌食、贫血等症的体虚患儿宜调补。⑤疾病康复期患者：病后、手术后、出血后处于康复阶段者，包括肿瘤患者手术、化疗、放疗后。

2. 服用方法

膏方的服用应循序渐进，由少到多。一般膏方偏滋补调养为主，对于人来说，身体接受膏方补品有个"认识、接受、消化、收藏"的适应过程。因而主张服用按由少到多、循序渐进的原则进补。拿到膏方，一开始晚上睡前、早上空腹，每次服用半汤匙，此量连用 3 天，第 4～6 天增加到每次大半汤匙，也是 1 天服 2 次，连续 3 天，第 7 天开始，人体已经适应膏方的进补，可以正式进入常规的进补服用方法，即每次一汤匙，每天晚、早各 1 次。一直连用 30～45 天。这样进补使肠胃有个适应过程，免得消化系统不适应，"虚不受补"，而出现胃腹胀满、食欲不振、上火口干等不良反应。部分患者可先试用同类中药，作为"开路方"，视其能否适应，再做调整。冲饮膏方的开水，一般在 150 毫升左右，不要太多，水温不宜过低，以免膏方难以冲化，且服用后胃脘容易不适。

3. 出现"上火"现象后的对策

如服用过程中出现"上火"现象，如口干、口疮、便秘等，分析其原因：一是可能膏方组成药物过于温热，二是可能服用用量过大，操之过急；三是患者因疲劳、紧张、机体抵抗力下降而出现的新病情。

其对策是：①暂停服用膏方一周，待"上火"现象消退后再继续服用。②减少服用剂量，一次半汤匙。③改成饭后服用，延缓吸收速度。④多吃绿叶蔬菜、水果，如青菜、菠菜、梨、藕等，以补充维生素，少吃、不吃辛辣、油腻食物、少喝酒等，以防食物饮食上火。⑤减轻生活、工作压力，避免过于劳累而"上火"。⑥开春暖和天气少用或停用膏方。

4. 服用时间

龙砂膏滋方提倡冬至开始服用，实际是顺应阳生化气之势能。冬至一阳生，冬至是阴极而阳生之时，唐·杜甫《小至》谓："天时人事日相催，冬至阳生春又来。"宋·朱淑真《冬至》云："黄钟应律好风催，阴伏阳升淑气回。"依据顾氏三阴三阳开阖枢图，可以充分理解冬至一阳生的概念。

冬服"膏滋"遵循道法自然、天人合一，顺应自然规律，在阴极阳生之时服用一些滋补肾命的药物，将有利于肾藏精的功能，加强命门元精的储备，提升来春新的一轮化气生发机能。与龙砂医派重视五运六气气化理论是一以贯之的。

龙砂膏滋讲究"静中有动，动静结合"。加用佐助太阳"开"和"升"的药物，便是一种更高层次的"动"。从龙砂膏滋方中，我们常会看到根据不同年运气特点灵活组方用药的思路。膏滋原本是用来冬补治未病的，但一些医家在运用膏滋调补过程中，发现冬季服用膏滋对一些慢性病的调理常能收到意外疗效，故而一些医家在冬季也常利用膏滋结合治疗一些慢性病，扩大了膏滋的适应证范畴。

冬补选择"膏滋"有独特的剂型优势。膏剂黏稠，在体内停留时间长，比其他剂型可以更好地发挥滋养作用。《灵枢·五癃津液别》谓："五谷之津液，和合而为膏者，内渗入于骨空，补益脑髓。"冬令进补以填补命门元精为主，膏剂就比较适合。冬令膏方是从每年冬至起服用，即冬至以后的"一九"到"六九"结束，或服至次年立春前结束。北方比南方冬天时间长，如服用有效，一个冬季可连用两料，从立冬开始服用，约90天，即3个月左右。第二料可请大夫在原方基础上，将药物的品种、剂量，稍作微调，以适应症情的变化。

5. 服用禁忌

膏方进补时，宜忌生冷、油腻辛辣、不易消化及有较强的刺激性食物，以免妨碍脾胃消化功能，影响膏剂的吸收。服膏时不宜饮浓茶；含有人参的膏方忌食萝卜；含有首乌的膏方忌猪、羊血及铁剂，且不能与牛奶同服，因其中含钙、磷、铁，易与滋补药中有机物质发生化学反应生成难溶解稳定的化合物，致使牛奶与药物有效成分均受破坏，甚至产生不良反应；在服用膏方期间如发生感冒、发热、咳嗽、呕吐、腹泻或其他急性疾病时应暂停服用，本着急则治其标的原则，应及时就医。

6. 龙砂膏方开方注意事项

（1）龙砂膏滋方配料一般不计算胶类，饮片总量在2500g～3500g，可以出2kg以上膏；饮片控制在25味左右；关于胶类的用量，一般不超过250g，偏于温阳则鹿角胶多于龟甲胶，偏于滋阴则龟甲胶多于鹿角胶；阿胶一般为63g～125g（相当于旧制二两至四两）；为减少霉变及影响口感，诸如核桃肉等多与其他饮片共煮而不是打碎兑入；收膏的辅料，蜂蜜一般用500g～600g，若用冰糖量稍减，饴糖则量稍增，根据个人口味微调。忌糖可选用无糖收膏的方式，或加元贞糖等代糖品。

（2）关于儿童和"三高"人群能否服用膏滋方的问题，回答是肯定的。从临床实践看，对于小儿容易出现反复感冒、扁桃体炎、哮喘、过敏性咳嗽、久咳不愈、厌食、遗尿、发育迟缓、多动症等，多获佳效。小儿吃膏滋，一般多兼顾治疗目的，兼顾儿童生理特点，多在资生汤基础上加入孔圣枕中丹、玉屏风散、六味地黄汤或左归丸等为打底方，少用壮阳蛮补之品。关于胶和饮片剂量，学龄前儿童用量相当于成人用量的 1/3，学龄后儿童用量相当于成人用量的 1/2～3/4，糖类用量和成人相当。"三高"人群多用首乌延寿丹为打底方。

（3）关于开路方，目前流行两种说法：一是"试药"，即将拟配制膏方的药物，按一定剂量折算，作为汤药服用，看人体适应与否，然后再配制膏方，也称"探路方"；二是"清理肠道"，健运脾胃，以作开路之资，便于更好吸收。龙砂膏滋方的开路方具有其特定作用，就是便于更好地顺应秋收冬藏的气化趋势，冬季阳气潜藏，万物多静少动，纷纷养精蓄锐，人类亦要顺应自然，藏精纳气，加强命门元精的储备。如 2015 年五之气，主客气都为阳明燥金，燥热之象也明显，临床多见脉象浮弦，阳明不降，冬脉不藏，故多用《三因司天方》中的苁蓉牛膝汤（苁蓉、熟地黄、牛膝、当归、白芍药、木瓜、甘草、乌梅、鹿角、生姜、大枣）作为开路方，以便阳气更好地降、阖。

（4）目前一些膏方的服用是不讲究时间节点的，甚至出现了"四季膏方"，而龙砂膏滋的服药时间是有讲究的。首先取药后要伏火，否则容易上火；其次要顺应"冬至一阳生"的思想，当然也不必拘泥于冬至这一天，如天气相对冷可以在冬至前服用，如天气相对偏热可在冬至后服用，过早服用可能会出现上火症状。

第七节　高原地区常见疾病简介与特殊体质介绍

一、高原病简介

高原病是指人体从平原进入海拔 2500m 以上的高原，或由高海拔地区进入海拔更高地区时，为适应低氧环境，需要进行一些适应性改变，以维持毛细血管与组织间必需的压力阶差，但每个人对高原缺氧的适应能力有一定的限度，过度缺氧和对缺氧反应迟钝者可发生适应不全，从而引起的一种特发病，又称高山病，返回平原或低海拔地区时迅速恢复。高原病主要是由高原低压低氧所致，发病率与病情严重程度主要与海拔相关，进驻速度、个体易感性、作业强度、温度及植被也是重要影响因素。

高原低压低氧环境引起机体缺血缺氧是其主要病因，但高原其他非缺氧性致病因素，如寒冷、太阳辐射等引起的冻伤、日光性皮炎等因素则不属于此病范畴。海拔越高，大气中氧分压越低，则机体缺氧程度也相应加重。发病机制是大气与肺泡的氧分压差，随着海拔的增加而缩小，直接影响肺泡气体交换、血液携氧和结合氧能力降低，致使机体神经系统、呼吸系统、心血管系统及造血系统等供氧不足，从而产生一系列缺氧表现。

（一）神经系统

大脑皮质对缺氧的耐受性最低，这是由于大脑代谢旺盛、耗氧量大。急性缺氧时，最初发生脑血管扩张、血流量增加、颅压升高，可出现大脑皮质兴奋性增强，有头痛、多言、失眠、步态不稳。以后呼吸加快、加深、心跳加快，心排血量增加。后者是对缺氧的一种代偿性反应。缺氧持续或加重时，脑细胞无氧代谢加强，ATP 生成减少，使脑细胞膜钠泵发生障碍，细胞钠和水潴留，发生脑水肿，出现嗜睡、昏迷、惊厥，甚至呼吸中枢麻痹。

（二）呼吸系统

吸入低氧空气后动脉血氧分压降低，可刺激颈动脉体和主动脉体的化学感受器，出现反射性呼吸加深、加快，从而增加了通气量，及肺泡和动脉血的氧分压。过度换气使 CO_2 呼出过多，导致呼吸性碱中毒。

适应力良好可通过肾多排出 HCO_3^- 以纠正碱中毒趋向。急性缺氧可使肺小动脉痉挛，肌肉型细动脉中层平滑肌增厚，肺循环阻力增高，肺毛细血管网静脉压明显提高，毛细血管通透性增加，血浆渗出而产生肺水肿。此外，肺泡壁和肺毛细血管损伤、表面活性物质不足、血管活性物质释放都可参与肺水肿的发生。

（三）心血管系统

心率加快是进入高原后最早出现的改变之一，也是由于刺激颈动脉体和主动脉的化学感受器所致。心率加快可增加心排血量，急性缺氧时，体内血液进行重新分布，心、脑血管扩张，血流量增加；皮肤、腹腔器官，特别是肾血管收缩，血流减少。这种血液重新分布有利于保证生命器官的血液供应，具有代偿性意义。

缺氧时冠状动脉扩张这种代偿作用有一定限度，严重和持久的缺氧将造成心肌损伤。长期移居高原者，肺动脉阻力持续增加，导致肺动脉高压。肺动脉高压本来可改善低氧条件下肺的血液灌注，但持续增高可使右心负担过重而发生肺源性心脏病，高原心脏病属于肺源性心脏病。红细胞增多可增加血液黏度而加重心脏负荷。

缺氧可使血中儿茶酚胺增多，垂体加压素和促肾上腺皮质激素分泌增加，并通过肾素—血管紧张素—醛固酮系统活性增强等使血压升高。有些人因长期缺氧而心肌受损，及肾上腺皮质功能因长期受缺氧刺激而转变为功能低下，以致出现收缩压降低，脉压变小。

（四）造血系统

进入高原后出现的红细胞增多和血红蛋白增加，是对缺氧的适应性反应，急性缺氧时，主要是刺激外周化学感受器，反射性地引起交感神经兴奋，储血器官释放红细胞，缺氧时糖无氧酵解增强，乳酸增多，血 pH 下降，氧解离曲线右移，还原型血红蛋白增多，促使 2,3- 二磷酸甘油酯（2,3-DPG）合成增加，降低 Hb 与氧的亲和力，使氧易于释放给组织，低氧血症使红细胞生成素（ESF）增多，ESF 促进骨髓红细胞系统增生，并增加红细胞计数和每个红细胞内血红蛋白量，这样会提高血液的携氧能力，但红细胞过度增生，如血细胞比容大于 60% 时，血液黏稠度增高使血流缓慢，可引起循环障碍。

高原病总的发病率为 25%～80%，但随着旅游业发展，进入高原人群增加，高原病患者数逐渐增加。根据海拔不同，高原病的发病率不同。如急性轻症高原病在海拔 2500～3000m、4000m 处的发病率分别为 25%、50%；乘飞机急进 4000m 高原发病率可达到 80%；在 4000～5000m 海拔，高原肺水肿的发病率为 0.5%～1%，高原脑水肿的发病率为 0.1%～4%；我国慢性高原病的发病率为 2.8%，我国高原地区 25 万～30 万人患有此病。海拔升高速度越快，患病率越高，主要好发于心肺功能低的老年人、运动量大的人群。慢性高原病好发于中老年男性，主要发生在久居高原的移居人群或少数海拔 4000m 以上的世居人群。

高原病主要有以下特点：①在高原环境发病。②致病因子主要是高原低压性缺氧。③低氧性病理生理改变是其发病机制的基础和临床表现的根据。④脱离低氧环境则病情一般好转甚至痊愈。高原病按照高原缺氧暴露时间长短，可分为急性高原病和慢性高原病两大类。急性高原病指初入高原时出现的急性缺氧反应或疾病，该疾病病程短、发展迅速，短时间内就会对患者的生命造成威胁。依其严重程度分为轻型（或良性）和重型（或恶性）。轻型即反应型或急性高原反应；重型又分为：脑型急性高原病（又称高原昏迷或高原脑水肿）、肺型急性高原病（又称高原肺水肿）、混合型（即肺型和脑型的综合表现）。慢性高原病（又称蒙赫氏病）指高原生活半年以上才发病或原有急性高原病症状迁延不愈者，少数高原世居者也可发病。中国将慢性高原病又分为高原心脏病、高原红细胞增多症、高原血压异常（包括高原高血压和高原低血压）、混合型慢性高原病（即心脏病与红细胞增多症同时存在），但国外未作上述分型。高原病共同的临床表现有头痛、头昏、心慌、气促、恶心、呕吐、乏力、失眠、眼花、嗜睡、手足麻木、唇紫发绀、心率增快等，其他症状和体征则视类型不同而异。

二、急性高原病

（一）急性轻症高原病

是指机体由平原进入高原或由低海拔高原进入高海拔高原后，短时间内出现一系列急性缺氧表现，是急性高原病的最常见形式。急性轻症高原病的主要症状有头痛、头晕、恶心、呕吐、乏力等，头痛加其他两个症状为其诊断标准，是一种自限性疾病。急进高原后，出现急性轻症高原病相关症状但未达到急性高原病诊断标准，称为急性高原反应。一般在进入高原后数小时内发病，1～2天症状比较明显，7天后症状基本消失。

（二）高原肺水肿

一般发生于快速进入高原者，剧烈活动可诱发肺水肿，世居者短期到海拔较低地区，再回到原地也可发病，劳累、寒冷、上呼吸道感染常为诱因，先有急性高原反应症状，头痛、乏力、呼吸困难，咳嗽逐渐加重，出现发绀、胸痛、咳白色或粉红色痰，端坐呼吸，肺有痰鸣音和湿啰音，心率加快，胸部 X 线检查见肺部有不对称絮状、片状模糊阴影，有些患者可兼见脑水肿。是因急剧低氧导致肺血管剧烈收缩，出现肺间质或肺泡水肿等特征的急性高原病，其发病急骤，病情进展迅速，如不能及时诊断治疗，病死率较高。既往有高原肺水肿病史者再次进入高原发生肺水肿的概率更高。

（三）高原脑水肿

又称为高原脑昏迷、神经性高山病，属于罕见且严重的急性高原病，通常在高原肺水肿的基础上发生，其发病率较低，主要是急剧缺氧造成脑细胞水肿和细胞间隙水肿，进而出现脑功能障碍，先有严重的高原反应症状并逐渐加重，出现显著的神经精神症状，如剧烈头痛、头晕、频繁恶心、呕吐、共济失调、步态不稳、精神萎靡或烦躁，意识障碍由嗜睡、昏睡以至昏迷，部分患者可发生抽搐或脑膜刺激症状，如果治疗不及时，可随时发生死亡。

三、慢性高原病

（一）高原红细胞增多症

高原红细胞增多症是指机体长期处于高原低氧环境中，导致红细胞过度增生。一般海拔越高，居住时间越久，红细胞增加越多，导致血液黏稠度增加，容易出现血栓或局部组织坏死等并发症。在高原低氧环境中发生红细胞增多者最为多见，这是生理性代偿反应，而且随海拔增高而增多，但红细胞过度增多也可产生症状。在海拔4000m以下地区，红细胞超过 6.5×10^{12}/L，血红蛋白超过200g/L，血细胞比容超过62%，可诊断为本症。患者有高原反应症状，头痛、头晕、嗜睡、记忆力减退、失眠，多有发绀和面颊部、眼结合膜毛细血管网扩张和增生，亦可有杵状指。由于血细胞比容增大，血液黏滞性增大，可形成脑内微血栓而引起一过性脑缺氧发作。还可由于肺循环阻力增大，加重肺动脉高压而产生右心衰竭。

（二）高原高血压

高原高血压是指患者在平原地区血压正常，进入高原后3个月～1年及以后血压逐渐增高，达到高血压诊断标准，部分人在返回平原后血压可恢复正常；或者平原高血压患者，进入高原后，血压更高，原平原治疗方案无效者。以上情况均需积极降压治疗。

（三）高原肺动脉高压

在高原居住 3 个月以上，出现肺动脉压力升高，右心导管及心脏超声评估平均肺动脉压 ≥ 30mmHg，可无特异症状。

（四）高原心脏病

本病是慢性高原缺氧直接或高原肺高血压导致右心肥厚、右心衰竭的一类独特类型的心脏病。多发生于在高原地区出生及生长的小儿和移居者，成年移居者在进入高原后 6 ～ 12 个月发病。起病隐袭，症状逐渐加重，心悸、胸闷、气短，劳动时加重，有时咳嗽，少数患者咯血，最终发生右心衰竭。体格检查见发绀，肺动脉高压和右心室增大体征，可有期前收缩和房室传导阻滞，重症出现右心衰竭。胸部 X 线表现肺动脉凸出，右肺下动脉干扩张，右心室增大，心电图示右室肥厚、劳损，或不完全右室传导阻滞。本病临床呈慢性经过，主要表现为右心衰竭的症状及体征，心电图及心脏超声是其主要诊断手段。

（五）高原衰退症

当机体长期暴露于高原低氧环境中，造成机体各器官功能逐渐出现与年龄不相符的减退，包括认知和体能的减退，出现记忆力下降、注意力不集中、思维判断能力降低、长期失眠、疲乏倦怠、食欲下降、体重减轻、牙齿松动容易脱落、脱发等系列表现。

检查和鉴别诊断高原病应具备的条件：①进入高原，或由低海拔地区进入更高地区后发病。②急性高原病症状随海拔的增高而加重，进入海拔较低的地区而缓解，氧疗有效。③慢性高原病移地治疗大多有效。④除外有类似症状的其他疾病。

不同类型的高原病应与下列疾病鉴别：①晕车：进入高原前即有晕车史，无缺氧症状。由高原返回低海拔区症状并不减轻，停止乘车后症状好转。②左心衰竭、肺水肿：无高原反应的前驱症状。有心脏病史、体征及心力衰竭的诱因，氧疗效果差。③其他有昏迷的疾病：体检发现偏瘫时应高度怀疑脑血管意外；有头部受伤者考虑颅脑外伤；发热者考虑感染性疾患。病前有毒物接触史者考虑中毒。既往有肺、肝、肾、糖尿病、高血压、癫痫病史者考虑有关疾病，实验室检查可辅助诊断。④真性红细胞增多症：常有脾大和白细胞、血小板增多。⑤其他器质性心脏病：动脉粥样硬化性心脏病：老年患者突然发生左心衰竭，心电图和血清心肌酶测定有特殊变化。风湿性心脏病：有二尖瓣狭窄征。肺源性心脏病：出现右心衰竭，有慢性支气管炎合并阻塞性肺气肿病史。高原反应症状消退后，迅速登上更高地区可能再发。高原肺水肿及时治疗预后良好。高原脑水肿预后欠佳，少数患者短期内可有头痛、记忆力减退。高原心脏病多数伴有肺细小动脉硬化，即使转到平原，也难完全恢复正常。高原红细胞增多症患者转到平原后，一般在 1～2 个月逐渐恢复。治疗方案对重危患者就地抢救，给予高流量吸氧或面罩给氧。发病地点确无医疗条件而有较好的运送工具及抢救设备者，可将患者由高原转往海拔低的地区治疗。慢性高原病患者如病情许可，应逐步锻炼；如疗效不佳，可转往海拔低的地区。

中医方面并无与高原病相对应的病名，可根据高原病不同病情阶段的临床特征，将其归属于"心悸""胸痹""头痛""眩晕""痰饮""喘证""水肿"等范畴。

西医学治疗高原病的主要方法有吸氧、抑制红细胞过度增生、改善肺通气等对症治疗，因其特殊的地域环境特性，机体因缺氧而出现气虚证表现，此为首要致病因素，因红细胞过度增殖而血液黏稠，循环系统减缓或瘀滞，而出现血瘀证，气虚血液运行不畅，脉道血流不顺而瘀血阻滞，外因高寒的外界环境，阳气无以达四末及脏腑经络，阳气亏虚，阴阳失调，故见上述系统临床不适。

相对应的是，多位中医研究者观察和研究发现，高原病主要以气虚、血瘀和阳虚为主要病因，故治疗以益气活血温阳为主。李军茹教授根据高原气候特点，根据每年的不同运气格局选择不同的运气方，发挥"司人－司天－司病证"的理念，保障高原地区人民的健康。

第二章

五运六气在青海高原地区应用病案

第一节　内科疾病

一、泄泻

（一）定义

泄泻，又称腹泻，是中医临床常见的病症之一。它主要表现为大便次数增多、大便质地稀薄，甚至如水状，伴有腹部不适、肠鸣、腹痛等症状。大便溏薄而势缓者为泄，大便清稀如水而直下者为泻。泄泻多与脾胃功能失调、湿邪内蕴有关，常因饮食不节、情志失调、外感湿邪等因素诱发。

（二）历史沿革

泄泻作为一种常见的病症，在古代中医文献中早有记载。《黄帝内经》中即有对泄泻的描述，《内经》称本病证为"鹜溏""飧泄""濡泄""洞泄""注下""后泄"等，且对本病的病机有较全面的论述，如《素问·生气通天论》曰："因于露风，乃生寒热，是以春伤于风，邪气留连，乃为洞泄。"《素问·阴阳应象大论》曰："清气在下，则生飧泄。""湿胜则濡泻。"

《素问·举痛论》曰："寒气客于小肠，小肠不得成聚，故后泄腹痛矣。"《素问·至真要大论》曰："诸呕吐酸，暴注下迫，皆属于热。"说明风、寒、热、湿均可引起泄泻。《素问·太阴阳明论》指出："饮食不节，起居不时者，阴受之……阴受之则入五脏……下为飧泄。"《素问·举痛论》指出："怒则气逆，甚则呕血及飧泄。"说明饮食、起居、情志失宜，亦可发生泄泻。

另外《素问·脉要精微论》曰："胃脉实则胀，虚则泄。"《素问·脏气法时论》曰："脾病者……虚则腹满肠鸣，飧泄食不化。"《素问·宣明五气》谓："五气所病……大肠小肠为泄。"说明泄泻的病变脏腑与脾胃大小肠有关。《内经》关于泄泻的理论体系，为后世奠定了基础。

张仲景将泄泻和痢疾统称为下利。《金匮要略·呕吐哕下利病脉证治》中将本病分为虚寒、实热积滞和湿阻气滞三型，并且提出了具体的证治。如："下利清谷，里寒外热，汗出而厥者，通脉四逆汤主之。""气利，诃梨勒散主之。"指出了虚寒下利的症状及治疗当遵温阳和固涩二法。

又说："下利三部脉皆平，按之心下坚者，急下之，宜大承气汤。""下利谵语，有燥屎也，小承气汤主之。"提出对实热积滞所致的下利，采取攻下通便法，即所谓"通因通用"法。篇中还对湿邪内盛、阻滞气机、不得宣畅、水气并下而致"下利气者"，提出"当利其小便"，以分利肠中湿邪，即所谓"急开支河"之法。张仲景为后世泄泻的辨证论治奠定了基础。

《三因极一病证方论·泄泻叙论》从三因学说角度全面地分析了泄泻的病因病机，认为不仅外邪可导致泄泻，情志失调亦可引起泄泻。《景岳全书·泄泻》说："凡泄泻之病，多由水谷不分，故以利水为上策。"并分别列出了利水方剂。《医宗必读·泄泻》在总结前人治泄经验的基础上，提出了著名的治泄九法，即淡渗、升提、清凉、疏利、甘缓、酸收、燥脾、温肾、固涩，其论述系统而全面，是泄泻治疗学上的一大发展，其实用价值亦为临床所证实。

（三）病因病机

1. 传统病因病机认识

泄泻的病因主要包括外感湿邪、饮食不节、情志失调、脾胃虚弱、命门火衰等。

（1）感受外邪，引起泄泻的外邪以暑、湿、寒、热较为常见，其中又以感受湿邪致泄者最多。脾喜燥而恶湿，外来湿邪，最易困阻脾土，以致升降失调，清浊不分，水谷杂下而发生泄泻，故有"湿多成五泄"之说。寒邪和暑热之邪，虽然除了侵袭皮毛肺卫之外，亦能直接损伤脾胃肠，使其功能障碍，但若引起泄泻，必夹湿邪才能为患，即所谓"无湿不成泄"，故《杂病源流犀烛·泄泻源流》说："湿盛则飧泄，乃独由于湿耳。不知风寒热虚，虽皆能为病，苟脾强无湿，四者均不得而干之，何自成泄？是泄虽有风寒热虚之不同，要未有不源于湿者也。"

（2）饮食所伤，或饮食过量，停滞肠胃；或恣食肥甘，湿热内生；或过食生冷，寒邪伤中；或误食腐馊不洁，食伤脾胃肠，化生食滞、寒湿、湿热之邪，致运化失职，升降失调，清浊不分，而发生泄泻。正如《景岳全书·泄泻》所说："若饮食失节，起居不时，以致脾胃受伤，则水反为湿，谷反为滞，精华之气不能输化，乃致合污下降而泻痢作矣。"

（3）情志失调，烦恼郁怒，肝气不舒，横逆克脾，脾失健运，升降失调；

或忧郁思虑，脾气不运，土虚木乘，升降失职；或素体脾虚，逢怒进食，更伤脾土，引起脾失健运，升降失调，清浊不分，而成泄泻。故《景岳全书·泄泻》曰："凡遇怒气便作泄泻者，必先以怒时夹食，致伤脾胃，故但有所犯，即随触而发，此肝脾二脏之病也。盖以肝木克土，脾气受伤而然。"

（4）脾胃虚弱，长期饮食不节，饥饱失调，或劳倦内伤，或久病体虚，或素体脾胃肠虚弱，使胃肠功能减退，不能受纳水谷，也不能运化精微，反聚水成湿，积谷为滞，致脾胃升降失司，清浊不分，混杂而下，遂成泄泻。如《景岳全书·泄泻》曰："泄泻之本，无不由于脾胃。"

（5）命门火衰，命门之火，能助脾胃之运化以腐熟水谷。若年老体弱，肾气不足；或久病之后，肾阳受损；或房室无度，命门火衰，致脾失温煦，运化失职，水谷不化，升降失调，清浊不分，而成泄泻。且肾为胃之关，主司二便，若肾气不足，关门不利，则可发生大便滑泄、洞泄。

如《景岳全书·泄泻》曰："肾为胃关，开窍于二阴，所以二便之开闭，皆肾脏之所主，今肾中阳气不足，则命门火衰，而阴寒独盛，故于子丑五更之后，当阳气未复，阴气盛极之时，即令人洞泄不止也。"

由此可见，泄泻的病因有外感、内伤之分，外感之中湿邪最为重要，脾恶湿，外来湿邪，最易困阻脾土，致脾失健运，升降失调，水谷不化，清浊不分，混杂而下，形成泄泻。其他诸多外邪只有与湿邪相兼，方能致泻。

内伤当中脾虚居多，泄泻的病位在脾胃肠，大小肠的分清别浊和传导变化功能可以用脾胃的运化和升清降浊功能来概括，脾胃为泄泻之本，脾主运化水湿，脾胃当中又以脾为主，脾病脾虚，健运失职，清气不升，清浊不分，自可成泻。其他诸如寒、热、湿、食等内、外之邪，及肝肾等脏腑所致的泄泻，都只有在伤脾的基础上，导致脾失健运时才能引起泄泻。

同时，在发病和病变过程中外邪与内伤，外湿与内湿之间常相互影响，外湿最易伤脾，脾虚又易生湿，互为因果。本病的基本病机是脾虚湿盛致使脾失健运，大小肠传化失常，升降失调，清浊不分。总归脾虚湿盛是导致本病发生的关键因素。

2. 李军茹教授从五运六气角度对泄泻病因病机进行分析

《素问·气交变大论》强调五运（金、木、水、火、土）的交替变化对自然界和人体健康的影响。《素问·气交变大论》中记载："岁木太过，风气流行，脾土受邪。民病飧泄，食减，体重，烦冤，肠鸣腹支满，上应岁星。""岁火太过，炎暑流行，金肺受邪……上临少阴少阳……下甚血溢泄不已，太渊绝者死不治，上应荧惑星。""岁土太过，雨湿流行，肾水受邪……变生得位，藏气伏，化气独治之，泉涌河衍，涸泽生鱼，风雨大至，土崩溃，鳞见于陆，病腹满溏泄肠鸣，反下甚而太谿绝者。""岁金太过，燥气流行，肝木受邪。病两胁下少腹痛，目赤痛眦疡，耳无所闻。肃杀而甚，则体重烦冤，胸痛引背，两胁满且痛引少腹，上应太白星。""岁水太过，寒气流行，邪害心火。上临太阳，雨冰雪，霜不时降，湿气变物，病反腹满肠鸣溏泄，食不化，渴而妄冒，神门绝者，死不治，上应荧惑辰星。""岁木不及，燥乃大行，生气失应……少腹痛，肠鸣溏泄，凉雨时至，上应太白星，其谷苍。""岁火不及，寒乃大行，长政不用，物荣而下，复则埃郁，大雨且至，黑气乃辱，病溏腹满，食饮不下，寒中肠鸣，泄注腹痛。""岁土不及，风乃大行……民病飧泄霍乱，体重腹痛""岁金不及，炎火乃行，生气乃用，长气专胜……民病肩背瞀重，鼽嚏血便注下……复则寒雨暴至，乃零冰雹霜雪杀物，阴厥且格。""岁水不及，湿乃大行，长气反用，其化乃速，暑雨数至，上应镇星，民病腹满身重，濡泄寒疡流水"。《素问·五常政大论》中也有相应记载："备化之纪，气协天休，德流四政，五化齐修，其气平，其性顺，其用高下，其化丰满，其类土，其政安静，其候溽蒸，其令湿，其脏脾，脾其畏风，其主口。"

在土运太过、水运太过、土运不及、火运不及等年，均提到了泄泻相关条文。主要强调了"寒""湿"相关的运气变化对于泄泻发生的影响，指出湿气偏盛，人体易感受湿邪，影响脾胃运化功能，从而引发泄泻。

《素问·气交变大论》虽未直接给出泄泻的治疗原则，但根据中医的整体观念和辨证论治原则，治疗泄泻应注重调理脾胃功能、祛除体内湿邪、恢复脏腑平衡。具体治疗方法包括健脾化湿、温中散寒、清热利湿、消食导滞等，需根据患者的具体病情和体质状况进行个体化治疗。

在上述理论基础的指导下，李军茹教授认为运气太过或不及均可致泄，在临床实践中，主要以木、土、水运太过或不及为主，与肝脾肾三脏关系最为密切；如岁木太过，肝气太旺，疏泄太过，而肝气乘脾，正如《景岳全书·泄泻》篇说："凡遇怒气便作泄泻者，必先以怒时夹食，致伤脾胃，故但有所犯，即随触而发，此肝脾二脏之病也。盖以肝木克土，脾气受伤而然。"另土化万物，在土运不及之年，木反胜之，则土之化气不能章其政令，所以风气大行其道，而出现肠鸣、泄泻、腹痛等症；久病之后，损伤肾阳，或年老体衰，阳气不足，脾失温煦，运化失常，而致泄泻。

《景岳全书·泄泻》篇指出："肾为胃关，开窍于二阴，所以二便之开闭，皆肾脏之所主，今肾中阳气不足，则命门火衰……阴气盛极之时，即令人洞泄不止也。"故在不及或太过之时，无单一致病因素，充分体现中医辨证论治、同病异治的理论。

（四）辨证要点

1.辨寒热虚实

粪质清稀如水，或稀薄清冷，完谷不化，腹中冷痛，肠鸣，畏寒喜温，常因饮食生冷而诱发者，多属寒证；粪便黄褐，臭味较重，泻下急迫，肛门灼热，常因进食辛辣燥热食物而诱发者，多属热证；病程较长，腹痛不甚且喜按，小便利，口不渴，稍进油腻或饮食稍多即泻者，多属虚证；起病急，病程短，脘腹胀满，腹痛拒按，泻后痛减，泻下物臭秽者，多属实证。

2.辨泻下物

大便清稀，或如水样，泻物腥秽者，多属寒湿之证；大便稀溏，其色黄褐，泻物臭秽者，多系湿热之证；大便溏垢，完谷不化，臭如败卵，多为伤食之证。

3.辨轻重缓急

泄泻而饮食如常为轻证；泄泻而不能食，消瘦，或暴泻无度，或久泄滑脱不禁为重证；急性起病，病程短为急性泄泻；病程长，病势缓为慢性泄泻。

4.辨发病部位

脾、肝、肾，稍有饮食不慎或劳倦过度泄泻即作或复发，食后脘闷不舒，面色萎黄，倦怠乏力，多属病在脾；泄泻反复不愈，每因情志因素使泄泻发作或加重，腹痛肠鸣即泻，泻后痛减，矢气频作，胸胁胀闷者，多属病在肝；五更泄泻，完谷不化，小腹冷痛，腰酸肢冷者，多属病在肾。

5.辨运气病机

根据患者出生时及就诊时运气格局，多在木、土、水太过或不及之年发作较为频繁。如岁木太过或不及之年，腹泻多伴随心烦、失眠等肝气失舒之症；岁土之年，腹泻将伴随明显肠鸣、腹胀、头晕等脾胃不调之症；岁水之年，腹泻多伴畏寒、腰膝酸软、滑精等肾水不固之症。

中医的辨证论治需根据患者的具体症状、舌象、脉象等综合分析，确定证型，从而制定相应的治法和方药，另外若结合五运六气之规律可取得更佳效果，尤其对于疑难杂症无具体思路时，不妨根据五运六气来选方用药可有出其不意的效果。

（五）辨证施治

根据泄泻脾虚湿盛，脾失健运的病机特点，治疗应以运脾祛湿为原则。急性泄泻以湿盛为主，重用祛湿，辅以健脾，再依寒湿、湿热的不同，分别采用温化寒湿与清化湿热之法。兼夹表邪、暑邪、食滞者，又应分别佐以疏表、清暑、消导之剂。慢性泄泻以脾虚为主，当予运脾补虚，辅以祛湿，并根据不同证候，分别施以益气健脾升提，温肾健脾，抑肝扶脾之法，久泻不止者，尚宜固涩。同时还应注意急性泄泻不可骤用补涩，以免闭留邪气；慢性泄泻不可分利太过，以防耗其津气；清热不可过用苦寒，以免损伤脾阳；补虚不可纯用甘温，以免助湿。若病情处于寒热虚实兼夹或互相转化时，当随证而施治。李军茹教授通过传统中医内科学中及运气方、开阖六气针法的相互交合治疗泄泻，旨在健脾益气、疏肝补肾。

1.急性泄泻

（1）寒湿泄泻

症状：泄泻清稀，甚则如水样，腹痛肠鸣，脘闷食少，苔白腻，脉濡缓。若兼外感风寒，则恶寒发热头痛，肢体酸痛，苔薄白，脉浮。

治法：芳香化湿，解表散寒。

方药：藿香正气散。

方中藿香解表散寒，芳香化湿，白术、茯苓、陈皮、半夏健脾除湿，厚朴、大腹皮理气除满，紫苏、白芷解表散寒，桔梗宣肺以化湿。若表邪偏重，寒热身痛，可加荆芥、防风，或用荆防败毒散；若湿邪偏重，或寒湿在里，腹胀肠鸣，小便不利，苔白厚腻，可用胃苓汤健脾燥湿，化气利湿；若寒重于湿，腹胀冷痛者，可用理中丸加味。

（2）湿热泄泻

症状：泄泻腹痛，泻下急迫，或泻而不爽，粪色黄褐，气味臭秽，肛门灼热，或身热口渴，小便短黄，苔黄腻，脉滑数或濡数。

治法：清肠利湿。

方药：葛根黄芩黄连汤。

该方是治疗湿热泄泻的常用方剂。方中葛根解肌清热，煨用能升清止泻，黄芩、黄连苦寒清热燥湿，甘草甘缓和中。若热偏重，可加金银花、马齿苋以增清热解毒之力；若湿偏重，症见胸脘满闷，口不渴，苔微黄厚腻者，可加薏苡仁、厚朴、茯苓、泽泻、车前子以增清热利湿之力；夹食者可加神曲、山楂、麦芽；如有发热头痛，脉浮等风热表证，可加金银花、连翘、薄荷；如在夏暑期间，症见发热头重，烦渴自汗，小便短赤，脉濡数等，为暑湿侵袭，表里同病，可用新加香薷饮合六一散以解暑清热，利湿止泻。

（3）伤食泄泻

症状：泻下稀便，臭如败卵，伴有不消化食物，脘腹胀满，腹痛肠鸣，泻后痛减，嗳腐酸臭，不思饮食，苔垢浊或厚腻，脉滑。

治法：消食导滞。

方药：保和丸。

方中神曲、山楂、莱菔子消食和胃，半夏、陈皮和胃降逆，茯苓健脾祛湿，连翘清热散结。若食滞较重，脘腹胀满，泻而不畅者，可因势利导，据通因通用的原则，可加大黄、枳实、槟榔，或用枳实导滞丸，推荡积滞，使邪有出路，达到祛邪安正的目的。

2. 慢性泄泻

（1）脾虚泄泻

症状：因稍进油腻食物或饮食稍多，大便次数即明显增多而发生泄泻，伴有不消化食物，大便时泻时溏，迁延反复，饮食减少，食后脘闷不舒，面色萎黄，神疲倦怠，舌淡苔白，脉细弱。

治法：健脾益气，和胃渗湿。

方药：参苓白术散。

方中人参、白术、茯苓、甘草健脾益气，砂仁、陈皮、桔梗、扁豆、山药、莲子肉、薏苡仁理气健脾化湿。若脾阳虚衰，阴寒内盛，症见腹中冷痛，喜温喜按，手足不温，大便腥秽者，可用附子理中汤以温中散寒；若久泻不愈，中气下陷，症见短气肛坠，时时欲便，解时快利，甚则脱肛者，可用补中益气汤，减当归，并重用黄芪、党参以益气升清，健脾止泻。

（2）肾虚泄泻

症状：黎明之前脐腹作痛，肠鸣即泻，泻下完谷，泻后即安，小腹冷痛，形寒肢冷，腰膝酸软，舌淡苔白，脉细弱。

治法：温肾健脾，固涩止泻。

方药：四神丸。

方中补骨脂温阳补肾，吴茱萸温中散寒，肉豆蔻、五味子收涩止泻。可加附子、炮姜，或合金匮肾气丸温补脾肾。若年老体弱，久泻不止，中气下陷，加黄芪、党参、白术益气升阳健脾，亦可合桃花汤固涩止泻。

（3）肝郁泄泻

症状：每逢抑郁恼怒，或情绪紧张之时，即发生腹痛泄泻，腹中雷鸣，攻窜作痛，腹痛即泻，泻后痛减，矢气频作，胸胁胀闷，嗳气食少，舌淡，脉弦。

治法：抑肝扶脾，调中止泻。

方药：痛泻要方。

方中白芍养血柔肝，白术健脾补虚，陈皮理气醒脾，防风升清止泻。若肝郁气滞，胸胁脘腹胀痛，可加柴胡、枳壳、香附；若脾虚明显，神疲食少者，加黄芪、党参、扁豆；若久泻不止，可加酸收之品，如乌梅、五倍子、石榴皮等。

总之，泄泻的辨证论治需结合患者的具体情况，灵活运用中医理论和方药，以达到治愈疾病的目的。同时，也需注重预防，调整生活习惯和饮食，避免诱发因素，以预防泄泻的发生。

本病可见于西医学中的多种疾病，如急慢性肠炎、肠结核、肠易激综合征、吸收不良综合征等，当这些疾病出现泄泻的表现时，均可参考本节辨证论治。应注意的是本病与西医腹泻的含义不完全相同。

二、喘证

（一）定义

喘证是以呼吸困难，甚至张口抬肩、鼻翼扇动、不能平卧等为主要临床表现的病证。喘作为一个症状，可出现在多种急、慢性疾病过程中，当喘成为这些疾病某一阶段的主症时，即称作喘证。

（二）历史沿革

关于喘证，《黄帝内经》论述较多，记载了喘的名称、症状表现和病因病机。如《灵枢·五阅五使》说："故肺病者，喘息鼻张。"《灵枢·本脏》说："肺高者上气，肩息咳。"指出喘以呼吸急促、鼻扇、抬肩为特征。《黄帝内经》认为喘证以肺、肾为主要病变脏器，如《素问·脏气法时论》说："肺病者，喘咳逆气，肩背痛，汗出……虚则少气不能报息……肾病者，腹大胫肿，喘咳身重。"《灵枢·经脉》亦说："肺手太阴之脉……是动则病肺胀满，膨膨而喘咳""肾足少阴之脉……是动则病饥不欲食，咳唾则有血，喝喝而喘。"此外，《素问·痹论》云："心痹者，脉不通，烦则心下鼓，暴上气而喘。"《素问·经脉别论》亦云："有所坠恐，喘出于肝。"提示喘虽以肺、肾为主，亦涉及他脏。在病因上有外感、内伤之分，病机亦有虚实之别。如《灵枢·五邪》指出："邪在肺，则病皮肤痛，寒热，上气喘，汗出，喘动肩背。"《素问·举痛论》又说："劳则喘息汗出。"

汉代张仲景《金匮要略·肺痿肺痈咳嗽上气病脉证治》中之"上气"即指喘息不能平卧，其中包括"喉中作水鸡声"的哮病和"咳而上气"的肺胀等病，并列射干麻黄汤、葶苈大枣泻肺汤等方治疗。金元以后，诸多医家充实了内伤诸因致喘的证治。如元代朱震亨《丹溪心法·喘》说："六淫七情之所感伤，饱食动作，脏气不和，呼吸之息，不得宣畅而为喘急。亦有脾肾俱虚体弱之人，皆能发喘。"

认识到六淫、七情、饮食所伤、体质虚弱皆为喘证的病因。明代张景岳把喘证归纳成虚实两证，作为喘证的辨证纲领，《景岳全书·喘促》说："实喘者有邪，邪气实也；虚喘者无邪，元气虚也。"清代叶桂明确指出实喘、虚喘之病位所在，《临证指南医案·喘》说："在肺为实，在肾为虚。"清代林珮琴《类证治裁·喘症》则提出"喘由外感者治肺，由内伤者治肾"的治疗原则，都强调了喘证治疗要分虚实，分脏腑。这些观点对喘证的临床辨证论治仍具有重要的指导意义。

西医学中的喘息性支气管炎、各型肺炎、慢性阻塞性肺气肿、心源性哮喘、重症肺结核、肺不张、硅肺、成人呼吸窘迫综合征、睡眠期呼吸暂停综合征及癔证等疾病出现以喘为主的临床表现时，可参考本篇辨证论治。

（三）病因病机

喘证由多种疾病引起，病因较为复杂，但归纳起来，不外外感与内伤两端。外感为六淫侵袭，内伤由饮食、情志，或劳欲、久病所致。病机性质有虚实两方面，有邪者为实，因邪壅于肺，宣降失司所致；无邪者属虚，因肺不主气，肾失摄纳而成。

1.传统病因病机认识

（1）外邪侵袭

外邪之中以风寒、风热邪气为主，此为实喘之重要病因，如《景岳全书·喘促》说："实喘之证，以邪实在肺也，肺之实邪，非风寒则火邪耳。"风寒侵袭肺卫，未能及时表散，内则壅遏肺气，外而郁闭皮毛，使肺气失于宣降，或风热犯肺，失于疏散，邪热壅肺，甚则热蒸液聚成痰，清肃失司，以致肺气上逆作喘。此外，也有外寒未解，内已化热，或肺热素盛，寒邪外束，热不得泄，为寒所郁，则肺失宣降，气逆而喘者。

（2）饮食不当

恣食肥甘厚味，饮食生冷，或酒食伤中，致脾失健运，蕴生痰浊，上干于肺，壅阻肺气，气机不利，升降失常，发为喘促。若痰湿郁久化热，或肺热素盛，痰与热结，致痰热交阻，肺失清肃，肺气上逆而喘促。宋代杨士瀛《仁斋直指附遗方论·喘嗽》所言："唯夫邪气伏藏，凝涎浮涌，呼不得呼，吸不得吸，于是上气促急。"即指痰浊壅盛之喘证而言。痰浊内蕴，常因外感诱发，可致痰浊与风寒、邪热等内外合邪为患。

（3）情志失调

忧思气结，肝失条达，气失疏泄，肺气闭阻，或郁怒伤肝，肝气上逆犯肺，肺失肃降，升多降少，气逆而喘。此即明代李梴《医学入门·喘》所言："惊忧气郁，惕惕闷闷，引息鼻张气喘，呼吸急促而无痰声者。"另外，忧思伤脾，或郁怒伤肝，肝气横逆乘脾，脾失健运，蕴生痰浊，痰浊干肺，也可引起喘证。

（4）久病劳欲、久病肺弱

咳伤肺气，或中气虚弱，肺气失于充养，肺之气阴不足，则气失所主而发生喘促，故明代王肯堂《证治准绳·喘》说："肺虚则少气而喘。"肺气不足，失于治理调节心血，血行不畅，致气虚血瘀，可加重喘促。若肺病日久，肺之气阴亏耗，不能下荫于肾，则肺虚及肾，或劳欲伤肾，精气内夺，伤及真元，根本不固，则气失摄纳，上出于肺，出多入少，逆气上奔而为喘。此即明代赵献可《医贯·喘》所说："真元损耗，喘出于肾气之上奔……乃气不归元也。"若肾阳虚衰，肾不主水，水邪泛滥，凌心射肺，肺气上逆，心阳不振亦致喘促。

喘证的病变部位主要在肺和肾，与肝、脾、心有关。肺主气，司呼吸，外合皮毛，为五脏之华盖，若外邪袭肺，或他脏病气犯肺，皆可使肺失宣降，呼吸不利，气逆而喘；肺虚气失所主，或肺气亏耗不足以息皆致喘促。他若脾失健运，痰浊扰肺及中气虚弱，或肝气逆乘，或心血不畅等而致喘者均与肺有关。肾主纳气，为气之根，与肺协同以维持正常呼吸，如肾元不固，摄纳失常，气不归元，则气逆于肺而为喘。

喘证的病机性质有虚实之分，但在病情发展的不同阶段，虚实之间常互相转化，可出现虚实夹杂之错综局面。一般实喘在肺，乃外邪、痰浊、肝郁气逆，邪壅肺气而致宣降不利；虚喘责之肺、肾，为精气不足，气阴亏耗而致肺肾出纳失常，尤以气虚为主。临床常见上实下虚并见，或正虚邪实，虚实夹杂之证。如肺虚不主气，见气短难续，若肺病及脾，子盗母气，则脾气亦虚，脾虚失运，聚湿生痰，上渍于肺，肺气壅塞，气津失布，血行不利，可形成痰浊血瘀，乃因虚致实，邪实正虚互见，以邪实为主；若迁延不愈，损及肾元，肾失摄纳，而成痰瘀伏肺而肾虚之候；若肾阳虚衰，水无所主，水邪泛滥，又可上凌心肺。

本证的严重阶段，不但肺肾俱虚，在孤阳欲脱之时，可病及于心。因心脉上通于肺，肺朝百脉，肺气治理调节心血的运行，宗气赖呼吸之气以生而贯心肺，肾脉上络于心，心肾既济，心阳又根于命门之火，故心脏阳气之盛衰，与先天肾气及后天呼吸之气密切相关。故肺肾俱虚，肺虚不助心主治节，宗气生成不足，肾阳无以温煦心阳，可导致心气、心阳衰惫，鼓动血脉无力，血行瘀滞，见唇舌、指甲青紫，甚则喘汗致脱，出现亡阴、亡阳之危笃病情。

2.喘证的运气病机

李军茹教授认为，喘证之病因病机责之于阴阳之气上逆，多与阳明燥金、少阴之标本关系密切，如《五常政大论》中所言"少阴司天，热气下临，肺气上从，白起金用，草木眚，喘呕寒热，嚏鼽衄鼻窒，大暑流行，甚则疮疡燔灼，金烁石流"，《素问·至真要大论》中言"岁少阴在泉，热淫所胜，则焰浮川泽，阴处反明。民病腹中常鸣，气上冲胸，喘不能久立，寒热皮肤痛，目瞑齿痛颔肿，恶寒发热如疟"，同时《素问·气交变大论》中言"岁火太过，炎暑流行，肺金受邪。民病疟，少气咳喘，血溢血泄注下，嗌燥耳聋，中热肩背热，上应荧惑星。甚则胸中痛，胁支满胁痛，膺背肩胛间痛，两臂内痛，身热骨痛而为浸淫"。总属"气逆"为主，治疗当收降为先，从少阴、阳明、少阳出发，选方从紫菀汤、正阳汤等方出发，或相对类方加减应用。

（四）辨证要点

1. 辨虚实

明代医家张景岳《景岳全书·喘促》说："气喘之病，最为危候，治失其要，鲜不误人，欲辨之者，亦唯二证而已。所谓二证者，一曰实喘，一曰虚喘也。"足见辨虚实之重要性。实喘由外邪侵袭，内伤饮食、情志所致，症见呼吸深长有余，呼出为快，气粗声高，伴有痰鸣咳嗽，脉数有力，因于外感者，发病急骤，病程短，多有表证；因于内伤者，病程多久，反复发作外无表证。虚喘多由久病迁延，或劳欲损伤所致，病程较长，常反复发作，症见呼吸短促难续，深吸为快，气怯声低，少有痰鸣咳嗽，脉微弱或浮大中空，病势徐缓，时轻时重，遇劳则甚。肺虚者操劳后则喘，肾虚者静息时亦苦气息喘促，动则尤甚，若心气虚衰，可见喘息持续不已。

2. 辨寒热

属寒者其痰清稀如水或痰白有沫，面色青灰，口不渴或渴喜热饮，或四肢不温，小便清冷，或恶寒无汗，全身酸楚，舌质淡，苔白滑，脉浮紧或弦迟。属热者症见痰色黄、黏稠或色白而黏，咳吐不利，身热面赤，口渴饮冷，便干尿黄，或颧红唇赤，烦热，或发热微恶风，汗出，舌质红或干红，苔黄腻或黄燥或少苔，脉滑数或浮数或细数。

3. 辨病位

即辨别喘证病变之在肺在肾。一般感受外邪、痰浊阻肺、肝气乘肺等所致之肺气壅滞，失于宣降，气逆而喘者，病变为实，病位在肺；而久病劳欲，肺肾出纳失常而致喘者，病变多属虚，或虚实夹杂，病位在肺肾两脏。临证应结合辨虚实、辨寒热，综合分析临床表现，进一步明确病变脏腑。

（五）治疗原则

喘证的治疗以虚实为纲，实喘乃外邪、痰浊、肝郁气逆，邪壅肺气而致宣降不利而成，治在肺，法以祛邪利气，应区别寒、热、痰、气之不同而分别采用温宣、清肃、祛痰、降气等法。虚喘乃精气不足，气阴亏耗而致肺肾出纳失常，治在肺肾，以肾为主，法以培补摄纳，针对脏腑病机，采用补肺、纳肾、温阳、益气、养阴、固脱等法。虚实夹杂，下虚上实者，当祛邪与扶正并举，但要分清主次，权衡标本，有所侧重，辨证选方用药。

（六）辨证论治

1. 实喘

（1）风寒闭肺

症状：喘息，呼吸气促，胸部胀闷。咳嗽，痰多稀薄色白，头痛，鼻塞，喷嚏，流清涕，无汗，恶寒，或伴发热，口不渴。舌苔薄白而滑；脉浮紧。

治法：宣肺散寒。

方药：麻黄汤加减。方中麻黄、桂枝宣肺散寒解表；杏仁、甘草化痰利气。

若表证不重，可去桂枝，即为宣肺平喘之三拗汤，麻黄可用炙麻黄；喘重者，加苏子、前胡降气平喘；痰多者，加半夏、橘红、瓜蒌或制南星、白芥子燥湿化痰；胸胀闷者，加枳壳、桔梗、苏梗宽胸理气；若得汗而喘不平，可用桂枝加厚朴杏子汤和营卫，宣肺气；若寒饮内伏，复感外寒引发者，可用小青龙汤发表温里化饮。

（2）表寒里热

症状：喘逆上气，胸胀或痛，息粗，鼻扇。咳而不爽，咳痰黏稠，形寒，身热，烦闷，身痛，有汗或无汗，口渴，溲黄，便干。舌质红，苔薄白或黄；脉浮数或滑。

治法：散寒泄热，宣肺平喘。

方药：麻杏石甘汤加减。

方中重用辛寒之生石膏清泄肺热，麻黄辛温解表，宣肺平喘，共奏清里解表，宣肺平喘之效；杏仁苦降肺气而平喘咳；甘草调和诸药。若表寒较甚者，可加苏叶、荆芥、防风、生姜等助解表散寒；痰热较盛者，可加黄芩、桑白皮、瓜蒌、枇杷叶以助清热化痰之力；若胸满喘甚，痰多，便秘者，可加葶苈子、大黄以通腑泄肺；津伤渴甚者，可加天花粉、麦冬、沙参、芦根等养阴生津。

（3）痰热遏肺

症状：喘咳气涌，胸部胀痛。痰多黏稠色黄，或痰中带血，或目睛胀突，胸中烦热，身热，面红，有汗，咽干，渴喜冷饮，尿赤，或便秘。舌质红，苔黄或黄腻；脉滑数。

治法：清泄痰热。

方药：桑白皮汤加减。

方中用桑白皮、黄芩、黄连、栀子清泻肺热；贝母、杏仁、苏子、半夏降气化痰。

身热甚者，加石膏、知母清肺热；痰多黏稠者，加海蛤粉、瓜蒌、枇杷叶清化痰热；痰涌便秘，喘不能卧者，加葶苈子、大黄、芒硝涤痰通腑；口渴咽干者，加天花粉、麦冬、玄参、芦根等养阴生津；痰有腥味者，防痰热蕴毒成痈，加鱼腥草、金荞麦根、蒲公英、冬瓜子等清热解毒，化痰泄浊；痰中带血者，加白茅根、茜草、侧柏叶等凉血止血。

（4）痰浊阻肺

症状：喘而胸满闷窒，甚则胸盈仰息。咳嗽痰多黏腻色白，咳吐不利；或脘闷，呕恶，纳呆，口黏不渴。舌质淡，苔厚腻色白；脉滑。

治法：化痰降逆。

方药：二陈汤合三子养亲汤加减。

方中半夏、陈皮、茯苓、甘草燥湿化痰；苏子、白芥子、莱菔子化痰降气平喘。可加苍术、厚朴等燥湿理脾行气，以助化痰降逆。若痰浊壅盛，气喘难平者，加皂荚、葶苈子涤痰除壅以平喘；兼便秘者，加大黄荡涤痰浊。若痰浊夹瘀，见喘促气逆，喉间痰鸣，面唇暗紫，舌质紫暗，苔浊腻者，可用涤痰汤，加桃仁、红花、赤芍、水蛭等，或配用桂枝茯苓丸涤痰祛瘀；若痰色转黄，苔黄者，加石膏、黄芩、枇杷叶等清化痰热；脘闷，呕恶，纳呆者，可加蔻仁、砂仁、竹茹、神曲、焦山楂等芳香化浊，和胃降逆。若平素脾胃虚弱者可服用六君子汤调理。

（5）肝气乘肺

症状：每遇情志刺激而诱发，突然呼吸短促，息粗气憋。胸闷胸痛，咽中如窒，但喉中痰声不著；平素常多忧思抑郁，或失眠，心悸，或不思饮食，大便不爽，或心烦易怒，面红目赤。舌质正常或质红，苔薄白或薄黄；脉弦或弦而数。

治法：开郁降气平喘。

方药：五磨饮子加减。

方中用沉香为主药，温而不燥，行而不泄，既降逆气，又纳肾气，使气不复上逆；槟榔破气降逆，乌药理气顺降，共助沉香以降逆平喘；木香、枳实疏肝理气开郁。若咽中窒塞明显者，可合用半夏厚朴汤以开郁行气，化痰散结；若肝郁化火，烦躁易怒，面红目赤，舌质红，脉数者，加龙胆草、黄芩、夏枯草、栀子等清肝泻火；若纳差，大便不爽者，可加枳实、白芍、焦槟榔、焦三仙以柔肝和胃；若气滞腹胀，大便秘结者，则可加大黄以降气通腑，即六磨汤之义；伴心悸，失眠者，可加夜交藤、合欢皮、酸枣仁、远志等宁心安神。平素可服用逍遥散疏肝解郁，并对患者做好心理疏导，使其心情开朗，配合治疗。

（6）水凌心肺

症状：喘咳气逆，倚息难以平卧。咳痰稀白，心悸，面目肢体浮肿，小便量少，怯寒肢冷，或面色晦暗，唇甲青紫。舌淡胖或胖黯或有瘀斑、瘀点，舌下青筋显露，苔白滑；脉沉细或带涩。

治法：温阳利水，泻壅平喘。

方药：真武汤合葶苈大枣泻肺汤加减。

前方温阳利水，方中附子温肾通阳，茯苓、白术、生姜健脾利水，芍药活血化瘀；后方泻肺除壅，方中葶苈子涤痰除壅泻肺，大枣扶助正气，防攻伐伤正。可加用桂枝、黄芪、防己、万年青根等温肾益气行水。浮肿甚者，可合用五皮饮利水消肿；痰饮凌心，心阳不振，血脉瘀阻，面唇、爪甲青紫，舌胖暗青紫者，酌加丹参、红花、桃仁、川芎、泽兰、益母草等活血化瘀。

2. 虚喘

（1）肺气虚

症状：喘促短气，气怯声低，喉有鼾声。咳声低弱，痰吐稀薄，自汗畏风，极易感冒；或咳呛痰少质黏，烦热口干，咽喉不利，面色潮红；或兼食少，食后腹胀不舒，便溏或食后即便，肌肉瘦削，痰多。舌质淡红或舌红苔剥；脉软弱或细数。

治法：补肺益气。

方药：补肺汤合玉屏风散加减。

方中用人参、黄芪补益肺气，白术、茯苓、甘草健脾补中助肺；黄芪、白术、防风益气固表；五味子敛肺平喘；熟地黄补阴；紫菀、桑白皮化痰清利肺气。若咳痰清稀量较多，胸闷气逆，可去桑白皮，加干姜、半夏、厚朴、陈皮温肺化饮，利气平喘；若寒痰内盛，加钟乳石、苏子、款冬花等温肺化痰定喘；若伴咳呛痰少质黏，烦热口干，咽喉不利，面潮红，舌红苔剥，脉细数者，为气阴两虚，可用补肺汤合生脉散加沙参、玉竹、百合等益气养阴；痰黏难出者，可加川贝母、瓜蒌、杏仁、梨皮等润肺化痰；若肺脾同病，伴食少便溏，食后腹胀，痰多，消瘦者，当肺脾同治，补土生金，可用六君子汤合补肺汤加减；若中气下陷者，当益气升陷，用补中益气汤加减；若合并肾虚，可加沉香、紫石英、灵磁石、胡桃肉等补肾纳气。

（2）肾气虚

症状：喘促日久，气息短促，呼多吸少，动则尤甚，气不得续。形瘦神惫，小便常因咳甚而失禁，或尿后余沥，面青唇紫，汗出肢冷，跗肿；或干咳，面红烦躁，口咽干燥，足冷，汗出如油。舌淡苔薄或黑润，或舌红少津；脉微细或沉弱，或脉细数。

治法：补肾纳气。

方药：金匮肾气丸合参蛤散加减。

前方温补肾阳，方中肉桂、附子温补肾阳，鼓舞肾气；六味地黄丸滋补肾阴，乃阴中求阳之意。后方以人参、蛤蚧大补元气，补肺益肾，纳气定喘。若冲气上逆，脐下筑动，气从少腹上奔者，可酌加淫羊藿、胡桃仁、补骨脂、磁石、紫石英、沉香等温肾纳气，镇摄平喘；若兼标实，痰浊壅肺，喘咳痰多，气急胸闷，苔腻，此为"上实下虚"之候，治宜化痰降逆，温肾纳气，用苏子降气汤加减；肾虚喘促，多兼血瘀，如见面唇、爪甲青紫，舌质暗，舌下青筋显露等，可酌加桃仁、红花、川芎、泽兰、丹参等活血化瘀；若肾阴虚，见喘咳，口咽干燥，颧红唇赤，舌红少苔，脉细或细数者，可用七味都气丸合生脉散滋阴纳气。

三、胃痛

（一）定义

胃痛是以上腹胃脘部近心窝处疼痛为主症的病证，又称胃脘痛。胃脘部一般系指上、中、下三脘部位，或指两侧肋骨下缘连线以上至鸠尾的梯形部位。

（二）历史沿革

《黄帝内经》最早记载了胃脘痛名称。《灵枢·胀论》云："六腑胀，胃胀者，腹满，胃脘痛，鼻闻焦臭，妨于食，大便难。"由于胃痛的部位在上腹胃脘部近心窝处，《黄帝内经》中又将其称为心腹痛、心痛、心下痛等，并认识到胃脘痛与心脏疾患所引起的心痛证是有区别的，《灵枢·厥病》将心痛分为厥心痛、真心痛，厥心痛乃脏腑气机逆乱而引起的心痛，根据病变脏腑不同，又有肾心痛、胃心痛、脾心痛、肝心痛、肺心痛之别，多属脘腹痛的范畴。

《灵枢·厥病》曰："厥心痛，痛如以锥针刺其心，心痛甚者，脾心痛也。"又云："厥心痛，腹胀胸满，心尤痛甚，胃心痛也。"此外，肝心痛、肾心痛等亦可以出现胃脘痛的症状。对于胃脘痛的病因《黄帝内经》指出有受寒、饮食不节、肝气不疏及湿邪等，如《素问·举痛论》曰："寒气客于肠胃之间、膜原之下，血不得散，小络急引故痛。"《素问·六元正纪大论》云："木郁之发……故民病胃脘当心而痛。"《素问·至真要大论》提出："湿淫所胜……民病饮积，心痛。"

东汉张仲景《金匮要略》将胃脘部称为心下、心中，将胃病分为痞证、胀证、满证与痛证，对后世很有启发。如："心中痞，诸逆心悬痛，桂枝生姜枳实汤主之。""按之心下满痛者，此为实也，当下之，宜大柴胡汤。"书中所拟的方剂如大建中汤、大柴胡汤等，都是治疗胃脘痛的名方。

对于胃痛的辨证论治，明代张景岳的《景岳全书·心腹痛》分析极为详尽，对临床颇具指导意义，指出："痛有虚实……辨之之法，但当察其可按者为虚，拒按者为实；久痛者多虚，暴病者多实；得食稍可者为虚，胀满畏食者为实；痛徐而缓，莫得其处者多虚，痛剧而坚，一定不移者为实；痛在肠脏中有物有滞者多实，痛在腔胁经络，不干中脏而牵连腰背，无胀无滞者多虚。脉与证参，虚实自辨。"

是书又指出"胃脘痛证多有因食、因寒、因气不顺者，然因食、因寒，亦无不皆关于气。盖食停则气滞，寒留则气凝。所以治痛之要，但察其果属实邪，皆当以理气为主，当排气饮加减主之。食滞者兼乎消导，寒滞者兼乎温中"。

清代李用粹《证治汇补·胃脘痛》对胃痛的治疗提出"大率气食居多，不可骤用补剂，盖补之则气不通而痛愈甚。若曾服攻击之品，愈后复发，屡发屡攻，渐至脉来浮大而空者，又当培补"，值得借鉴。清代陈修园《医学三字经·心腹痛胸痹第七》总结前人治疗经验，概括为"心胃痛，有九种，辨虚实，明轻重……一虫痛，乌梅圆；二注痛，苏合研；三气痛，香苏专；四血痛，失笑先；五悸痛，妙香诠；六食痛，平胃煎；七饮痛，二陈咽；八冷痛，理中全；九热痛，金铃痊"，有一定参考价值。

（三）病因病机

1. 传统病因病机认识

胃痛与胃、肝、脾关系最为密切，初起病位主要在胃，或及于肝；病久则主要在脾，或脾胃同病，或肝脾同病。胃为阳土，喜润恶燥，主受纳、腐熟水谷，以和降为顺。胃气一伤，初则壅滞，继则上逆，此即气滞为病。其中首先是胃气的壅滞，无论外感、食积均可引发；其次是肝胃气滞，即肝气郁结，横逆犯胃所造成的气机阻滞。气为血帅，气行则血行，故气滞日久，必致血瘀，也即久病入络之意。

另外，"气有余便是火"，气机不畅，蕴久化热。此火也有单纯在胃或同在肝胃之说。火能灼伤阴津，或出血之后，血脉瘀阻而新血不生，致阴津亏虚。阴血虚少也有胃阴不足或脾胃阴虚，或肝胃、肝脾阴虚的不同。胃病延久，内传于脾，脾属阴土，喜燥恶湿，主运化，输布精微，以升为健。故脾气受伤，轻则中气不足，运化无权；继则中气下陷，升降失司；再则脾胃阳虚，阴寒内生，胃络失于温养。总之，胃痛病因虽有上述种种不同，病理尚有虚实寒热、在气在血之异，但其基本病机均为胃气郁滞，不通则痛或脾胃虚弱，不荣则痛。若胃痛失治误治，血络损伤，则可见吐血、便血等症。

日久痰阻血瘀，可变生胃反、噎膈、癥积等重证。治疗原则胃痛以理气和胃止痛为治疗原则，但须审症求因，审因论治。邪实者以祛邪为急，正虚者以扶正当先，虚实夹杂者又应邪正兼顾。古有"通则不痛"的治痛大法，但在辨治胃痛时，不能把"通"狭义地理解为通下之法，而应从广义的角度去理解和运用，散寒、消食、理气、泄热、化瘀、除湿、养阴、温阳等治法，均可起到"通"的作用。

在审因论治的同时，适当配合辛香理气之品，往往能加强止痛功效。但服用此类药物，应中病即止，不可太过，以免伤津耗气。临证时应"谨守病机，各司其属"，灵活运用通法。如清代高世栻的《医学真传·心腹痛》曰："调气以和血，调血以和气，通也；下逆者使之上行，中结者使之旁达，亦通也；虚者助之使通，寒者温之使通，无非通之之法也，若必以下泄为通，则妄矣。"正是说明这个道理。古人所说的"胃以通为补"亦应同样理解。而"不荣则痛"之时，又当细辨阴伤或气虚，或阳虚之不同，分别治以养阴、益气、温阳之法，达到扶正助运之目的。

2. 胃痛的运气病机

李军茹教授认为，胃痛的病因病机多从太阴湿土、阳明燥金，或从土运之亢害、胜复出发，正如《素问·六元正纪大论》中所言，凡此太阴司天之政，气化运行后天，阴专其政，阳气退辟，大风时起，天气下降，地气上腾，原野昏霿，白埃四起，云奔南极，寒雨数至，物成于差夏。民病寒湿，腹满，身腊膹胕肿，痞逆寒厥拘急，或《素问·气交变大论》中所言岁土不及，风乃大行，化气不令，草木茂荣，飘扬而甚，秀而不实，上应岁星，民病飧泄霍乱，体重腹痛。因此从土木相克关系及太阴阳明出发，选择方剂亦多用白术厚朴汤、备化汤、静顺汤、茯苓汤等类方进行加减。

（四）辨证论治

1. 寒邪客胃

症状：胃痛暴作，疼痛剧烈，得温痛减，遇寒加重。口淡不渴，或喜热饮，或有感受风寒病史。舌质淡，苔薄白；脉弦紧。

治法：温胃散寒，行气止痛。

方药：香苏散合良附丸加减。

方中苏叶辛温解表散寒，高良姜温胃散寒，香附、陈皮行气止痛。若为风寒直中，胃痛如绞，可加吴茱萸散寒止痛，也可加荜茇、生姜增加散寒之力，或予吴茱萸汤；若兼伤食，可加焦三仙、焦槟榔消食导滞；若湿重，可加藿香、佩兰等芳香化浊以和中；若寒邪郁久化热，寒热错杂，可用半夏泻心汤和胃消痞。

2. 胃中蕴热

主症：胃脘疼痛，痛势急迫，脘闷灼热。兼次症：口干喜冷饮，或口臭不爽，口舌生疮，甚至大便秘结，腑行不畅。

舌脉：舌质红，苔黄少津；脉滑数。

分析："气有余便是火"，胃气阻滞，日久化热，故胃脘疼痛，痛势急迫，脘闷灼热，口干喜冷饮或口臭不爽，口舌生疮；胃热久积，腑气不通，故大便秘结，排便不畅；舌质红，苔黄少津，脉滑数，也为胃热蕴积之象。

治法：清胃泄热，和中止痛。

方药：泻心汤合金铃子散加减。

泻心汤清胃泄热，黄芩、黄连、大黄苦寒折热，气血双清。金铃子散由金铃子、延胡索组成，理气和血止痛，通而不燥，故能泄热而畅气血，热痛得除。另外，邪热蕴久则可成毒，热毒伤胃，在胃镜下可见胃黏膜充血、水肿，甚至糜烂、溃疡，此时治疗宜选用蒲公英、连翘、金银花、白及等药以清热解毒，消肿生肌。

3. 胃络瘀阻

主症：胃脘疼痛，状如针刺或刀割，痛有定处而拒按。

兼次症：病程日久，胃痛反复发作而不愈；呕血、便血之后面色晦暗无华，唇黯；女子月经延期，色黯。

舌脉：舌暗有瘀斑；脉涩。

分析：胃乃多气多血之腑，气为血帅，气行则血行，气滞则血瘀，或吐血、便血之后，离经之血停积于胃，胃络不通，也成瘀血。瘀血停故故疼痛状如针刺或刀割，固定不移，拒按；瘀血不净，新血不生，故面色晦暗无华，口唇紫黯，女子则可见月事不调，延期色黯；舌质紫黯，或有瘀点、瘀斑，脉涩，亦为血脉瘀阻之象。

治法：理气活血，化瘀止痛。

方药：失笑散合丹参饮加减。

两方均系瘀血胃痛常用方，前方五灵脂、蒲黄两药活血祛瘀，通利血脉以止痛；后方重用丹参活血化瘀，檀香、砂仁行气止痛。若因气滞而致血瘀，气滞仍明显时，宜加理气之品，但忌香燥太过。若血瘀而兼血虚者，宜合四物汤等养血活血之味。

4. 胃阴不足

主症：胃脘隐痛或隐隐灼痛。

兼次症：嘈杂似饥，饥不欲食，口干不欲饮，咽干唇燥，大便干结或腑行不畅。

舌脉：舌体瘦，舌质红，少苔或无苔；脉细数。

分析：胃属阳土，喜润恶燥，气郁化热，热伤胃津，或瘀血积留，新血不生，阴津匮乏，均可使胃阴不足。阴津亏损则胃络失养，故见胃脘隐痛；若阴虚有火，则可见胃中灼痛隐隐；胃津亏虚则胃纳失司，故嘈杂似饥，知饥而不能受纳，口干不欲饮；阴液亏乏，津不上承，故咽干唇燥；阴液不足则肠道干涩，故大便干结或腑行不畅；舌体瘦，舌质红，少苔或无苔，脉细数，皆为胃阴不足而兼虚火之象。

治法：养阴益胃，润燥生津。

方药：益胃汤合芍药甘草汤加减。

方中沙参、玉竹补益气阴，麦冬、生地黄滋养阴津，冰糖生津益胃；芍药、甘草酸甘化阴，缓急止痛。

5. 肝胃气滞

主症：胃脘胀痛，连及两胁，攻撑走窜，每因情志不遂而加重。

兼次症：喜太息，不思饮食，精神抑郁，夜寐不安。

舌脉：舌苔薄白；脉弦滑。

分析：肝气郁结，横逆犯胃，肝胃气滞，故胃脘胀痛。气病多游走不定，胁为肝之分野，故胃痛连胁，攻撑走窜，每因情志不遂而加重气机不畅，故太息为快；胃失和降，受纳失司，故不思饮食；肝郁不舒，则精神抑郁，夜寐不安；舌苔薄白、脉弦滑为肝胃不和之象。

治法：疏肝和胃，理气止痛。

方药：柴胡疏肝散加减。

此方以四逆散透邪解郁，气血双调，使肝体得养，肝用自如，气血调畅，再加川芎调血中之气，香附理气中之血，青皮、陈皮调肝理气，从而达到调和肝胃、消胀止痛之效。还可加郁金以行气解郁。若疼痛严重时，宜加延胡索、川楝子以理气和血止痛；若气郁化热，宜加山栀、丹皮、蒲公英以疏气泄热。由于肝乃体阴用阳之脏，调气之品不宜过用香燥。

6. 肝胃郁热

主症：胃脘灼痛，痛势急迫。

兼次症：嘈杂泛酸，口干口苦，渴喜凉饮，烦躁易怒。

舌脉：舌质红，苔黄；脉弦滑数。

分析：肝胃不和，气机郁滞，久而化热，热积中州，故胃脘灼痛，痛势急迫；若肝热犯胃，则症见脘胁烦痛，泛酸嘈杂，烦躁易怒；热邪灼津，故口干口苦而喜凉饮；舌质红，苔黄，脉弦滑数，亦为肝胃郁热之象。

治法：清肝泄热，和胃止痛。

方药：化肝煎加减。

方中以贝母为君，散结以开郁，白芍养阴柔肝，青皮、陈皮理气，牡丹皮、山栀清肝泄热。若胃脘灼痛、口苦、咽干、恶心明显时，也可用小柴胡汤化裁为治；若肝胃郁热，大便干结者，可加决明子、芦荟等清肝泄热通便之品。若肝郁化火移热于胃者，可予丹栀逍遥散。

7.脾胃虚寒

主症：胃脘隐痛，遇寒或饥时痛剧，得温熨或进食则缓，喜暖喜按。

兼次症：面色不华，神疲肢怠，四末不温，食少便溏，或泛吐清水。

舌脉：舌质淡而胖，边有齿痕，苔薄白；脉虚弱。

分析：胃病日久，累及脾阳，致脾胃阳虚，故胃痛绵绵，遇寒或饥时痛甚，得温熨或进食则缓，喜暖喜按；脾为气血生化之源，脾虚则气血虚弱，机体失养，故面色不华，神疲肢怠；脾主四肢，阳气既虚不达四末，故四肢不温；脾虚不运，转输失常，故食少便溏；若脾阳不振，寒湿内生，饮邪上逆，则见泛吐清水；舌质淡而胖，边有齿痕，苔薄白、脉虚弱亦为脾胃虚寒之象。

治法：温中健脾，和胃止痛。

方药：黄芪建中汤加减。

方中黄芪补中益气，小建中汤温中健脾。若阳虚内寒较重者，也可用大建中汤化裁，或加附子、肉桂、荜茇、荜澄茄等温中散寒。兼泛酸者，可加黄连汁炒吴萸、煅瓦楞、海螵蛸等制酸之品；泛吐清水时，可予小半夏加茯苓汤同用。

四、不寐

（一）定义

不寐是以经常不能获得正常睡眠为特征的一种病证。轻者入寐困难，或寐而易醒，或醒后不能再寐，抑或时寐时醒，重则彻夜不寐，常影响人们的正常工作、生活、学习和健康。

（二）历史沿革

不寐在《黄帝内经》中称为"卧不安""目不瞑"，《素问·逆调论》记载"胃不和则卧不安"。《灵枢·大惑论》详细地论述了"目不瞑"的病机，认为"卫气不得入于阴，常留于阳。留于阳则阳气满，阳气满则阳跷盛；不得入于阴则阴气虚，故目不瞑矣"。阳盛于外，而阴虚于内，阳不能入于阴故不寐。

不寐的病名首见于《难经·四十六难》。该篇认为，老人"卧而不寐"是因为"气血衰，肌肉不滑，荣卫之道涩"。后世医家，如隋代巢元方《诸病源候论·大病后不得眠候》曰："大病之后，脏腑尚虚，荣卫未和，故生于冷热。阴气虚，卫气独行于阳，不入于阴，故不得眠。若心烦不得眠者，心热也。若但虚烦，而不得眠者，胆冷也。"指出脏腑功能失调，营卫不和，阳不能入于阴，是不寐的主要病机所在。明代张景岳《景岳全书·杂证谟》指出："不寐证虽病有不一，然唯知邪正二字则尽之矣。盖寐本乎阴，神其主也。神安则寐，神不安则不寐。其所以不安者，一由邪气之扰，一由营气之不足耳。有邪者多实证，无邪者皆虚证。"

张氏明确指出以虚实作为本病的辨证纲要。同时在论治用药方面亦作了详细的论述，如"若精血虚耗，兼痰气内蓄，而怔忡夜卧不安者，秘传酸枣仁汤；痰盛者，十味温胆汤"。

在治疗方面，汉代张仲景《伤寒论·辨少阴病脉证治》曰："少阴病……心中烦，不得卧，黄连阿胶汤主之。"指出少阴病热化伤阴后的阴虚火旺之不寐证。其在《金匮要略·血痹虚劳病脉证并治》中云："虚劳，虚烦不得眠，酸枣仁汤主之。"指出肝血不足，虚热烦躁的不寐证。该治法及方剂仍为今日临床所常用。

（三）病因病机

1. 传统病因病机认识

不寐病因虽多，但以情志、饮食或气血亏虚等内伤病因居多，其病位在心，与肝、脾、胃、肾关系密切。因血之来源，由水谷精微所化，上奉于心，则心得所养；受藏于肝，则肝体柔和；统摄于脾，则生化不息。调节有度，化而为精，内藏于肾，肾精上承于心，心气下交于肾，阴精内守，卫阳护于外，阴阳协调，则神志安宁。若思虑、劳倦伤及诸脏，精血内耗，心神失养，神不内守，阳不入阴，每致顽固性不寐。

治疗原则：治疗上以补虚泻实，调整阴阳为原则，同时佐以安神之品。大抵虚证多由于阴血不足或气血亏虚，治宜滋补肝肾或益气养血；实证宜清火化痰、消导和中。实证日久亦可转为虚证。虚实夹杂者，应先祛其实，后补其虚，或补泻兼顾为治。同时，积极配合心理治疗亦十分重要。

2. 不寐的运气病机

李军茹教授认为，不寐之根本病因在于阳气不能收降，扰动于阴，阳气之降又赖于阳明之阖与少阴之收藏，所谓"审平之纪，收而不争，静顺之纪，藏而无害"，因此在治疗从多从阳明之金气，少阴之水火出发，方药多选择审平汤、黄连茯苓汤、敷和汤等方剂加减，亦可选用《伤寒论》中少阴、阳明等方剂合方加减应用。

（四）辨证论治

1. 心脾两虚

症状：多梦易醒，心悸健忘。头晕目眩，肢倦神疲，饮食无味，面色少华，或脘闷纳呆。舌质淡，苔薄白，或苔滑腻；脉细弱，或濡滑。

治法：补养心脾，以生气血。

方药：归脾汤加减。

黄芪、白术、甘草补气健脾；当归、龙眼肉滋养营血；茯神、酸枣仁、远志宁心安神；木香理气醒脾，补而不滞。本方重在健脾补气，意在生血，使脾旺则气血生化有源。如不寐较重者，可酌加养心安神药，如夜交藤、合欢花、柏子仁；若脾失健运，痰湿内阻，而见脘闷纳呆、苔滑腻、脉濡滑者，加陈皮、半夏、茯苓、肉桂等温运脾阳而化痰湿，然后再用前法调补。

2. 阴虚火旺

症状：心烦不寐，心悸不安。头晕耳鸣，健忘，腰酸梦遗，五心烦热，口干津少。舌质红，少苔或无苔；脉细数。

治法：滋阴降火，养心安神。

方药：黄连阿胶汤，或朱砂安神丸加减。

两方均为清热安神之剂。黄连阿胶汤重在滋阴清火，适于阴虚火旺及热病后之心烦失眠。方中黄连、黄芩除热以坚阴；白芍、阿胶、鸡子黄滋肾阴而养血。

3. 心胆气虚

症状：不寐多梦，易于惊醒。胆怯恐惧，遇事易惊，心悸气短，倦怠，小便清长，或虚烦不寐，形体消瘦，面色白，易疲劳，或不寐心悸，虚烦不安，头目眩晕，口干咽燥。舌质淡，苔薄白，或舌红；脉弦细，或弦弱。

治法：益气镇惊，安神定志。

方药：安神定志丸加减。

方中人参大补元气；茯神、龙齿定惊安神；茯苓淡渗利湿，健脾益气以化痰；石菖蒲祛心窍之痰浊而安神。若虚烦不眠，形体消瘦，为气血不足，可合用归脾汤，以益气养血，安神镇静。若阴血偏虚则虚烦不寐，失眠心悸，虚烦不安，头目眩晕，口干咽燥，舌质红，脉弦细，宜用酸枣仁汤。本方所治不寐皆由肝血不足、阴虚内热所致。方中重用酸枣仁养血补肝，宁心安神，为君药；茯苓化痰宁心，知母清胆宁神，为臣药，与君药相配，以助安神除烦之效；佐以川芎调血疏肝，甘草和中缓急，为使药。诸药相伍，一则养肝血以宁心神，一则清内热以除虚烦，全方共奏养血安神、清热除烦之功。

4. 痰热内扰

症状：不寐头重，痰多胸闷，心烦。呕恶嗳气，口苦，目眩，或大便秘结，彻夜不寐。舌质红，苔黄腻；脉滑数。

治法：清化痰热，和中安神。

方药：温胆汤加减。

方中半夏、竹茹化痰降逆，清热和胃，止呕除烦；枳实、橘皮理气化痰，使气顺痰消；茯苓健脾利湿，使湿去、痰不生。可加入黄连、瓜蒌与半夏为伍，辛开苦降，加强清热涤痰之力。若心悸惊惕不安者，可加重镇安神剂，如朱砂、琥珀以镇惊定志。若痰热盛，痰火上扰心神，彻夜不寐，大便秘结，可改用礞石滚痰丸，以泻火逐痰。方中煅青礞石为君，取其燥悍重坠之性，攻坠痰邪，使"木平气下"痰积通利；臣以大黄之苦寒，荡涤邪热，开痰火下行之路；佐以黄芩苦寒泻火，专清上焦气分之热；复以沉香降逆下气，亦为治痰必先顺气之理。全方泻火逐痰之力较猛，可使痰积恶物自肠道而下。痰火去，心神得安。若宿食积滞较甚，见嗳腐吞酸、脘腹胀痛，可用保和丸消导和中安神。

5. 肝郁化火

症状：不寐，急躁易怒，严重者彻夜不寐。胸闷胁痛，口渴喜饮，不思饮食，口苦而干，目赤耳鸣，小便黄赤，或头晕目眩，头痛欲裂，大便秘结。舌质红，苔黄，或苔黄燥；脉弦数，或弦滑数。

治法：清肝泻火，佐以安神。

方药：龙胆泻肝汤加减。

方中龙胆草、黄芩、栀子清肝泻火；泽泻、木通、车前子清肝经湿热，导热下行，使热邪从水道而去；当归、生地黄养阴血而和肝，使邪去而不伤正；醋柴胡以疏肝胆之气。若是肝胆实火、肝火上炎之重证，可见彻夜不寐，头痛欲裂，头晕目眩，大便秘结，可改服当归龙荟丸，以清泻肝胆实火。上述两方皆为苦寒泻火之剂，凡肝经实火之证，津液未伤者，均可以苦寒直折。但苦寒亦能败胃伤阴，中病即止，毋使过剂。

五、胸痹

（一）定义

胸痹心痛是以胸部闷痛不适，甚则胸痛彻背、短气、喘息不得卧为主症的一种病证。轻者仅感胸闷不适，呼吸欠畅；重者则有胸痛，严重者则心痛彻背，背痛彻心，持续不解，面色苍白，大汗淋漓。

（二）历史沿革

胸痹心痛病证，历代文献中最早出现的病名为"心痛"，首见于《五十二病方》，《黄帝内经》也有记载。《灵枢·五邪》曰："邪在心，则病心痛。"《素问·缪刺论》中又有"厥心痛""卒心痛"之谓；对其临床表现，《素问·脏气法时论》描述曰："心病者，胸中痛……膺背肩胛间痛，两臂内痛。"《灵枢·厥病》中有"厥心痛，与背相控……如从后触其心""痛如以锥针刺其心，心痛甚"等；对不典型部位如咽喉部疼痛也有记载，如《素问·厥论》曰："手少阴心主厥逆，心痛引喉。"而对心痛严重，并可迅速导致死亡者，《黄帝内经》称之为"真心痛"："真心痛，手足青至节，心痛甚，旦发夕死，夕发旦死。"《灵枢·厥病》还记载了运动是导致胸痹心痛的常见诱因，"心痛间，动作痛益甚"。

到了汉代，张仲景首先明确提出了"胸痹"的病名，并设专篇论述，《金匮要略·胸痹心痛短气病脉证治》有云："胸痹之病，喘息咳唾，胸背痛，短气，寸口脉沉而迟，关上小紧数""胸痹不得卧，心痛彻背。"同时自汉代张仲景"九痛丸：治九种心痛"以下，至金元时期的不少医家，多从"九种心痛""心脾痛""心胃痛"论述心痛，实则多指胃脘痛而言，正如朱丹溪所云"心痛，即胃脘痛"。

明代以后对胃痛与心痛做了明确的区分，如清代叶桂的《临证指南医案·心痛》中曰："心痛、胃脘痛确是二病……亦有因胃痛及心痛者。"说明心痛确有表现为胃痛者，临床亦不可忽视。特别是明清时期对"厥心痛""真心痛"又进一步加以鉴别。如明代李梴的《医学入门·寒类》云："真心痛，因内外邪犯心君，一日即死。

厥心痛，因内外邪犯心之包络，或他脏邪犯心之支脉。"清代喻嘉言《医门法律·阴病论》中曰："厥心痛……去真心痛一间耳。"在疼痛部位及病因病机方面又做了诸多补充。对胸痹心痛病因病机的认识，《黄帝内经》中已有较深刻的论述，《素问·调经论》曰："厥气上逆，寒气积于胸中而不泻，不泻则温气去，寒独留，则血凝泣，凝则脉不通，其脉盛大以涩。"

《素问·脉要精微论》亦云："涩则心痛。"说明阴寒内盛，胸阳痹阻，阴占阳位，则心脉凝泣不通，是造成心痛的主要病机。《金匮要略》则将其病因病机归纳为"阳微阴弦"，清代尤在泾在《金匮要略心典》中进一步明确"阳微，阳不足也；阴弦，阴太过也……阳虚而阴干之，即胸痹而痛"，所谓上焦阳气不足，胸阳不振，阴邪上乘，邪正相搏所致。

明代秦景明《症因脉治·胸痛论》则提出痰凝、气滞、血瘀都可致心痛"内伤胸痛之因：七情六欲，动其心火；刑及肺金或怫郁气逆……则痰凝气结；或过饮辛热，伤其上焦，则血积于内，而闷闷胸痛矣"。在治疗方面，《黄帝内经》虽未列具体方药，但提出了宜食辛温类食（药）物的观点，《灵枢·五味》已有"心病者，宜食麦、羊肉、杏、薤"，同时提出了针刺的穴位和方法。《金匮要略》强调以宣痹通阳为主，至今仍是治疗胸痹心痛的重要法则，其根据阴寒、痰浊等标实之不同而创制的瓜蒌薤白白酒汤、瓜蒌薤白半夏汤等代表方剂，充分体现了辨证论治的特点，迄今仍具有重要的临床价值。

宋金元时代有关胸痹的治疗方法记载得更为丰富，如北宋王怀隐《太平圣惠方》在"治卒心痛诸方""治久心痛诸方"治胸痹诸方"等篇中收集的治疗本病的方剂中，芳香、温通、辛散之品每与益气、养血、滋阴、温阳之药相互为用，标本兼顾。元代危亦林《世医得效方·心痛门》中提出了用"苏合香丸"芳香温通的方法"治卒暴心痛"，当代医家据此研制了可迅速缓解胸痛症状的冠心苏合丸、麝香保心丸等芳香温通类药物，被广泛应用于临床。明清时期医家已开始对瘀血导致胸痹心痛有了深刻认识，提出了活血化瘀的治疗方法，如明代王肯堂《证治准绳·诸痛门》提出大剂红花、桃仁、降香、失笑散等治疗死血心痛，清代陈修园《时方歌括》用丹参饮治心腹诸痛，清代王清任《医林改错》用血府逐瘀汤治疗胸痹心痛等，由此活血化瘀的方法也成为现代医家治疗胸痹心痛的研究热点，取得了诸多成就，为治疗胸痹心痛开辟了广阔的途径。

（三）病因病机

1. 传统病因病机认识

本病病位在心，与肝、脾、肾诸脏关系密切，乃心、肝、脾、肾诸脏的功能失调，导致寒凝、气滞、血瘀、痰浊等病理产物痹遏胸阳，或心脉失养，病机关键为心脉痹阻。在心的气、血、阴、阳不足或肝、脾、肾功能失调的基础上，兼有痰浊、血瘀、气滞、寒凝等病理产物阻于心脉，在寒冷刺激、饱餐、情绪激动、劳累过度等诱因的作用下，使胸阳痹阻，气机不畅，心脉挛急或滞塞而发，总属本虚标实之证，在本为气血阴阳的亏虚，在标为气滞、血瘀、寒凝、痰浊，且往往相互兼夹。

本病形成和发展过程中，或先实后虚，或先虚后实。在临床证候方面多虚实夹杂，或以实证为主，或以虚证为主，但总以血瘀贯穿始终，本病病程较长，易反复发作。以上病因病机往往相互交结为患，而消渴、肥满之人更易引发胸痹心痛。消渴者阴虚燥热，灼津成痰；肥人则多痰。痰浊阻于心脉，壅遏气机、血行，而成痰浊、血瘀、气滞标实之候，痹阻胸阳，发为胸痹心痛。

2. 胸痹的运气病机

《黄帝内经》五运六气相关篇章中有"六气"因素致病的描述，《素问·至真要大论》云："太阳司天，寒淫所胜……民病厥心痛……病本于心。""岁太阳在泉，寒淫所胜……民病少腹控睾……上冲心痛。"《素问·五常政大论》云："太阳司天，寒气下临，心气上从……心热烦……善忘，甚则心痛。"皆提示心系疾病与五运六气理论中"六气"太阳寒水有关联。《黄帝内经》认为，风寒湿邪是痹证形成的主要原因。《素问·痹论》云："风寒湿三气杂至，合而为痹也。""所谓痹者，各以其时，感于风寒湿之气也。"并且明确提出厥心痛、真心痛即冠心病为"六气"因素寒淫致病。

李军茹教授认为现代学者对冠心病发病与五运六气及气象因素的相关性研究取得了一定成绩，充分说明了六淫寒邪是冠心病发病的重要外感病因。《素问·气交变大论》曰："岁火不及，寒乃大行。民病胸中痛，胁支满，两胁痛，膺背肩胛间及两臂内痛，郁冒朦昧，心痛暴瘖，胸腹大，胁下与腰背相引而痛，甚则屈不能伸，髋髀如别……"李教授善用川连茯苓汤合黄芪茯神汤治疗胸痹心痛。

（四）治疗原则

胸痹心痛是急症、危重症，病症发作时多以标实为主，当急则治其标，病情稳定后再缓图其本，扶正固本。必要时根据虚实标本的主次，兼顾同治。祛邪治标常以芳香温通、辛温通阳、活血化瘀、宣痹涤痰为主；扶正固本常以益气养阴、温阳补气、养血滋阴、补益肝肾等为法。祛邪尤重活血通脉，扶正当重补益心气，总的治则不外"补通"二义。

（五）辨证论治

1. 心血瘀阻

症状：胸部刺痛，固定不移，入夜加重。胸闷心悸，时作时止，日久不愈，或眩晕，或因恼怒而致心胸剧痛。舌质紫暗，或有瘀斑，苔薄白，或白腻，或黄腻；脉沉涩，或弦涩，或结代。

治法：活血化瘀，通脉止痛。

方药：血府逐瘀汤加减。

方中当归、赤芍、川芎、桃仁、红花等均为活血祛瘀之品；牛膝引血下行，柴胡疏肝解郁，升达清阳，桔梗开宣肺气，又合枳壳则一升一降，开胸行气，调整气机，取气行则血行之意；生地黄凉血清热，合当归又能养阴润燥，使瘀去而不伤阴血。若出现苔白腻，为痰瘀互结，宜加涤痰汤等化瘀涤痰；若出现苔黄腻，为痰瘀热互结，宜加温胆汤或小陷胸汤化裁治疗。

2. 痰浊内阻

症状：胸闷痛如窒，痛引肩背。疲乏，气短，肢体沉重，痰多，或时有胸闷刺痛、灼痛。舌质淡，或紫暗，苔厚腻，或黄腻；脉滑，或弦滑，或滑数。

治法：通阳泄浊，豁痰开结。

方药：瓜蒌薤白半夏汤加减。

方中瓜蒌宽胸散结化痰；薤白辛温通阳，散结，豁痰下气；半夏化痰降逆。本方为治痰浊内阻胸痹的代表方剂。若痰浊重，舌质淡，苔白腻，脉滑者，宜加重健脾化痰之力，可合用二陈汤；若痰瘀互结，舌紫暗，苔白腻，宜加入活血化瘀之品，如桃仁、红花、川芎、丹参、郁金等；若痰热互结，舌质红，苔黄腻，脉滑数，可合用黄连温胆汤以清化痰热。

3. 阴寒凝滞

症状：胸痛如绞，时作时止，感寒痛甚。胸闷，气短，心悸，面色苍白，四肢不温，或心痛彻背，背痛彻心。舌质淡红，苔白；脉沉细，或沉紧。

治法：辛温通阳，开痹散寒。

方药：瓜蒌薤白白酒汤加减。

方中桂枝、附子、薤白辛温通阳，开痹散寒；瓜蒌、枳实化痰散结，宣痹降逆；丹参活血通络；檀香温中宽胸止痛。

4. 气阴两虚

症状：胸闷隐痛，时作时止。心悸心烦，疲乏，气短，头晕，或手足心热，或肢体沉重，肥胖，胸憋闷而刺痛。舌质嫩红或有齿痕，苔少，或薄白，或舌质淡青有瘀斑，苔厚腻或黄腻；脉细弱无力，或结代，或细数，或细缓，或沉缓而涩，或沉缓而滑，或沉滑而数。

治法：益气养阴，活血通络。

方药：生脉散合人参养荣汤加减。

方中人参、黄芪、白术、茯苓、甘草健脾益气，以助生化之源；地黄、麦冬、当归、芍药养阴活血；远志、五味子养心安神。偏于气虚者可用生脉散合保元汤，加强健脾益气之功，以补养心气，鼓动心脉；偏于阴虚者可用生脉散合炙甘草汤以滋阴养血，益气复脉而止痛；兼有瘀者，生脉散合丹参饮，以益气养阴，活血通络止痛；痰热互结者，生脉散合温胆汤，以益气养阴、清化痰热而止痛。

5. 心肾阴虚

症状：胸闷痛或灼痛，心悸心烦。不寐，盗汗，腰膝酸软，耳鸣，或头晕目眩，或胸憋闷刺痛，或面部烘热，汗多，善太息，胁肋胀痛。舌质红绛或有瘀斑，苔少或白；脉细数，或促。

治法：滋阴益肾，养心安神。

方药：六味地黄丸加减。

方中熟地黄、山茱萸、枸杞子滋肝肾之阴；茯苓、山药、甘草健脾以助生化之源。汗多者，重用山茱萸，加强收涩止汗之力；心悸心烦不寐者，可加麦冬、五味子、酸枣仁、夜交藤以养心安神；若胸闷且痛，可加当归、丹参、郁金以养血通络止痛；若肝肾阴虚，肝气郁结，宜合用柴胡疏肝散以滋肾疏肝。

6. 心肾阳虚

症状：胸闷痛，气短，遇寒加重。心悸汗出，腰酸乏力，畏寒肢冷，唇甲淡白，或胸痛掣背，四肢厥冷，唇色紫暗，脉微欲绝，或动则气喘，不能平卧，面浮足肿。舌质淡，或紫暗，苔白；脉沉细，或脉微欲绝，或沉细迟，或结代。

治法：益气温阳，通络止痛。

方药：参附汤合金匮肾气丸加减。

金匮肾气丸中以肉桂易桂枝。方中人参大补元气；附子、肉桂温壮心肾之阳；熟地黄、山茱萸补益肾精，即所谓"善补阳者，必于阴中求阳"之意。若胸痛掣背，四肢厥冷，唇色暗，脉微欲绝者，可重用红参、附子，并加用龙骨、牡蛎以回阳救逆。同时送服冠心苏合丸，芳香温通止痛。若心肾阳虚重证，水饮凌心射肺者，可用真武汤加桂枝、防己、车前子以温阳利水。

六、汗证

（一）定义

汗证是汗液排泄失常的一类病证。根据汗出的临床表现，可分为自汗、盗汗、脱汗、战汗、黄汗五种。时时汗出，动则益甚者为自汗；寐则汗出，醒来则止者为盗汗；在病情危重时全身大汗淋漓，或汗出如油者为脱汗；外感热病中，全身战栗而汗出者为战汗；汗出色黄，染衣着色者为黄汗。

（二）历史沿革

早在《黄帝内经》就有针对生理和病理汗出的论述。《素问·宣明五气》曰："心为汗，明确指出汗为心液，为心所主。"《素问·阴阳别论》曰"阳加于阴谓之汗"，认为汗是由阳气蒸化阴液而形成；《灵枢·五癃津液别》曰："天暑衣厚则腠理开，故汗出……天寒则腠理闭，气涩不行，水下留于膀胱，则为溺与气。"阐明了生理性出汗与外界环境的关系。在异常汗出方面，提出了多汗、寝汗和绝汗。

《素问·经脉别论》中"故饮食饱甚，汗出于胃；惊而夺精，汗出于心；持重远行，汗出于肾；疾走恐惧，汗出于肝；摇体劳苦，汗出于脾"，则阐述了汗证与脏腑的关系。《灵枢·经脉》之"六阳气绝，则阴与阳相离，离则腠理发泄，绝汗乃出"，指出绝汗是阴阳离绝的表现。这些论述为后世认识和治疗汗证奠定了理论基础。

汉代张仲景将外感病汗出的症状分为汗出、自汗出、大汗出、手足漐然汗出、头汗出、额汗出、汗出而喘、盗汗和黄汗等，并根据汗出的性质、程度、部位来推断疾病的病机，判别表、里、寒、热、虚、实的差异，制定了桂枝汤、白虎汤、承气汤、茵陈蒿汤等不同的治疗方药，奠定了汗证的治疗基础。

元代朱丹溪《丹溪心法·自汗》曰："自汗属气虚、血虚、湿、阳虚、痰。""盗汗属血虚、气虚。"对自汗、盗汗的病理属性进行了概括。明代张景岳《景岳全书·汗证》曰："自汗、盗汗亦各有阴阳之证，不得谓自汗必属阳虚，盗汗必属阴虚也。""凡伤寒欲解，将汗之时，若是正气内盛，邪不能与之争，汗出自不作战，所谓不战，应知体不虚也。若其人本虚，邪与之争，微者为振，甚者为战，正胜邪则战而汗解也。"详论了汗证的病机。

明代吴又可《温疫论》对战汗的发生机制，及病情转归的关系都有一定见解，认为战汗在临床上常作为观察病情变化和预后的一个重要标志。清代王清任《医林改错·血府逐瘀汤所治之症目》曰："竟有用补气、固表、滋阴、降火，服之不效，而反加重者，不知血瘀亦令人自汗、盗汗，用血府逐瘀汤。"对血瘀导致自汗、盗汗的治疗做了补充。

（三）病因病机

1. 传统病因病机认识

汗证的病位在卫表肌腠，其发生与肺、心、肾密切相关。病理性质有虚、实两端。由热邪郁蒸、迫津外泄者属实；由肺气亏虚、阳气虚衰、阴虚火旺所致者属虚。因气属阳，血属阴，故总由阴阳失衡所导致，或为阴血不足，虚火内生，津液被扰而汗出，或为阳气不足，固摄无权，心液外泄而汗出；至于邪客表虚，营卫不和则为本虚标实之证。古有自汗多阳气虚，盗汗多阴血虚之说，此为常理，但临证每见兼夹错杂，需详加鉴别。

2. 汗证的运气病机

《素问·至真要大论》言厥阴之复，少腹坚满，里急暴痛，偃木飞沙，倮虫不荣，厥心痛，汗发呕吐，饮食不入，入而复出，筋骨掉眩清厥，甚则入脾，食痹而吐。冲阳绝，死不治。李军茹教授认为汗证虽为厥阴之复气，当与阳气之升相关，因此与太阳、少阴、少阳相关，多用太阳相关方药，如静顺汤、升明汤等，或以柴胡黄芩、麻黄桂枝等药物而解开。

（四）治疗原则

治疗当以实者泄之、虚者补之、脱者固之、热者清之、寒者热之为原则。

虚证当根据证候的不同而治以益气、温阳、滋阴、养血、调和营卫，脱汗亟当益气回阳固脱；实证当清泄里热、清热利湿、化湿和营；虚实夹杂者，则根据证候的虚实主次而适当兼顾。

（五）辨证论治

1. 自汗

（1）营卫不和

症状：汗出恶风，周身酸楚。或微发热，头痛，或失眠，多梦，心悸。舌淡红，苔薄白；脉浮或缓。

治法：调和营卫。

方药：桂枝汤加减。

本方解肌发表，调和营卫，既可用于风寒表虚证，又可用于体虚营卫不和之证。方中桂枝温经解肌，白芍敛阴和营，桂枝、白芍同用，调和营卫以使腠理固密，佐生姜、大枣、炙甘草和中，助其调和营卫之功。若气虚明显，加黄芪、党参益气固表；失眠多梦、心悸者，加龙骨、牡蛎以安神止汗。

（2）肺气虚弱

症状：汗出恶风，动则益甚。久病体虚，平时不耐风寒，易于感冒，体倦乏力。舌淡，苔薄白；脉细弱。

治法：益气固表。

方药：玉屏风散加减。

本方益气固表止汗，用于肺气虚弱、卫气不固的自汗。方中黄芪补气固表，白术健脾补气以实表，佐防风祛风走表而助黄芪固表之力。汗多者加麻黄根、浮小麦、五味子、煅牡蛎以止汗敛阴；病久脾胃虚弱者合用四君子汤培土生金；兼中气虚者加补中益气汤补中益气。

（3）心肾亏虚

症状：动则心悸汗出，或身寒汗冷。胸闷气短，腰酸腿软，面白唇淡，小便频数而色清，夜尿多。舌质淡，舌体胖润，有齿痕，苔白；脉沉细。

治法：益气温阳。

方药：芪附汤加减。

本方补气温阳，主治阳气不足、虚汗不已之证。方中黄芪益气固表止汗，附子温肾益阳，以振奋卫气生发之源。乏力甚加人参、白术、大枣补中益气；

四肢厥冷加桂枝、肉桂通阳补肾；汗多者加浮小麦、龙骨、牡蛎以止汗敛阴。

（4）热郁于内

症状：蒸蒸汗出，或但头汗出，或手足汗出。面赤，发热，气粗口渴，口苦，喜冷饮，胸腹胀闷，烦躁不安，大便干结，或见胁肋胀痛，身目发黄，小便短赤。舌质红，苔黄厚；脉洪大或滑数。

治法：清泄里热。

方药：竹叶石膏汤加减。

本方清热养阴，生津止汗，适用于热病伤阴。方中生石膏、竹叶清气分热；人参（可改用沙参）、麦冬滋养阴液；白芍敛阴，甘草和中。里热得清，汗出自止。若宿食在胃，脘腹胀满，苔黄腻者，可用枳实导滞丸消导和胃，佐以泄热。若大便秘结，潮热汗出，脉沉实者，可用增液承气汤。不应者，改用大承气汤攻下热结。肝胆湿热，胁胀口苦者，可用龙胆泻肝汤清热利湿。

2. 盗汗

（1）心血不足

症状：睡则汗出，醒则自止，心悸怔忡，失眠多梦。眩晕健忘，气短神疲，面色少华或萎黄，口唇色淡。舌质淡，苔薄；脉虚或细。

治法：补血养心。

方药：归脾汤加减。

方中茯神、酸枣仁、龙眼肉、远志养心安神，当归养血补血，人参、黄芪、白术、甘草补脾益气。脾为后天之本，气血生化之源，脾健气旺则血生，化源不绝，心神得养。若心悸甚者加龙骨、琥珀粉、朱砂以镇惊安神；不寐加柏子仁、合欢皮以养心安神；气虚甚者加生黄芪、浮小麦以固表敛汗。

（2）阴虚火旺

症状：寐则汗出，虚烦少寐，五心烦热。久咳虚喘，形体消瘦，两颧发红，午后潮热，女子月经不调，男子梦遗。舌质红少津，少苔；脉细数。

治法：滋阴降火。

方药：当归六黄汤加减。

方中当归、生地黄、熟地黄滋阴养血；黄芩、黄连清心肺之火；黄柏泻相火而坚阴；黄芪益气固表。可加龙骨、牡蛎、糯稻根以敛汗。骨蒸潮热重者，可合青蒿鳖甲汤滋阴退热。阴虚相火妄动者，可合知柏地黄丸加减应用。

七、头痛

（一）定义

头痛是指头部脉络绌急或失养、清窍不利所引起的以头部疼痛为主要症状的一种病证。

（二）历史沿革

头痛一证首载于《黄帝内经》，在《素问·风论》中称为"首风""脑风"，描述了"首风"与"脑风"的临床特点，并指出外感与内伤是导致头痛发生的主要病因。如《素问·风论》谓："新沐中风，则为首风。""风气循风府而上，则为脑风。"《素问·五脏生成》言："头痛颠疾，下虚上实，过在足少阴、巨阳，甚则入肾。"

《黄帝内经》认为，六经病变皆可导致头痛。张仲景在《伤寒论》中论及太阳、阳明、少阳、厥阴病头痛的见症，并列举了头痛的不同治疗方药，如厥阴头痛，"干呕，吐涎沫，头痛者，吴茱萸汤主之"。

金代李东垣《东垣十书》将头痛分为外感头痛和内伤头痛，根据病因病机和症状的不同而有伤寒头痛、湿热头痛、偏头痛、真头痛、气虚头痛、血虚头痛、气血俱虚头痛、厥逆头痛等，并补充了太阴头痛和少阴头痛，主张分经用药，从而为头痛分经用药奠定了基础。元代朱丹溪《丹溪心法·头痛》还有痰厥头痛和气滞头痛的记载，并提出头痛"如不愈可加引经药，太阳川芎，阳明白芷，少阳柴胡，太阴苍术，少阴细辛，厥阴吴茱萸"，至今对临床仍有指导意义。

部分医著中还记载"头风"一名，明代王肯堂《证治准绳·头痛》说："医书多分头痛、头风为二门，然一病也，但有新久去留之分耳。浅而近者名头痛，其痛猝然而至，易于解散速安也。深而远者为头风，其痛作止无常，愈后遇触复发也。"清代医家王清任大力倡导瘀血头痛之说，他在《医林改错·头痛》中论述血府逐瘀汤证时说："查患头痛者无表证，无里证，无气虚，痰饮等证，忽犯忽好，百方不效，用此方一剂而愈。"至此，形成了头痛外感、内伤、瘀血三大主因，对头痛的认识日趋丰富。

（三）病因病机

1. 传统病因病机认识

头为"诸阳之会""清阳之府"，又为髓海之所在，居于人体之最高位，五脏精华之血，六腑清阳之气皆上注于头，手足三阳经亦上会于头。若六淫之邪上犯清空，阻遏清阳，或痰浊、瘀血痹阻经络，壅遏经气，或肝阴不足，肝阳偏亢，或气虚清阳不升，或血虚头窍失养，或肾精不足，髓海空虚，均可导致头痛的发生。

（1）外感六淫

多由起居不慎，坐卧当风，感受风、寒、湿、热等外邪，以风邪为主。风为阳邪，六淫之首，为"百病之长"，"伤于风者，上先受之"，"颠高之上，唯风可到"。若风夹寒邪，凝滞血脉，络道不通，不通则痛；若风夹热邪，风热上炎，清空被扰，而发头痛；若风夹湿邪，阻遏阳气，蒙蔽清窍而致头痛。

（2）内伤劳损

多由情志失调，先天不足，房事不节，饮食劳倦，久病体虚引起，与肝、脾、肾三脏有关。因于肝者，一是肝阴不足，肝失濡养或肾阴亏虚，水不涵木，致肝阳上亢，上扰清空而为头痛。二是郁怒伤肝，肝失疏泄，郁而化火，上扰清空而致头痛；因于脾者，多由饮食所伤，脾失健运，痰湿内生，上蒙清窍，阻遏清阳而致头痛；或饥饱劳倦，或病后、产后体虚，脾胃虚弱，生化不足，或失血之后，致气血亏虚，脑脉失养而致头痛；因于肾者，多因禀赋不足，或房劳过度，使肾精亏损，髓海空虚，脑失濡养而头痛。

（3）瘀血阻络

由于跌仆闪挫，头部外伤，或久病入络，气血滞涩，瘀血阻于脑络，不通则痛，发为头痛。总之，头痛之因有外感与内伤两大类。外感头痛的病机为外邪上扰清空，邪壅经脉，络脉不通。内伤者，与肝、脾、肾有关，因于肝者为风阳上扰清空；因于脾者，为痰浊上蒙清窍；或为气血亏虚，脑脉失养；因于肾者，髓海空虚，脑失濡养。跌仆外伤，久病入络，瘀血阻络。病位均在脑。

2. 头痛的运气病机

《素问·至真要大论》云："岁太阴在泉，草乃早荣，湿淫所胜，则埃昏岩谷，黄反见黑，至阴之交。民病饮积，心痛，耳聋，浑浑焞焞，嗌肿喉痹，阴病血见，少腹痛肿，不得小便，病冲头痛，目似脱，项似拔，腰似折，髀不可以回，腘如结，腨如别。""少阳司天，火淫所胜，则温气流行，金政不平。民病头痛，发热恶寒而疟，热上皮肤痛，色变黄赤，传而为水，身面胕肿，腹满仰息，泄注赤白，疮疡咳唾血，烦心胸中热，甚则衄衄，病本于肺。天府绝，死不治。""太阴之胜，火气内郁，疮疡于中，流散于外，病在胠胁，甚则心痛热格，头痛喉痹项强，独胜则湿气内郁，寒迫下焦，痛留顶，互引眉间，胃满，雨数至，燥化乃见，少腹满，腰脽重强，内不便，善注泄，足下温，头重足胫胕肿，饮发于中，胕肿于上。"

《素问·元正纪大论》谓："少阳相火司天，初之气，地气迁，风胜乃摇，寒乃去，候乃大温，草木早荣。寒来不杀，温病乃起，其病气怫于上，血溢目赤，咳逆头痛，血崩胁满，肤腠中疮。"

头痛主要与太阴湿土、少阳相火相关，李军茹教授认为头为诸阳之会，外邪与内伤均可导致头痛，从运气角度而言，多与火热、寒湿相关，临证时亦与少阳、太阴等运气制化进行分析，用方多选升明汤、备化汤、审平汤等进行治疗。

（四）治疗原则

外感头痛属实证，以风邪为主，治疗当以疏风祛邪为主，并根据夹寒、夹湿、夹热的不同，兼以散寒、祛湿、清热。内伤头痛多属虚实或虚实夹杂，虚者以滋阴养血、益肾填精为主。实证当平肝、化痰；瘀血者宜活血通络；虚实夹杂者，酌情兼顾治疗。

（五）辨证论治

1. 外感头痛

（1）风寒头痛

症状：头痛连及项背，痛势较剧烈，常喜裹头。恶风寒，遇风尤剧，口不渴。舌淡红，苔薄白；脉浮紧。

治法：疏风散寒。

方药：川芎茶调散加减。

方中川芎辛温升散，善行于头目，活血通窍，祛风止痛，为治头痛要药，是方中主药；荆芥、细辛、白芷、防风、羌活辛温散寒，疏风止痛；薄荷清头目；甘草和诸药；茶苦寒清热降火，上清头目，可兼制风药之辛燥升散，使升中有降。全方共奏疏散风邪、止头痛之功。若寒邪侵犯厥阴经，症见颠顶疼痛，干呕、吐涎沫，甚则四肢厥冷，苔白，脉弦，治当温散厥阴之寒邪，方选吴茱萸汤去人参、大枣，加藁本、川芎、细辛、半夏，以祛风散寒，降逆止痛；若寒邪客于少阴经脉，引起头痛，足寒、气逆、背冷，苔白，脉沉细，治当温经散寒止痛，方选麻黄附子细辛汤加白芷、川芎以温经止痛。

（2）风热头痛

症状：头痛而胀，甚则头胀如裂。发热恶风，面红目赤，口渴喜饮，大便秘结，小便黄赤。舌尖红，苔薄黄；脉浮数。

治法：疏风清热。

方药：芎芷石膏汤加减。

方中川芎、白芷、菊花、羌活、生石膏疏风清热止痛；藁本辛温，对热盛者不宜，可改用黄芩、薄荷、金银花等辛凉清解之品。若烦热口渴欲饮者，加天花粉、石斛、知母以生津止渴；若大便秘结，口鼻生疮，腑气不通者，可用黄连上清丸苦寒降火，通腑泄热。

（3）风湿头痛

症状：头痛如裹。肢体困重，胸闷纳呆，小便不利，大便溏薄。舌淡红，苔白腻；脉濡。

治法：祛风胜湿。

方药：羌活胜湿汤加减。

方中羌活、独活、藁本、防风、蔓荆子等祛风除湿散寒止痛，为治风湿外感头痛之主药；川芎辛温通窍，活血止痛。若胸闷脘痞、腹胀便溏可加苍术、厚朴、陈皮、藿香以燥湿宽中，理气消胀；恶心、呕吐者，可加半夏、生姜以降逆止呕；纳呆食少者，加麦芽、神曲健脾助运。

2. 内伤头痛

（1）肝阳头痛

症状：头胀痛，或抽掣而痛，两侧为重。头晕目眩，心烦易怒，睡眠不宁，面红目赤，口苦胁痛。舌质红，苔黄；脉弦数。

治法：平肝潜阳。

方药：天麻钩藤饮加减。

方中天麻、钩藤、生石决明平肝潜阳息风；山栀子、黄芩清肝泻火，牛膝引血下行，桑寄生、杜仲滋养肾阴以涵肝木；益母草活血祛瘀，茯神、夜交藤宁心安神。若因肝郁化火，肝火上炎，症见头痛剧烈，目赤口苦，急躁，便秘尿黄者，加夏枯草、龙胆草、大黄；若兼肝肾亏虚，水不涵木，症见头晕目涩，视物不明，遇劳加重，腰膝酸软者，加枸杞子、白芍、山茱萸、女贞子；

若症见头痛而目眩甚，肢体麻痹，震颤，治宜镇肝潜阳息风，可酌加牡蛎、珍珠母、龟甲、鳖甲、地龙等。

（2）气虚头痛

症状：头痛隐隐，时发时止，遇劳加重。头晕，神疲乏力，气短懒言，自汗。舌质淡，苔薄白；脉细弱。

治法：益气升清。

方药：益气聪明汤加减。

方中黄芪、人参、甘草健脾益气；升麻、葛根引清气上升；蔓荆子祛风止痛；芍药养血和营，与甘草缓急止痛。若气血两虚，头痛绵绵不休，心悸怔忡，失眠，宜气血两补，上方加熟地黄、阿胶、何首乌，或用人参养荣汤加减。

（3）血虚头痛

症状：头痛隐隐，缠绵不休。面色少华，头晕，心悸怔忡，失眠多梦。舌质淡，苔薄白；脉细或细弱无力。

治法：滋阴养血，和络止痛。

方药：加味四物汤加减。

方中生地黄、当归、白芍、何首乌滋阴养血；蔓荆子、川芎、菊花清利头目；五味子、远志、酸枣仁养心安神。若肝血不足，症见心烦不寐，多梦者，宜加酸枣仁、珍珠母；若阴血亏虚，阴不敛阳，肝阳上扰者，可加天麻、钩藤、石决明、菊花等。

（4）肾虚头痛

症状：头痛且空，眩晕耳鸣，腰膝酸软，遗精、带下，神疲乏力。舌红，少苔；脉细无力。

治法：补肾填精。

方药：大补元煎加减。

方中熟地黄、山药、枸杞子、山茱萸补肾填精；人参、当归、炙甘草补益气血；杜仲益肾壮腰。若头面烘热，面颊红赤，时伴汗出，偏肾阴虚者，去人参，加知母、黄柏，以滋阴泻火，或方用知柏地黄丸；若头痛畏寒，面白无华，四肢不温，舌淡，脉沉细而缓，偏肾阳虚者，当温补肾阳，选用右归丸或金匮肾气丸加减。

（5）痰浊头痛

症状：头痛昏蒙。胸脘痞闷，纳呆呕恶，倦怠无力。舌淡，苔白腻；脉滑或弦滑。

治法：健脾燥湿，化痰降逆。

方药：半夏白术天麻汤加减。

方中半夏、生姜、陈皮和中化痰降逆；茯苓、白术健脾化湿；天麻平肝息风，为治头痛、眩晕之要药。可酌加川芎、蔓荆子祛风止痛。若痰湿郁久化热，症见口苦，便秘，苔黄腻，舌质红，脉滑数者，治宜清热化痰，降逆止痛，可酌加黄连、竹茹、枳实、胆南星等，或选用黄连温胆汤。

（6）瘀血头痛

症状：头痛经久不愈，痛处固定不移，痛如锥刺。日轻夜重，头部有外伤史。

舌紫暗，或有瘀斑、瘀点，苔薄白；脉弦细或细涩。

治法：活血化瘀，通窍止痛。

方药：通窍活血汤加减。

方中麝香开窍通闭，活血通络；桃仁、红花、川芎、赤芍活血化瘀；生姜、葱白、黄酒通阳行血；大枣健脾益气。诸药合用有活血化瘀、通窍止痛之功效。若头痛较剧，久痛不已，可酌加虫类搜风通络之品，如全蝎、蜈蚣、地龙等。此外，临床上出现头痛如雷鸣，头面起核，憎寒壮热者，称为"雷头风"，多属风邪湿毒上攻头目所致，治宜祛风除湿，清热解毒，方选清震汤合普济消毒饮。

八、内科杂病医案

医案 1

王某，女，65 岁（1958 年 11 月 25 日生），2024 年 2 月 27 日初诊。

主诉：咳嗽、气喘 10 天。

患者 10 天前因受凉感冒后出现咳嗽，气喘，活动后加重，白痰，未进一步系统诊治。刻下症：咳嗽，气喘，活动后加重，白色泡沫样痰，胸部憋闷感，胃脘部胀满不适，心慌，纳食一般，夜眠差，大便干，小便调。舌暗淡，苔白腻，舌下瘀，脉沉滑。

辨病辨证：喘证（风寒外束内有寒饮）。

运气病机：太阴湿土、太阳寒水。

治法：宣降肺气、温肺化饮。

方药：李氏温阳定喘方。

法半夏 13g，制五味子 6g，细辛 3g，赤芍 16g，炙甘草 6g，干姜 6g，桂枝 10g，炙麻黄 3g（先煎），附片 3g（先煎），茯苓 16g，炙紫菀 16g，款冬花 16g，白果仁 6g。10 剂，水煎服，每日 1 剂，早晚各 200mL 餐后温服。

龙砂六气开阖针法：厥阴，太阴，降阳明，百会指太阴。

二诊：2024 年 3 月 12 日。患者诉咳嗽、气喘明显好转，诸症均减轻，效不更方，继服上方 10 剂以巩固疗效。

【按语】

司天：患者就诊时间为 2024 年 2 月 27 日，甲辰年，岁运为土运太过，司天之气为太阳寒水，在泉之气为太阴湿土。司人：患者出生时间为 1958 年 11 月 25 日，结合患者的出生时的格局，当年为戊戌年，岁运为太火，司天之气为太阳寒水，在泉之气为太阴湿土。终之气为太阴湿土加临太阳寒水。司病证：因受凉感冒后出现咳嗽，气喘，活动后加重，白色泡沫样痰，胸部憋闷感，均为寒湿之象，与患者的运气体质及就诊时间相符合，考虑与太阴湿土、太阳寒水相关。寒阻阳气，病发寒湿，故以燥之温之。

李氏温阳定喘方由小青龙汤化裁而来，全方由附片、茯苓、麻黄、桂枝、干姜、细辛、甘草、白芍、五味子、法半夏、紫菀、款冬花、白果等组成，具有温肺化饮、降气平喘之功效。方中附片大辛大温，大温肾水，起少阴之真阳，为君药；桂枝辛温，能化太阳之气，桂枝与附子相合，则气机运转，生化之机乃能畅通；麻黄又能宣发肺气而平喘咳；款冬花止咳化痰、润肺下气，细辛、干姜温肺化饮，三者合用为臣药，兼助麻、桂解表祛邪；五味子敛肺止咳；半夏燥湿化痰、行气温中、开郁散结，善治因肺寒生饮引起的喘逆证；白果敛肺定喘、祛痰止咳；紫菀润肺下气、化痰止咳、利咽；炙甘草和中益气，调和诸药。桂枝和炙甘草"辛甘化阳"用以温阳化饮，芍药和炙甘草"酸甘化阴"用以滋阴利水，五味子和炙甘草可以益气阴、补不足，体现了本方还具有护卫正气之效。全方合用共奏温阳化饮、降气定喘之功。基于运气角度可以发现，本方结合了太阳之麻黄、桂枝等药及太阴之半夏、茯苓、干姜等。

六气针法：察舌下脉络瘀，取厥阴活血祛瘀；"诸气膹郁，皆属于肺"，故针太阴；"肺与大肠相表里"，肺金肃降功能的实现，与阳明之通降息息相关。大肠的传导功能正常，有助于肺气的肃降，故以降阳明从而降肺止喘。

医案 2

马某，男，54岁（1969年3月17日生），2023年8月4日初诊（彩图2-1）。

胃脘部胀满1个月。患者1个月前因饮食不慎后出现胃脘部胀满，饭后明显，自觉不消化，口干，腹胀，形体消瘦，纳食不香，自行口服"香砂养胃丸、健脾丸、保和丸"效果不理想，故今日就诊。刻下症见：胃胀，无胃痛，无反酸，无烧心，伴有腹胀，大便黏马桶，口干、口苦，纳食差，夜眠差，小便调。舌淡红，苔白厚腻，舌肝线明显，左关脉弦无力，右关脉弱。

辨病辨证：痞满—脾胃虚寒、肝胃不和。

运气病机：土运不及，木土相克。

治法：温脾化湿、疏肝和胃。

方药：白术厚朴汤合小柴胡汤加减（颗粒剂）。

白术30g，厚朴16g，法半夏10g，肉桂3g，藿香10g，青皮10g，干姜6g，炙甘草6g，柴胡24g，黄芩16g，生姜6g，党参10g，紫苏子30g。9剂，水煎服，每日1剂。

二诊：2023年8月11日。患者诉胃胀、腹胀症状均好转，纳食增加，但稍饮食量多，上症反复，效不更方，继服上方15剂以巩固疗效。

【按语】

司天：患者就诊于癸卯年，考虑与火运不及与阳明燥金相关。司人：患者生于土运不及之年，初之气客气为太阴湿土，主气为厥阴风木。司病证：纵观患者运气体质及就诊时间，考虑与土运、木气相关，土运不及，风木盛行，肝木乘脾，致腹胀便溏，胃中胀满。患者以胃脘部胀满为主症，口干，口苦，左关弦无力，为肝血不足、肝之风木太过之象；且纳食后胃胀难以消化，脾土虚弱，运化无力，为脾运不及之象。纵观诸症，皆因肝脾不调。方用土运不及运气方白术厚朴汤化裁。

《三因极一病证方论》云："凡遇六己年，卑监之纪，岁土不及，风气盛行，民病飧泄霍乱，体重腹痛，筋骨繇复，肌肉酸，善怒。为金所复，则反胸胁暴痛，下引小腹，善太息，气客于脾，食少失味。治脾虚风冷所伤，心腹胀满疼痛，四肢筋骨重弱，肌肉动酸，善怒，霍乱吐泻；或胸胁暴痛，下引小腹，善太息，食少失味。"

方中白术具甘温之性，燥湿健脾又可温中；佐以厚朴之苦温，平胃理气，是补脏通腑之法也。肉桂辛甘温通，通过振奋阳气来温养脾胃，土和木达则能疏泄郁阻之肝气；青皮苦酸，破气消滞以疏肝，二者辛酸相合，足以化肝。藿香芳香醒脾，干姜之苦辛，上行脾经；半夏之辛滑，下宣脾气，其于上下、左右、升降、浮沉，种种顾虑总不外乎奠安中土也。加之甘草补益中焦脾土兼缓肝急。所以白术厚朴汤起到温补脾胃的功效，可用于缓解脾胃虚寒等病证，还起到柔肝缓急的功效，可缓解肝气郁滞导致的痛泻。

医案 3

吴某，女，59 岁（1964 年 8 月 5 日生），2023 年 6 月 13 日初诊。

主诉：胃脘部不适 1 个月。患者于 1 个月前无明显诱因下出现胃脘部不适，反酸，烧心，腹胀，外院口服中药未见好转。于 6 月 2 日行胃镜检查：食管炎 A 级，十二指肠球部炎症，慢性萎缩性胃炎，胆汁反流。刻下症见：纳食差，夜眠差，舌下脉络迂曲，色紫，舌下红，舌尖红，苔白腻，脉弦。

辨病辨证：胃痞—肝胃不和证。

运气病机：厥阴风木、太阴湿土。

治法：抑木扶土、和胃止痛。

方药：胃炎痞满方（颗粒剂）。

川芎 16g，败酱草 16g，煅瓦楞子 30g，乳香 6g，没药 6g，白及 16g，陈皮 10g，白芷 10g，炙甘草 6g，柴胡 10g，三七粉 4g，延胡索 10g，槟榔 10g，青皮 10g，建曲 20g，鸡内金 16g，枳实 16g，酸枣仁 30g。15 剂，水煎服，每日 1 剂。

二诊：2023 年 6 月 27 日。患者诉胃脘部不适症状较前明显好转，但易腹泻，乏力，幽门螺杆菌阳性，夜眠改善，腹胀改善，舌下红较前改善，苔变薄，寸脉弱，关脉弦，故在原方基础上加炒苍术 16g、炒白术 16g、石榴皮 30g、黄芪 40g。10 剂，水冲服，日 1 剂，取汁 40mL，分两次饭后温服。

三诊：2023 年 7 月 7 日。诸症均减轻，效不更方，继服上方 10 剂以巩固疗效。

【按语】

司天：患者就诊时间为 2023 年 6 月 13 日，癸卯年，岁运为少火，司天之气为阳明燥金，在泉之气为少阴君火，司人：患者出生时间为 1964 年 8 月 5

日，结合患者的出生时的格局，当年为甲辰年，岁运为太土，司天之气为太阳寒水，在泉之气为太阴湿土。患者出生在 8 月 5 日为甲辰年的四之气，厥阴风木加临太阴湿土。司病证：胃脘部不适，反酸，烧心，腹胀，腹泻、纳食差，夜眠差，均为肝脾不和之象。病若不是当年气，看与何年运气同。

患者生于土运太过之年，四之气客气为厥阴风木，主气为太阴湿土，结合患者就诊时间，与木土关系相关。木以发达为性，己土湿陷，抑遏乙木发达之气，生意不遂，故郁怒而克脾土，风动而生疏泄。凡是腹痛下利的证候，都是风木的疏泄太过造成的。故临床症见腹胀便溏、胃中胀满等症。湿者，太阴土气之所化也，在天为湿，在地为土，在人为脾。太阴主升，己土升则癸水与乙木皆升。土之所以升者，脾阳之发生也，阳虚则土湿而不升，己土不升，则水木陷矣。

本病虽病位在胃，但同时与肝、脾密切联系，脾胃升降失职、风木疏泄太过是该病的病机关键，故治疗应以和胃止痛、抑木扶土为原则。胃炎痞满颗粒为自拟方，组方中柴胡疏肝解郁；川芎祛风止痛、行气开郁、活血祛瘀；败酱草清热解毒；白芷祛风燥湿、消肿止痛；白及收敛止血、消肿生肌；三七粉散瘀止血、消肿定痛；乳香活血通经；没药理气止痛、活血祛瘀；瓦楞子软坚散结、消痰化瘀。

现代药理学研究表明，白芷具有抗炎、镇痛、解痉作用；白及可有效保护胃黏膜，止血、抗菌、抗溃疡、抗氧化及促进损伤面愈合；三七可抗血小板凝集、止血，改善炎症情况，降低血液血脂水平；乳香可帮助溃疡面愈合，抑制炎症反应，具有良好的抗氧化作用；没药抑制血小板聚集、镇痛，保护神经及心脏功能；瓦楞子中的碳酸钙能够中和胃酸，缓解因胃酸引发的胃脘部疼痛等临床症状。二诊时，患者诉平素易腹泻，结合出生时的运气格局，考虑太阴湿土为患，太阴病主要由脾阳素虚，或内有寒湿，复感外邪，致脾虚不运，寒湿内停，故而出现腹泻等症，用炒苍术 16g、炒白术 16g 以燥湿健脾止泻。

医案 4

王某，女，59 岁（1964 年 2 月 20 日生），2023 年 4 月 21 日初诊。

主诉：失眠、胃脘部不适 2 个月余。患者于 2 个月余前无明显诱因下出现失眠，入睡困难，夜眠浅，伴有胃脘部不适，口干，口苦，汗出，食后胃脘部胀满明显。胃镜：慢性萎缩性胃炎伴糜烂。病理：肠化（+），萎缩（+），水肿

（＋）。盆腔 CT：右肾囊肿。（2023 年 4 月 16 日）

刻下症见：纳食一般，大便干，平素便秘，2～3 日 1 行，舌体大，舌下脉络瘀紫，舌下红，舌肝线明显，脉沉弦。

辨病辨证：不寐—肝胃不和。

运气病机：枢机不利、阖机失常。

治法：疏肝和胃，化瘀安神。

方药：胃炎痞满颗粒加减。

川芎 16g，败酱草 16g，煅瓦楞子 30g，乳香 6g，没药 6g，白及 16g，陈皮 10g，白芷 10g，柴胡 24g，三七粉 4g（冲服），槟榔 10g，青皮 10g，赤芍 30g，淡竹叶 16g，郁金 16g，木香 10g，枳实 16g，炒酸枣仁 30g。9 剂，每日 1 剂，早晚两次餐后温服。

龙砂六气开阖针法：双枢、双阖。

二诊：2023 年 5 月 5 日。患者针刺当天夜眠有明显改善，但日后夜眠改善不明显，胃脘部不适好转，纳食稍有增加，食后胃脘部胀满不适有改善，效不更方，继续上方 9 剂。

三诊：2023 年 5 月 15 日。患者诉入睡困难有改善，但每夜 2～4 点易醒，醒后不易再次入睡，目前无口干、口苦，原方去柴胡、木香、郁金。并予以乌梅颗粒：乌梅 10g，黄连 3g，黄柏 2g，细辛 2g，花椒 2g，干姜 2g，桂枝 3g，当归 6g，党参 6g，制附片 2g。开水冲服，日 1 剂，睡前半小时温服。龙砂六气开阖针法：双枢、双阖。

1 号方继续服用 15 剂。后期回访中，患者夜眠安，胃脘部不适改善。

【按语】

参照顾植山教授临证诊疗的"三辨思想"（司天、司人、司病证）进行分析。司天：患者就诊时间为 2023 年 4 月 21 日，癸卯年，岁运为少火，阳明燥金司天。司人：患者出生时间为 1964 年 2 月 20 日，为甲辰年，岁运为太土，患者出生在 2 月 20 日，为甲辰年的初之气，甲年为土运太过，辰年为太阳寒水司天，初之气为厥阴风木，考虑与木土关系密切。司病证：失眠，入睡困难，夜眠浅，伴有胃脘部不适，口干、口苦，大便干，平素便秘，因此从少阳、阳明出发。纵观舌脉，为少阳阳明合病，故选用柴胡类方枢转少阳兼降阳明，因此选择胃炎痞满颗粒汤加减，患者舌下脉络瘀紫，舌下红，加用赤芍、淡竹叶清心化瘀，取"心经火热移小肠"之意。舌肝线明显，脉沉弦，取郁金、木香、枳实疏肝理气之功效。佐以炒酸枣仁安神安眠之效。初诊当天，夜眠有改善，但日后有反复情况，考虑仍未抓住病机所在。

三诊时，患者每夜 2～4 点易醒，此为厥阴病欲解时时段，邪正斗争最为剧烈，阴阳运化失常，最易夜寐不安。故予以厥阴病主方乌梅丸治疗，且继续针刺双枢、双阖。乌梅颗粒中制乌梅入厥阴肝经，酸甘化阴，补肝体以制其阳用，为君药；黄柏、黄连为臣药，治阳邪有余；桂枝辅助黄柏、黄连使郁热上下而解，花椒、制附片、干姜治厥阴阴邪，当归补血养阴，使肝血和而木得遂，桂枝配伍花椒可补阳气、散寒水，共为使药；佐以细辛以酸泻之，以甘缓之，全方集酸、甘、辛、苦为一体，体现"厥阴之胜，治以甘清，佐以苦辛，以酸泻之"。

医案 5

李某，男，34 岁（1989 年 3 月 14 日生），2023 年 3 月 17 日初诊。

主诉：胃脘部胀满 10 天余。患者诉近期饮食不节，饮酒及暴饮暴食。10 天前出现胃脘部胀满，腹胀，无胃痛，反酸，嘈杂，无烧心，无恶心呕吐，纳食差，食不知味，大便稀，臭秽，大便不爽快，黏马桶。舌脉：舌暗，舌下红，舌下脉络迂曲扩张色紫，苔根黄厚腻，脉滑。胃镜：贲门口炎，慢性萎缩性胃炎伴糜烂。肠镜：降结肠息肉，内痔。病理活检：炎性息肉伴部分腺体腺瘤样增生。C_{13}：阴性。（2023 年 3 月 16 日）

辨病辨证：胃痞（肝胃不和，湿热互结）。

运气病机：厥阴风木、太阴阳明。

治法：疏肝和胃，清热化湿。

方药：胃炎痞满汤合葛根黄芩黄连汤加减。

川芎 16g，败酱草 16g，煅瓦楞子（先煎）30g，白及 16g，陈皮 10g，白芷 10g，炙甘草 6g，柴胡 24g，槟榔 10g，青皮 10g，建曲 20g，鸡内金 16g，枳壳 16g，赤芍 30g，淡竹叶 16g，炒白术 16g，三七粉 4g（冲服）、葛根 30g，黄芩 16g，黄连 6g。10 剂，水煎服，每日 1 剂，早晚各 200mL，餐后温服。

二诊：2023 年 3 月 28 日。胃胀程度减轻，无反酸，大便较前成形，排便爽快，但仍黏马桶，上方加茯苓 30g、苍术 16g、白术 20g 增加化湿健脾功效。效不更方，继服上方 14 剂以巩固疗效。

三诊：2023 年 4 月 11 日。偶有饮食不慎后出现胃胀，排便正常，纳食增加，舌下红，苔根厚腻均较前改善。原方去葛根、黄芩、黄连、建曲、鸡内金。继服 14 剂，嘱其复查胃镜，肠镜检查。

【按语】

司天：患者就诊时间为 2023 年 3 月 17 日，癸卯年，岁运为少火，阳明燥金司天，少阴君火在泉，就诊时间为初之气，太阴湿土加临厥阴风木。司人：患者出生时间为 1989 年 3 月 14 日，为己巳年，岁运为少土，厥阴风木司天，少阳相火在泉，患者出生在 3 月 14 日，为初之气，阳明燥金加临厥阴风木。司病证：结合患者运气体质与发病时间，考虑与太阴湿土、厥阴风木相关，患者肝气横逆，气滞于胃，胃气上逆，则表现为胃脘胀满；气郁胃中而生热，可见吞酸嘈杂。肝气犯胃，气滞不行，日久影响血液运行而致血瘀，故舌下脉络迂曲扩张，均为阳明、太阴、厥阴之象。

阳明和厥阴在阖机中属阴阳表里关系，二者共同组成人体的阖机，因此，一旦其中某方发生失常，便易导致疾病的互相传变，故治疗上经常互治。正所谓 "阖阳明即所以阖厥阴" 也。故用胃炎痞满方兼治疗阳明、厥阴，同时考虑太阴湿土影响。热邪内迫，大肠传导失司，故下利臭秽，舌红苔黄皆为里热偏盛之象，故用葛根黄芩黄连汤清降阳明。方中葛根辛甘而凉，入脾胃经，能升提脾胃清阳之气而治下利，故为君药。黄连、黄芩清热燥湿、厚肠止利，故为臣药；甘草甘缓和中，调和诸药，为佐使药。诸药合用，疏肝和胃，清热利湿，收效明显。

医案 6

陈某，男，59 岁（1963 年 8 月 13 日生），2023 年 4 月 21 日初诊。

间断胸闷、胸痛 2 个月，加重 1 周。患者诉 2 个月前间断出现胸闷，胸痛，尤其以劳累或情绪激动时加重，休息可缓解，每次胸痛呈闷痛，持续时间 2 分钟左右，自服用 "复方丹参滴丸" 可缓解，外院住院治疗，诊断：冠状动脉粥样硬化性心脏病；心律失常；心房颤动。心电图：心房颤动，心室率 82 次 / 分，电轴无偏，ST 段变化。冠脉 CTA：左前降支狭窄 50% ～ 70%，病变局限，考虑存在粥样斑块。

刻下症见：胸闷，间断胸痛，气短，活动后加重，偶心悸，乏力，纳食一般，夜眠差，二便调。舌脉：舌暗淡，燥苔，舌尖有裂纹，舌下脉络紫黑迂曲明显，脉细弱，左寸脉不及。

辨病辨证：胸痹心痛（心血不足，脉络瘀滞）。

运气病机：火运不及。

治法：补气养血，化瘀通络。

方药：六癸年黄芪茯神汤合圣愈汤加减。

黄芪 50g，茯神 10g，炙远志 10g，紫河车粉 10g，炒酸枣仁 16g，麦冬 30g，白芷 10g，清半夏 10g，淡竹叶 10g，炙桑白皮 16g，炙紫菀 16g，党参 6g，当归 16g，川芎 16g，白芍 10g，熟地黄 20g，酸枣仁 16g。7 剂，水煎服，每日 1 剂，早晚各 200mL，餐后温服。

二诊：2023 年 4 月 28 日。胸闷减轻，胸痛发作频率减少，疼痛程度减轻，仍乏力，夜眠未改善，效不更方，黄芪改为 60g，当归改为 12g，继续上方 14 剂。

【按语】

司天：患者发病时间为 2023 年 2 月，癸卯年，岁运为少火，少阴君火在泉，阳明燥金司天。就诊时间为二之气，少阳相火加临少阴君火。司人：患者出生年为癸卯年，与就诊时间相同。《素问·气交变大论》曰："岁火不及，寒乃大行。民病胸中痛，胁支满，两胁痛，膺、背、肩胛间及两臂内痛，郁冒朦昧，心痛暴瘖，胸腹大，胁下与腰背相引而痛，甚则屈不能伸，髋髀如别……"患者出生时的格局和发病就诊时的格局一致，故用六癸年黄芪茯神汤养心血治疗。缪问曰：六癸之岁，其脏为心，其发为痛。揆厥病情，无一非心血不足见端，盖心为生血之脏，血足则荣养百骸，不足则病多傍见。方用河车，甘咸之品，以有情者大补其心之血；茯神、黄芪，急益其心之气；更恃远志，辛能达下，挈离入坎，以育心之神。黄芪、酸枣仁甘淡悦脾。血虚而气亦虚，以睡卧不宁，心慌气促，倦怠无力，舌质淡，脉细软等为辨证要点。加用圣愈汤补气活血，方中人参、黄芪补气，当归、熟地黄、川芎补血滋阴。配合成方，有补气养血之功。气旺则血自生，血旺则气有所附。

医案 7

朱某，男，54 岁（1969 年 7 月 17 日生），2023 年 4 月 11 日初诊。

间断胃脘部胀满 4 年，伴心悸。患者诉于 2019 年初无明显诱因出现胃脘部胀满不适，无胃痛，无反酸，伴有心悸，胸闷，无心前区疼痛，外院口服中草药及中成药治疗，症状时好时坏。曾住院治疗，症状改善不明显。2023 年 4 月 4 日就诊于某医院，完善胃镜：慢性萎缩性胃炎，十二指肠球部黏膜隆起。病理：慢性炎症。心电图：窦性心动过缓，心率 53 次 / 分，电轴无偏，ST 段变化。既往甲状腺结节病史。刻下症见：胃脘部胀满，腹胀，心悸，稍感胸闷，无胸痛，乏力，纳食一般，夜眠差，小便调，大便黏。舌脉：舌淡暗，苔白腻，舌下脉络迂曲扩张，左关弦但重按无力，右关脉重按无力。

辨病辨证：痞满—脾虚湿盛，肝郁不舒。

运气病机：土运不及、厥阴风木。

治法：健脾化湿，调和肝脾。

方药：白术厚朴汤合四逆散加减。

白术 30g，制厚朴 16g，法半夏 10g，肉桂 3g，藿香 10g，青皮 10g，生姜 6g，炙甘草 6g，柴胡 24g，炒枳实 16g，槟榔 10g，陈皮 10g，鸡内金 16g，紫苏子 30g，赤芍 30g，淡竹叶 16g。15 剂，水煎服，每日 1 剂，早晚各 200mL 餐后温服。

二诊：2023 年 4 月 28 日。胃脘部胀满减轻，心悸稍有改善，大便仍黏马桶，但较前有改善，继续上方 15 剂。

【按语】

司天：发病时间为己亥年初之气，土运不及之年，主气为厥阴风木，客气为阳明燥金。司人：患者出生年为土运不及，阳明燥金司天，少阴君火在泉。司病证：患者左关弦但重按无力，为肝血不足、肝之风木太过之象；且患者腹胀，胃胀，脾土虚弱，运化无力，右关脉重按无力，符合己亥年土运不及兼厥阴风木司天的运气特点。

脾土不足，气血生化乏源，子病及母，引起心血亏虚、心神失养，故心悸，胸闷等表现。"凡遇六己年，卑监之纪，岁土不及，风气盛行，民病飧泄……善太息，不嗜食。"患者症状与之诸多契合，故选用"三因司天方"中针对己亥年的岁土不及设立的白术厚朴汤合四逆散加减。

清代缪问解释白术厚朴汤："岁土不及，寒水无畏，风乃大行。民病飧泄、霍乱等证，皆土虚所见端。但土虚则木必乘之，是补太阴必兼泻厥阴也。"方中君以白术，甘苦入脾，又治脾必及胃者，佐以厚朴燥湿，苦温平胃理气；青皮辛酸化肝，分泄肝之气血；复以甘草缓肝之急，兼补中气，以制过泄之品；藿香、生姜入行脾经；法半夏下宣脾气，与厚朴同泻肺气之有余；四逆散为调和木土关系中重要的方剂,其中柴胡归肝经,解郁平肝;枳实归脾、胃经,有化滞消积之功;患者舌下脉络迂曲扩张,故白芍更换为赤芍,以加强化瘀功效。诸药合用,土和木疏,气血通达周身,心神得养。

医案 8

音某,男,79 岁(1944 年 8 月 15 日生),就诊时间:2024 年 3 月 5 日。

反复胸闷、气短 3 年,再发伴心前区疼痛 1 周。患者诉于 3 年前无明显诱因出现胸闷,气短,偶有心前区疼痛,劳累或情绪激动时加重,伴有后背疼痛,于当地医院检查,诊断:冠心病,予以口服药物治疗(具体不详)。此次于 1 周前因劳累后上述症状再发加重,休息后可缓解,怕冷,故就诊。刻下症见:胸闷、气短,后背疼痛,心悸,乏力,自觉腿沉重,纳食一般,夜眠差,小便调,大便溏,日 1 次。舌脉:舌暗淡,舌体胖大,舌边齿痕,舌下脉络迂曲扩张,脉左关弦细。心电图:窦性心律,心率 72 次/分,电轴无偏,ST-T 变化。

辨病辨证:胸痹心痛—寒湿阻络,血瘀气滞。

运气病机:土运太过、太阳寒水。

治法:温化寒湿、活血祛瘀。

方药:附子山萸汤合丹参饮合静顺汤加减(颗粒剂)。

山茱萸 8g,附片 3g,丁香 6g,木瓜 8g,乌梅 8g,木香 5g,肉桂 3g,大枣 3g,丹参 5g,檀香 10g,牛膝 8g,干姜 3g,茯苓 15g,炙甘草 3g,诃子 3g,防风 5g,炒白术 8g。15 剂,水冲服,每次 1 袋,1 日 2 次,早晚饭后温服。

二诊:2024 年 3 月 19 日。胸闷,气短明显改善,胸痛发作次数减少,程度减轻,大便成形,效不更方,继续上方 15 剂。

【按语】

司天:患者就诊时间为甲辰年,岁运为太土,太阳寒水司天,太阴湿土在泉。司人:其出生时间也为甲年,少阳相火司天,厥阴风木在泉,且四之气主气是太阴湿土,客气阳明燥金。司病证:结合患者素体寒湿之气偏重;适逢今年 3 月,太阳寒水司天,寒湿叠加,患者病情加重。综上符合甲年特点。

本年土运太过,湿气流行,六甲年经文曰:"岁土太过,雨湿流行,肾水受邪。"注曰:"敦阜之纪,雨湿流行,肾中真气被遏,则火用不宣,脾土转失温煦，此先后天交病之会也。"五行论之，土盛乘水也。然则，土盛非但能乘水，也能反侮己所不胜之风木也。六甲年经文又曰："民病腹痛，清厥，意不乐，体重烦冤。甚则肌肉萎，足痿不收，行善瘛，脚下痛，饮发，中满，食减，四肢不举。病腹满，溏泄，肠鸣，反下甚。而太谿绝者死，死不治。"

宋代陈无择的三因司天方针对六甲年岁运病机特点，立"附子山萸汤"主之。取附子大热纯阳之品，直达坎阳，以消阴翳，厥逆而鼓少火，治肾而兼治脾。佐山茱萸之酸收，其入肾而无劫液之虑。乌梅静镇，木瓜泄甲木，丁香、木香之治胃。患者舌暗，舌下脉络迂曲扩张，用丹参饮以成活血祛瘀、行气止痛之效。太阳寒水司天，太阴湿土在泉，寒临太虚，阳气不令，寒湿相会，诸症加重。患者症见胸闷，昏乏无力，呈现一派寒虚之象，故选取针对太阳寒水的静顺汤治疗。二诊时，患者诸症减轻，效不更方，继续巩固治疗。

医案 9

马某，男，64 岁（1959 年 6 月 2 日生），2023 年 6 月 13 日初诊。

乏力半年。患者 2022 年因胃癌在某医院行手术治疗。术后予以化疗治疗。化疗期间出现乏力，精力差，纳食差，患者为寻求中医药调理，故来就诊。刻下症见：乏力，面色少华，怕冷，形体消瘦，体重 55kg，纳食差，不思饮食，口干，口苦，舌淡，黄苔，且化燥，关脉有力，寸脉弱。血常规：血红蛋白 78g/L，血细胞比容：28%，红细胞：2.62×10^{12}/L。

辨病辨证：虚劳（气血两虚，肝脾不和）。

治法：益气养血，疏肝健脾。

运气病机：少阳枢机不利。

方药：圣愈汤合小柴胡汤加减。

黄芪 60g，当归 13g，川芎 16g，白芍 10g，党参 16g，熟地黄 20g，大枣 10g，干姜 6g，炙甘草 6g，柴胡 26g，黄芩 16g，法半夏 10g，麦冬 20g。10 剂，水煎服，日 1 剂，取汁 400mL，分两次饭后温服。

二诊：2023 年 6 月 27 日。患者诉乏力有好转，精力较前好转，患者慢性病调理，嘱其继服上方 15 剂。

三诊：2023 年 7 月 14 日。患者诉诸症均好转，化疗期间服中药，恶心不适症状较前减轻，燥苔较前改善，原方去麦冬，继服 15 剂。

四诊：2023 年 8 月 1 日。患者诉诸症均好转，复查血常规：血红蛋白 89g/L，血细胞比容：32%，红细胞：3.10×10^{12}/L。但时有腹泻、脘腹胀满等症状，舌淡红，苔稍腻。辨病辨证：虚劳（气血两虚，脾虚不运）。

运气病机：土运不及。

治法：益气养血，补益脾土。

方药：圣愈汤合白术厚朴汤加减。

黄芪 60g，当归 13g，川芎 16g，白芍 10g，党参 16g，熟地黄 20g，大枣 10g，干姜 6g，炙甘草 6g，白术 30g，厚朴 16g，藿香 10g，青皮 10g，肉桂 3g，法半夏 10g。15 剂，水煎服，日 1 剂，取汁 400mL，分两次饭后温服。

【按语】

司天：就诊时间为癸卯年，火运不及，阳明燥金司天，少阴君火在泉；司人：患者出生年为土运不及、厥阴风木司天，少阳相火在泉；司病证：患者中晚期恶性肿瘤久治难愈，邪气过盛，邪毒蕴结，耗伤气血阴阳，形成气血两虚证候，结合患者体质与发病时间运气格局，考虑与土运不及、少阳枢机不利相关。患者因癌病困扰出现贫血，加之化疗药物影响。李军茹教授认为，邪气之毒，当从枢机散之，而患者之体质又当顾护脾土之本。因此在选择主要的祛邪疗法发挥"以毒攻毒"治疗作用的同时，外源性"药毒"亦致肝脾肾等脏腑功能失调，致使血细胞大量破坏。

圣愈汤源于元·朱丹溪《脉因证治》，是补益气血的经典名方，临床常用于气血两虚证的治疗。方中党参、黄芪益气补血，取气能生血之意，同时有气行则血行之用；熟地黄甘温味厚，而质柔润，长于滋阴养血；当归补血养肝，和血调营；白芍药养血柔肝和营；川芎和血行气，调畅气血，功能养血和血，可使营血调和；全方补血而不滞血，行血而不破血，补中有散，散中有收，共奏益气养血、补血和血之效。且结合患者的出生年月，己亥年少阳相火在泉，厥阴风木司天，三之气，主气少阳相火，客气厥阴风木，结合症状，患者有肝脾不调、少阳不枢的表现，故合柴胡类方治疗。二诊、三诊时患者症状均较前改善。四诊时，患者时有腹泻、脘腹胀满等症状，舌淡红，苔稍腻，考虑土运不及而表现为中焦脾土运化无力、水湿停滞表现，故予以己亥年运气方白术厚朴汤补益脾土，运化水湿。

医案 10

马某，女，71 岁（1952 年 11 月 28 日生），2023 年 8 月 29 日初诊。

自汗 1 个月。患者于 1 个月前无明显诱因出现汗出较多，白天为主，活动及吃饭时明显，无盗汗，乏力，心慌，纳食差，口中黏腻，大便干，头昏，纳食差，夜眠差，舌质红，苔白厚腻，舌下可，左寸关脉、右关弱。

辨病辨证：汗证—心脾两虚、脾虚湿盛。

运气病机：太阴、阳明、少阴。

治法：补益心脾，健脾祛湿。

方药：归脾汤合敛汗方合苓术汤加减。

太子参 15g，炒白术 16g，黄芪 60g，当归 13g，炙甘草 6g，茯苓 20g，炙远志 10g，炒酸枣仁 30g，木香 10g，桑枝 30g，防风 10g，浮小麦 30g，厚朴 16g，法半夏 10g，草果 10g，炒青皮 10g，炮姜 10g。10 剂，水煎服，日 1 剂，取汁 400mL，分两次饭后温服。

二诊：2023 年 9 月 5 日。汗出减少，乏力好转，效不更方，继续上方 10 剂。

三诊：2023 年 9 月 15 日，平时汗出正常，活动后仍出汗，但较前明显改善，纳食增加，口黏消失，大便调，夜眠改善，继续服用上方 20 剂。后期回访中，患者诉诸症改善。

【按语】

司天：就诊时间为癸卯年，火运不及，阳明燥金司天，少阴君火在泉；司人：患者出生时间木运太过，太阳寒水司天，太阴湿土在泉；司病证：自汗属于汗证范畴，人体阴阳失调、营卫不和、腠理不固引起汗液外泄失常的病证称为汗证。《丹溪心法》指出："自汗属于气虚，血虚、湿、阳虚、痰，盗汗属血虚、阴虚。"患者平素思虑太过，损伤心脾，血虚失养，导致心血不足。因汗为心之液，血不养心，汗液外泄太过，引起自汗。气血不足，则见乏力、心慌。

结合患者运气病机，火运不及是为寒湿出现之时，患者体质与太阴之湿土相关，且发病时间涉及少阴之君火，因此用归脾汤兼顾少阴与太阴，功在益气养血，养心敛汗。敛汗方为李教授自拟方，取玉屏风散之意，其具有益气固表之效。方中当归、龙眼肉养血补血，白术、太子参、黄芪、甘草、大枣健脾益气以生血，酸枣仁，远志养心安神，浮小麦收涩敛汗。

患者出生年时的格局是壬辰年，岁运为太木，司天之气为太阳寒水，在泉之气为太阴湿土，客气为太阴湿土。岁木太过，风气流行，脾土受邪，可用六壬年苓术汤健脾。白术、甘草，一苦一甘，以补脾之体，佐以草果、厚朴，辛香消滞，以宣脾之用。臣药茯苓，半夏通利阳明，祛无形之邪，导之从小便下达。青皮之酸，甘草之甘，所谓以酸泻之、以甘缓是也。合之炮姜焦苦醒脾，且以制金之来复。姜、枣调和营卫，治中所需。

医案 11

秦某，女，57 岁（1967 年 5 月 2 日生），2023 年 8 月 22 日初诊。

咽喉干痒不适 1 年。患者诉新冠愈后咽干、咽痒不适 1 年，耳内痒，自觉口中黏腻不爽，盗汗，夜眠欠佳。舌红，有红色点状毛刺，上焦无苔，下焦苔薄黄，舌下脉络紫黑扩张，脉弱。

辨病辨证：阴虚邪恋证。

运气病机：木气不及、太阴、太阳。

治法：益气养阴，兼清余热。

方药：苁蓉牛膝汤加减。

肉苁蓉 10g，川牛膝 10g，木瓜 10g，白芍 10g，熟地黄 16g，川芎 16g，干姜 3g，大枣 6g，乌梅 16g，菟丝子 16g，芦根 30g，玄参 10g，蝉蜕 6g，浙贝母 16g，炙枇杷叶 16g，炒苦杏仁 10g，炙甘草 6g。10 剂，每日 1 剂，浓煎取汁 400mL 分 2 次温服，早、晚各 200mL。并嘱患者清淡饮食。

针刺：双枢双阖，引少阴。

二诊：2023 年 9 月 5 日。患者诉现咽痒症状明显减轻，现偶有出汗，较前缓解，鉴于患者病情好转，守方同前，临症加减，继续巩固疗效，嘱其药毕后来院复查，而后随访中患者诉现症状无复发，口黏症状较前明显缓解，夜眠可，出汗正常，心情平和，无乏力。

【按语】

司天：就诊时间为 2023 年癸卯年四之气，火运不及之年，阳明燥金司天，同时四之气太阳寒水加临太阴湿土。司人：该患者出生于 1967 年 5 月 2 日，结合患者的出生时的运气，当年为丁未年，岁运为少木（少角），司天之气为太阴湿土，在泉之气为太阳寒水，基础体质考虑与木气不及相关。司病证：患者耳内痒，盗汗，夜眠欠佳，考虑与水不生木相关，结合患者体质，故予以六丁苁蓉牛膝汤加减，其中苁蓉咸能润下，温不劫津。熟地黄润以滋燥，肾中之阴尤有赖。阴阳平补，不致有偏胜之虞矣。牛膝酸平达下，白芍辛酸化阴，直走厥阴之脏，血燥可以无忧。但为火所复，而为寒热、疮疡，则一从少阳始，一从少阴来也。木瓜之酸泄少阳，甘草之甘泻少阴，乌梅止溏泻，姜、枣和营卫。芦根、玄参清热泻火，生津止渴。蝉蜕疏散风热，利咽透疹，明目退翳。全方共奏益气养阴、兼清余热之功。

医案 12

金某，男，27 岁，2024 年 4 月 2 日初诊。

失眠多年。患者诉不寐日久，4～5 点易醒，心烦着急，大便溏稀，易腹泻。舌暗红，舌体胖大，苔白腻，舌下红，脉数。

辨病辨证：不寐—湿热蕴结证。

运气病机：水运太过，厥阴。

治法：清热利湿。

方药：川连茯苓汤合敷和汤加减。

炙甘草 6g，黄连 6g，茯苓 30g，麦冬 10g，车前子 10g，小通草 10g，炙远志 10g，法半夏 10g，黄芩 13g，赤芍 50g，淡竹叶 20g，五味子 6g，酸枣仁 30g，诃子 6g，炒枳壳 10g，炒白术 16g，炒苍术 16g，防风 10g，酸枣仁 20g。7 剂，水煎服，每日 1 剂，浓煎取汁 400mL，分 2 次温服，早、晚各 200mL。并嘱患者清淡饮食。

二诊：2024 年 4 月 9 日。患者诉现睡眠较前稍好转，心烦着急较前明显减轻，自诉内心较前平静，大便较前成形。鉴于患者病情好转，守方同前，临证加减，继续巩固疗效，嘱其药毕后来院复查，而后随访中患者诉现症状明显好转，睡眠质量明显好转，大便较前成形，舌质稍好转。

【按语】

司天：就诊时间为 2024 年甲辰年，司天之气为太阳寒水，在泉之气为太阴湿土。司人：该患者出生于 1996 年 4 月 15 日，结合患者的出生时的格局，当年为丙子年，岁运为太水（太羽），司天之气为少阴君火，在泉之气为阳明燥金，患者出生在 4 月 15 日，为丙子年的二之气，厥阴风木加临少阴君火，基础体质可能与少阴君火相关。司病证：不寐日久，4～5 点易醒，心烦着急，大便溏稀，结合患者丙年出生，甲辰年发病，故予以六丙川连茯苓汤合敷和汤加减。以黄连之苦，急清心经之焰，内安君主。茯苓之淡，急泄流衍之水，外御客邪；麦冬、黄芩、甘草佐川连，同致救焚之功；半夏、车前、通草佐茯苓共成决渎之功；远志开心窍，用姜汁制之，则能通神明而宣阳气，阳气得宣，水邪尽却，烦躁厥冷自已。敷和汤中半夏辛能润下，合茯苓之淡渗，祛湿除黄。枣仁生用，能泻相火。甘草功缓厥阴，风在上，以甘酸泄之，火在下，以五味子之咸以制之。木瓜和胃化湿，改善胃部疼痛，并助化湿之功。干姜，以煦太阴之阳。茯苓、牛膝导附子专达下焦。甘草、防风，引干姜上行脾土。防风、附子皆通行十二经，合用之，而且表里寒湿均除矣。青皮、枳实合用以疏肝理气、消积化滞。全方共奏除湿化痰、理气和中之功。

医案 13

侯某，女，49 岁（1973 年 12 月 2 日生），2023 年 8 月 25 日初诊。

两胁疼痛伴心下胀满 1 个月余。患者诉两胁疼痛、心下胀满不舒，打嗝后觉舒，但打嗝困难，纳呆，大便溏稀，黏马桶。舌体胖大，舌质紫暗，苔薄白，舌下脉络紫黑扩张，脉迟弱。

辨病辨证：胁痛（痰湿中阻证）。

运气病机：太阳寒水、太阴湿土。

治法：除湿化痰，理气和中。

方药：备化汤合静顺汤加减。

木瓜 16g，牛膝 10g，茯神 16g，附片 10g，熟地黄 16g，覆盆子 16g，干姜 6g，炙甘草 6g，防风 10g，茯苓 20g，柴胡 26g，槟榔 10g，炒青皮 10g，炒枳实 16g，陈皮 10g，六神曲 20g，鸡内金 16g，党参 30g。10 剂，水煎服，每日 1 剂，浓煎取汁 400mL，分 2 次温服，早、晚各 200mL。并嘱患者清淡饮食。

针刺：双开，双阖。

二诊：2023 年 9 月 5 日。患者诉现心下胀满症状较前明显减轻，现偶有打嗝，较前缓解，大便稍好转，鉴于患者病情好转，守方同前，临证加减，继续巩固疗效，嘱其药毕后来院复查，而后随访中患者诉现症状明显好转，心下胀满较前明显缓解，大便较前成形，两胁疼痛较前减轻。

【按语】

司天：就诊时间为 2023 年癸卯年四之气，火运不及，司天为阳明燥金，在泉为少阴君火，四之气太阳寒水加临太阴湿土。司人：该患者出生于1973年12月2日，结合患者的出生时的运气，当年为癸丑年，岁运为少火（少徵），司天之气为太阴湿土，在泉之气太阳寒水，患者出生在12月5日为癸丑年的终之气，太阳寒水加临太阳寒水，基础体质考虑与太阳寒水相关。司病证：患者纳呆，大便溏稀，黏马桶，脉迟弱，考虑与太阴湿土相关，同时结合患者癸丑年出生，故予以备化汤合静顺汤加减。其中覆盆子甘平，补虚续绝，强阳益阴；茯苓利水渗湿，二者一渗一敛。牛膝补肝肾，补肾以助水液。同时酌加柴胡、青皮等药扶土抑木。

医案 14

高某，女，56岁（1967年8月4日生），2023年8月25日初诊。

入睡困难日久。患者诉入睡困难、头晕、双目干涩，晨起口干、口苦，既往有虹膜炎病史。纳可，二便调。舌大，舌质紫暗，苔薄白，舌下脉络紫黑扩张，脉迟弱。

辨病辨证：眩晕（肝阳上亢证）。

运气病机：阳明、少阳、木气不及。

治法：平肝潜阳，清火息风。

方药：苁蓉牛膝汤合小柴胡汤加减。

制肉苁蓉10g，牛膝16g，木瓜16g，白芍10g，熟地黄16g，当归16g，干姜10g，大枣6g，乌梅10g，鹿角胶（烊化）6g，炙甘草6g，清半夏10g，党参10g，黄芩16g，柴胡26g，六神曲20g。10剂，水煎服，每日1剂，浓煎取汁400mL，分2次温服，早、晚各200mL。并嘱患者清淡饮食。

中医外治：耳尖放血疗法。

二诊：2023年9月5日。患者诉现睡眠质量较前好转，入睡较前变快，现偶有头晕，眼干眼涩较前缓解，舌象较前好转，鉴于患者病情好转，守方同前，临证加减，继续巩固疗效，嘱其药毕后来院复查，而后随访中患者诉现症状无复发，入睡困难较前明显缓解，夜眠可，头晕无复发，心情平和。

【按语】

司天：就诊时间为2023年癸卯年四之气，中运为火运不及，阳明燥金司天，少阴君火在泉，而四之气为太阳寒水加临太阴湿土。司人：该患者出生于1967年8月4日，结合患者的出生时的运气，当年为丁未年，岁运为少木

（少角），司天之气为太阴湿土，在泉之气太阳寒水，基础体质与木运不及相关。司病证：入睡困难、头晕、双目干涩，晨起口干、口苦，考虑与太阳之寒水与木气不升有关，因此予以六丁苁蓉牛膝汤加减，从运气角度而言，木气之升有赖于少阳之枢转与太阳之阳开，因此患者之象重在晨起之时，小柴胡汤方中柴胡苦平，入肝胆经，为少阳经之专药，既透泄少阳半表之邪外散，又疏泄少阳气机之郁滞，为君药。黄芩苦寒，清泄少阳半里之热，为臣药。佐以半夏、生姜和胃降逆止呕，且生姜又制半夏毒；又佐以人参、大枣益气健脾，既扶正以祛邪，又御邪内传。炙甘草助参、枣扶正，且能调和诸药，为使药，以小柴胡汤之主药枢转少阳之机，又借苁蓉、牛膝、当归、地黄等药物滋水涵木，共奏平肝息风等功效。

医案 15

孙某，男，48岁（1975年11月4日生），2024年1月12日初诊（彩图2-2）。

泄泻伴畏寒肢冷日久。患者诉时常腹泻，畏寒，时感疲乏。舌暗紫，舌体胖大，苔薄白，舌下脉络紫黑扩张，寸尺脉弱。既往史：十二指肠癌术后。

辨病辨证：泄泻（寒湿瘀滞证）。

运气病机：太阳寒水、太阴湿土。

治法：散寒化瘀，祛湿止泻。

方药：柴胡桂枝汤合神术散加减（颗粒剂）。

桂枝8g，黄芩8g，法半夏6g，党参6g，炙甘草4g，大枣4g，北柴胡12g，生姜6g，防风6g，黄芪45g，泽泻10g，茯苓20g，炒白术10g，炒苍术10g，桑枝20g，皂角刺10g，茵陈20g，栀子6g。10剂，水冲服，每次1袋，1日2次，饭后温服。并嘱患者清淡饮食。

针刺：双开，双阖，引太阴。

二诊：2024年1月30日。患者诉腹泻症状较前稍好转，现偶有受凉后腹泻，舌质瘀暗较前稍好转，鉴于患者病情好转，守方同前：10剂，水冲服，每次1袋，1日2次，饭后温服。嘱其药毕后来院复查。

三诊：2024年3月5日。患者诉腹泻症状较前明显改善，但受凉后仍有腹泻，双下肢冷痛。舌大，舌质暗，苔水滑，考虑患者出生时运气，和发病当下运气，予患者方剂：备化汤合静顺汤加减（颗粒剂）。

覆盆子 8g，熟地黄 10g，茯苓 15g，牛膝 8g，木瓜 8g，干姜 3g，大枣 5g，炙甘草 3g，附片 3g，诃子 3g，防风 5g，川牛膝 8g，肉桂 2g，炮姜 1g。10 剂，水冲服，每次 1 袋，1 日 2 次，饭后温服。并嘱患者清淡饮食，避风寒。

而后随访中患者诉现腹泻症状尚未复发，乏力症状较前缓解。

【按语】

司天：就诊时间为 2024 年甲辰年，司天之气为太阳寒水，在泉之气为太阴湿土，司人：该患者出生于 1975 年 11 月 4 日，结合患者的出生时的运气，当年为乙卯年，岁运为少金（少商），司天之气为阳明燥金，在泉之气少阴君火，司病证：患者泄泻伴畏寒肢冷，是为太阴寒湿之象，患者之体质与阳明收降不能相关，阳明不能收降，因此肾中之水不藏，是为太阳寒水之根本，因此李军茹教授选择以备化汤合静顺汤加减。寒则太阳之气不行，湿则太阴之气不运，以附片大热之品通行上下，逐湿除寒；地黄、覆盆子补虚续绝，强阳益阴；茯苓利水渗湿，二者一渗一敛；茯苓、牛膝导附子专达下焦。木瓜和胃化湿，改善胃部疼痛，并助化湿之功；干姜，以煦太阴之阳；甘草、防风，引干姜上行脾土。复予诃子，酸能醒胃；防风、附子合用之，能祛除表里寒湿。全方共奏散寒化瘀、祛湿止泻之功。

医案 16

杜某，男，47 岁（1976 年 9 月 15 日生），2024 年 2 月 13 日初诊。

汗出较多 1 个月余。患者自诉出汗较多，动辄汗出，浑身浸湿，易腹痛、腹泻。舌红，苔黄腻化燥，有裂沟，舌下红、瘀，寸脉弱。

辨病辨证：汗证，气阴两虚证。

运气病机：水运太过、木运不及。

治法：益气养阴，固表敛汗。

方药：川连茯苓汤合苁蓉牛膝汤加减。

炙甘草 4g，茯苓 20g，黄连 4g，盐车前子 10g（包煎），法半夏 6g，黄芩 8g，白芍 6g，黄芪 30g，防风 6g，桑枝 20g，牛膝 6g，木瓜 6g，肉苁蓉 6g，赤芍 20g，乌梅 10g，淡竹叶 10g。10 剂，水煎服，每日 1 剂，浓煎取汁 400mL 分 2 次温服，早、晚各 200mL。并嘱患者清淡饮食。

二诊：2024 年 4 月 9 日。患者诉出汗较前减少，腹泻症状较前稍好转，现偶有受凉后腹泻，打嗝。舌下红较前好转，故去赤芍、淡竹叶。舌苔较前变薄，湿热减轻，故去黄连、黄芩、车前子。鉴于患者病情好转，守方同前，临证加减，继续巩固疗效，嘱其药毕后来院复查，而后随访中患者诉现腹泻症状尚未复发，乏力症状较前缓解。

【按语】

司天：就诊时间为 2024 年甲辰年，土运太过，司天之气为太阳寒水，在泉之气为太阴湿土。司人：该患者出生于 1976 年 9 月 15 日，结合患者的出生时的格局，当年为丙辰年，岁运为太水（太羽），司天之气为太阳寒水，在泉之气太阴湿土，患者出生在 9 月 15 日，为丙辰年的四之气，厥阴风木加临太阴湿土，基础体质可能与太阳湿土相关，司病证：患者出汗较多，动辄汗出，浑身浸湿，易腹痛、腹泻，考虑与寒湿上凌少阴君火相关，结合患者丙年出生及就诊时间，故予以六丙川连茯苓汤合苁蓉牛膝汤加减，其中黄连茯苓汤清泻寒湿之邪并固少阴邪火；本例患者寒湿较重，考虑湿邪之去需与通利相关，因此当从土水而至，因此李军茹教授选择苁蓉牛膝汤以辅助，其中苁蓉、牛膝咸能润下滋肾水而兼通利。白芍、木瓜辛酸化阴，共助少阴、厥阴。又以赤芍清热凉血、散瘀止痛；淡竹叶清热泻火、除烦止渴。全方共奏益气养阴、固表敛汗之功。

医案 17

宋某，女，40 岁（1983 年 11 月 18 日生），2024 年 3 月 8 日初诊。

眩晕伴入睡困难日久。患者诉头晕日久，视物旋转，体位突然变化时加重。入睡困难，梦多，小便正常，大便不成形。舌淡红，舌体胖大，上焦凸起，苔薄白，舌下鲜红，脉络紫黑扩张，脉弱。

辨病辨证：眩晕（气血亏虚证）。

运气病机：火运不及、太阴湿土。

治法：补益气血，调养心脾。

方药：黄芪茯神汤合备化汤加减。

木瓜 16g，茯神 16g，牛膝 13g，附片 6g（先煎），熟地黄 16g，覆盆子 16g，炙甘草 6g，干姜 6g，炙远志 10g，大枣 10g，黄芪 60g，赤芍 50g，淡竹叶 20g，炒薏苡仁 30g，赤小豆 16g，荷叶 20g，炒白术 16g，酸枣仁 16g。10 剂，水煎服，附片先煎 40 分钟～60 分钟。每日 1 剂，浓煎取汁 400mL，分 2 次温服，早、晚各 200mL，并嘱患者清淡饮食。

二诊：2024 年 3 月 22 日。患者诉头晕症状较前稍好转，现偶有蹲下起来时视物旋转，自诉夜眠较前安稳。舌象较前好转。鉴于患者病情好转，守方同前，临证加减，继续巩固疗效，嘱其药毕后来院复查，而后随访中患者诉现头晕症状尚未复发，大便较前成形，夜眠较前好转。

【按语】

司天：就诊时间为 2024 年甲辰年，中运为土运太过，司天之气为太阳寒水，在泉之气为太阴湿土。司人：该患者出生于 1983 年 11 月 18 日，结合患者出生时的格局，当年为癸亥年，岁运为少火（少徵），司天之气为厥阴风木，在泉之气为少阳相火。患者出生在 11 月 18 日，为癸亥年的五之气，太阴湿土加临阳明燥金，基础体质考虑与火运不及、太阴湿土相关。司病证：患者头晕日久，视物旋转，体位突然变化时加重；大便不成形，是为寒湿之象；而入睡困难，梦多，是为太阴不开，阳气不降。

综合以上，予以六癸年黄芪茯神汤合备化汤加减，其中茯神、远志安神，益心之气；黄芪、薏苡仁甘淡悦脾；赤芍清热凉血、散瘀止痛；淡竹叶清热泻火、除烦止渴；牛膝、木瓜和胃化湿，改善胃部疼痛，并助化湿之功；枣仁生用，益气安神。全方共奏补益气血、调养心脾之功，而备化汤为太阴湿土所设，原为太阴之备化，此方中辅用是为兼收降阳明、调整脾胃的同时助睡眠之功。

医案 18

宋某，男，28 岁，2024 年 1 月 26 日初诊。

泄泻伴腰背部冷痛日久。患者诉腹泻日久，畏寒肢冷，腰背部冷痛，心烦着急，打嗝矢气，纳食欠佳。舌淡红，舌体胖大，苔下焦白腻且厚，舌下脉络紫黑扩张，脉弱。

辨病辨证：泄泻，脾肾阳虚证。

运气病机：太阳寒水、太阴湿土。

治法：温肾健脾，涩肠止泻。

方药：附子山萸汤合静顺汤加减。

茯苓 30g，木瓜 16g，附片（先煎）10g，牛膝 16g，法半夏 10g，木香 6g，炙乌梅 16g，肉豆蔻 10g，炙山茱萸 16g，丁香 6g，诃子 6g，炒白术 16g，炒苍术 16g，防风 10g，槟榔 10g，炙甘草 6g。10 剂，水煎服，每日 1 剂，浓煎取汁 400mL，分 2 次温服，早、晚各 200mL。并嘱患者清淡饮食。

二诊：2024 年 2 月 6 日。患者诉腹泻症状较前稍好转，现仍有受凉后腹泻，舌苔较前稍变薄。鉴于患者病情好转，守方同前；患者心烦着急，舌下稍红，加赤芍 30g、淡竹叶 16g。继续巩固疗效，嘱其药毕后来院复查。

三诊：患者诉心烦症状较前减轻，舌苔下焦仍有白腻苔，考虑寒湿之邪日久，难以祛除，嘱患者坚持服药，巩固疗效，嘱其药毕后来院复查。

【按语】

司天：就诊时间为 2024 年甲辰年，司天之气为太阳寒水，在泉之气为太阴湿土。司人：该患者怕冷，易腹泻，受凉后症状加重，考虑其体质与太阳寒水相关。司病证：腹泻日久，畏寒肢冷，腰背部冷痛，考虑与太阴、太阳之寒湿相关，故予以附子山萸汤合静顺汤加减。附子山萸汤原为土运太过、湿注于肾水而设，方中附子大热，温阳散寒、止痛回厥；山茱萸酸收护肾、培补厥阴；乌梅、木瓜一收一泻，利脾祛湿；肉豆蔻辛温止泻，同时以防大热之附子伤及阴液；再加半夏利湿化饮，丁香、木香芳化和胃，少佐姜、枣调和诸药。白术甘温而兼苦燥之性，甘温补气，苦燥健脾；茯苓甘淡，健脾渗湿，与白术相伍，既能固寒水之堤，又可通利寒湿之邪。静顺汤则为太阳寒水专用，方中茯苓、牛膝导附子专达下焦。全方共奏散寒除湿祛风、益气健脾之功。

医案 19

王某，女，28 岁（生于 1995 年 8 月 11 日），2023 年 10 月 22 日初诊。

便秘 1 年余。患者诉便秘，排便困难，大便约 1 周解 1 次，先干后稀，心烦着急，夜眠欠佳。舌淡红，舌体胖大，边有齿痕，苔白厚腻，有裂纹，舌尖红，脉弱。

辨病辨证：便秘——血虚秘。

运气病机：土运不及、厥阴风木。

治法：养血滋阴，润肠通便。

方药：白术厚朴汤合敷和汤加减。

制厚朴 10g，法半夏 10g，肉桂 3g，广藿香 10g，炒青皮 10g，干姜 6g，炙甘草 6g，大枣 10g，炒枳实 16g，制南五味子 6g，茯苓 30g，炒酸枣仁 16g，酸枣仁 16g，诃子 6g，炒白术 16g，赤芍 30g，淡竹叶 16g。10 剂，水煎服，每日 1 剂，浓煎取汁 400mL 分 2 次温服，早、晚各 200mL。并嘱患者清淡饮食。

二诊：2024 年 11 月 7 日。患者诉便秘症状较前稍好转，夜眠较前安稳，现仍感心烦着急；舌淡红，中焦凹陷，舌尖稍红。鉴于患者病情好转，原方基础上加赤芍 30g、淡竹叶 16g，继续巩固疗效，嘱其药毕后来院复查。而后随访中，患者诉现便秘情况较前明显好转，心烦着急较前减轻，夜眠较前好转。

【按语】

司天：就诊时间为 2023 年癸卯年，司天之气为阳明燥金，在泉之气为少阴君火。司人：该患者出生于 1995 年 8 月 11 日，结合患者出生时的格局，当年为乙亥年，岁运为少金（少商），司天之气为厥阴风木，在泉之气为少阳相火，基础体质考虑与太阴湿土、厥阴风木相关。司病证：患者便秘，排便困难，大便约 1 周解 1 次，先干后稀，舌体胖大，边有齿痕，苔白厚腻，是为太阴脾土不能化生而阳明不能收降；患者心烦着急，夜眠欠佳，亦是厥阴与阳明不能阖降导致，故予以己年白术厚朴汤合巳亥敷和汤加减。方中白术甘苦入脾，燥湿健脾，佐以厚朴苦温平胃理气，是补脏通腑之法也。肝为将军之官，乘土不足而凌犯中州，是以泄之。肉桂辛甘，泄肝之气；青皮苦酸，泄肝之血，辛酸相合，足以化肝。合藿香之辛芬，横入脾络；干姜之苦辛，上行脾经。厚朴、半夏泻肺气之有余，不用苦寒戕土，即《内经》以平为期，不可太过之义也。半夏辛能润下，合茯苓之淡渗，以祛湿；枣仁生用，能泻相火；甘草炙用，能缓厥阴；枳实以泄本年中之湿；青皮、诃子协大枣醒胃悦脾，无邪不治矣。生、炒酸枣仁同用以增强宁心安神之功，又加以赤芍清热凉血、散瘀止痛；淡竹叶清热泻火、除烦止渴，全方共奏健脾祛湿、宁心安神之功。

医案 20

袁某，女，40 岁（1983 年出生）。2023 年 10 月 22 日初诊。

入睡困难半月余。患者半月前无明显诱因出现入睡困难，面色晦暗，汗多，乏力，双下肢困重，大便偏干，小便调。舌淡，苔白厚腻，舌体胖大，脉弱。

辨病辨证：不寐—脾虚湿蕴证。

运气病机：太阳、木运太过。

方药：茯苓汤合静顺汤加减。

茯苓 30g，白术 30g，制厚朴 16g，炒青皮 10g，草果 6g，干姜 6g，法半夏 13g，炙甘草 10g，木瓜 16g，牛膝 16g，川牛膝 16g，制诃子 6g，炮姜 10g，防风 10g，大枣 6g，制附片 6g（先煎）。水煎服，日 1 剂，分早晚两次餐后分服。

【按语】

司天：患者就诊时间为 2023 年 10 月 22 日，为癸卯年，火运不及，阳明燥金司天，少阴君火在泉，五之气为厥阴风木加临阳明燥金。司人：患者出生于 1983 年，火运不及之年，厥阴风木司天，少阳相火在泉。司病证：患者主要症状为入睡困难，故诊断为不寐病。面色晦暗，乏力，为脾虚土运不及之症状；双下肢困重，舌淡，苔白厚腻，舌体胖大，为太阳寒湿。脾虚土运不及，木气来克，则运化功能失司，化生水谷精微减少，气血生成减少，故面色晦暗，全身乏力；脾虚则运化水液功能减弱，故湿邪留于体内，造成下肢困重及舌苔白厚腻，舌体胖大。根据患者的临床表现及舌象、脉象，诊断为脾虚湿阻证。方用木土相关之茯苓汤合太阳寒水之静顺汤加减。李军茹教授在方中更以川牛膝同用，一则助其下，一则通其水液代谢，全方共奏健脾温阳、散寒祛湿之功。

医案 21

赵某，男，65 岁（1958 年 2 月生）。2023 年 3 月 24 日初诊。

胃痛数年。患者既往胃癌病史，长期反复胃痛，手术后大便偏稀，4～5 次/天。察舌：舌质暗，苔白腻，舌体胖大，舌边有齿痕，舌下红，舌下脉络紫黑，诊脉：脉弦。既往因胃癌行胃部全切术。结合患者舌脉症状，辨证为胃痛—湿浊瘀阻。

辨病辨证：胃痛—湿浊瘀阻。

运气病机：太阴。

治法：健脾祛湿、温中止泻。

方药：丑未备化汤合己白术厚朴汤加减。

木瓜 13g，茯神 16g，牛膝 13g，制附片 6g（先煎），熟地黄 16g，覆盆子 16g，生姜 6g，炒白术 16g，制厚朴 13g，法半夏 10g，肉桂 6g，藿香 10g，青皮 10g，芡实 10g，炒苍术 16g，白芷 10g，白及 16g，三七（冲服）4g，防风 10g，茯苓 30g。9 剂，水煎服，每日 1 剂，早晚分服。浓煎取汁 400mL，分 2 次温服，早、晚各 200mL。

二诊：2023 年 4 月 4 日。患者诉现胃痛、大便偏稀症状明显好转，原方基础上加制附片为 10g，去熟地黄、生姜、青皮、制厚朴，加山茱萸 16g、陈皮 10g、炮姜 10g、石榴皮 16g，9 剂以巩固疗效。

三诊：2023 年 4 月 14 日。患者诉现胃痛症状明显好转，大便调，出现胸闷、气短、口干，原方基础上去炒苍术，将陈皮改为 20g，加白芍 20g，9 剂以巩固疗效。

【按语】

司天：就诊时间为 2023 年 3 月 24 日，癸卯年，岁运为少火（少徵），司天之气为阳明燥金，在泉之气为少阴君火。司人：该患者出生于 1958 年 2 月，结合患者出生时的格局，当时为戊戌年，司天之气为太阳寒水，在泉之气为太阴湿土。患者出生在 2 月，为戊戌年的初之气，少阳相火加临厥阴风木，基础体质与寒湿密切相关。司病证：患者主要症状表现为胃痛，大便偏稀，4～5 次/天，结合患者的运气体质及发病时间，考虑与湿浊之气相关。胃痛为湿浊之气阻滞太阴之气机，大便偏稀，4～5 次/天，为湿浊之气困脾，脾胃虚弱，中阳不健，运化无权，因此治疗当以温中健脾祛湿为主，以温中健脾祛湿之备化汤为基础，辅以白术厚朴汤加减。方中：附片、地黄温肾水，固脾阳；覆盆子补虚续绝，强阳益阴；茯苓、牛膝利水渗湿；木瓜和胃化湿，改善胃部疼痛，加辛温之生姜，兼疏地黄之腻膈。白术健脾祛湿，佐以厚朴燥湿，苦温平胃理气，是补脏通腑之法也。肉桂辛甘，泄肝之气；青皮苦酸，泄肝之血，辛酸相合，足以化肝。白芷、白及、三七燥湿活血、止痛，化解体内瘀血；陈皮健脾理气，以助行气；白术、苍术燥湿健脾；防风胜湿止痛；山茱萸补益肝肾，收涩固脱；芡实固肾补脾止泻；石榴皮涩肠止泻；白芍柔肝敛阴止汗。全方共奏健脾祛湿、温中止泻之功。

医案 22

白某，女，56 岁（1966 年 4 月生）。2022 年 2 月 16 日初诊。

反复口腔溃疡多年。平素容易上火，常感腹部胀痛，自认为是胃部不适，遂服用山药粥以缓解症状，服后口腔出现多处溃疡，饮食甚至饮水都疼痛难忍，停食山药粥后未见好转。舌脉：舌质红，中下焦苔白腻，舌面裂纹多；舌下鲜红，舌下脉络紫黑扩张，脉弦滑。

辨病辨证：阴虚火旺证。

运气病机：少阳、少阴。

方药：正阳汤合一贯煎加减。

白薇 3g，玄参 10g，川芎 16g，桑白皮 16g，当归 16g，白芍 10g，干姜 6g，旋覆花 10g，枸杞 13g，麦冬 16g，熟地黄 16g，炙甘草 6g，生地黄 16g，柴胡 23g，黄芩 16g，北沙参 10g，川楝子 6g。水煎服，日 1 剂，分早晚两次温服。

针刺：引火三针、双阖。

【按语】

司天：患者就诊于 2022 年 2 月 16 日，是为木运太过，少阳相火司天，厥阴风木在泉，初之气时，少阴君火为客气。司人：患者出生于丙午年，丙年水运太过，子午之岁，少阴司天，阳明在泉。司病证：患者上火而出现口腔溃疡，结合患者就诊时间与运气体质，考虑为少阳、少阴之火同在，如《素问·六元正纪大论》中提到，少阴司天，热病生于上，清病生于下，寒热凌犯而争于中，民病咳喘，血溢血泄鼽嚏，目赤眦疡。且溃疡类疾病多从"火"论，而初之气，少阴加临厥阴，主春分前六十日有奇，民反周密，关节禁固，腰椎痛，中外疮疡。患者近期苦于口腔溃疡，其对应的运气及所患病症与丙午年运气方相符，故选用少阴正阳汤作为主方。患者脉弦，加之出生年客气为厥阴风木，故在正阳汤方基础上合用治疗少阳相火之一贯煎以舒肝泻火。热为火性，寒为金体，用药之权，当辛温以和其寒，酸苦以泄其热，不致偏寒偏热。李军茹教授又用麦冬、熟地黄、生地黄、北沙参等养阴清热；柴胡、川楝子、黄芩有疏肝理气清热之功。

医案 23

许某，男，67 岁（1956 年 6 月生）。2023 年 10 月 20 日初诊。

反复心慌多年。患者无明显诱因出现反复心慌，于当地医院检查心电图示：房颤。既往无心脏病相关疾病，自发病以来，偶有胸闷气短，无胸痛、无恶心呕吐等。舌红，舌体胖大，苔黄厚腻，舌下红、瘀，脉滑。

辨病辨证：心悸—湿热瘀滞证。

运气病机：水运太过、双枢。

方药：川连茯苓汤合血府逐瘀汤加减。

黄连 6g，茯苓 30g，车前子 16g，炙远志 10g，黄芩 16g，青皮 10g，厚朴 10g，肉桂 3g，白术 30g，炙甘草 6g，藿香 10g，桃仁 10g，红花 10g，川芎 20g，枳壳 16g，牛膝 10g，当归 16g，赤芍 50g，柴胡 10g，桔梗 6g，紫苏子 30g，檀香 10g，淡竹叶 20g，炒酸枣仁 20g。水煎服，日 1 剂，早晚两次温服。

针刺：双枢、双阖。

【按语】

司天：患者就诊时间为 2023 年 10 月 20 日，癸卯年火运不及，阳明燥金司天，少阴君火在泉，五之气为厥阴风木与阳明燥金相临。司人：患者出生年为丙申年，岁水太过，寒气流行，邪害心火。少阳相火司天，厥阴风木在泉。司病证，患者房颤，胸闷心慌，是为寒湿之邪上凌少阴君火之象，结合患者之舌脉，考虑与双枢有关，同时患者之证象与阳明燥金关系密切，因此针刺选择双枢、双阖。而水运太过之年以"寒""湿""风""热"天气为主，易发"心""脾"疾病，即心脑血管与消化系统疾病。患者以心慌为主要症状，故诊断疾病为心悸，与丙申年运气所致疾病相符。李军茹教授予川连茯苓汤，又以血府逐瘀汤调少阳、少阴之双枢，加酸枣仁收养少阴、厥阴之气血，淡竹叶、紫檀清泻心火。全方共奏调节双枢、助活血化瘀及镇静安神之功。

医案 24

纳某，女，34 岁（1990 年 4 月生）。2024 年 8 月 14 日初诊。

腹痛半月余。患者半月前无明显诱因出现腹痛，以上腹部疼痛为主，不伴腹胀，行经期加重。常感腰痛，左下肢疼痛、麻木。体检发现乳腺结节，腰椎滑脱。平素纳食尚可，夜眠梦多。舌脉象诊：舌暗，有瘀斑，苔薄白，脉弦。

辨病辨证：腹痛—瘀血阻络证。

运气病机：金运太过。

方药：牛膝木瓜汤加减。

牛膝 16g，木瓜 16g，白芍 10g，杜仲 16g，枸杞 10g，松节 10g，菟丝子 16g，天麻 16g（先煎），干姜 6g，大枣 6g，炙甘草 6g，炒酸枣仁 20g，酸枣仁 16g（生）。水煎服，日 1 剂，早晚两次温服。

【按语】

司天：患者就诊于2024年8月14日，时属甲辰年四之气，太阳寒水司天。司人：患者生于庚午年，岁金太过，燥气流行，肝木受邪；该年少阴君火司天，阳明燥金在泉，因此患者体质以少阴、阳明为基础。司病证：患者主要症状为腹痛，故诊断为腹痛。经期腹痛加重，乃是阳明金气与厥阴木气相争导致气结肝郁之象。舌暗，脉弦均提示双阖受阻。瘀血阻络、气机阻滞，则气血运行不畅，故导致乳腺结节。左下肢疼痛、麻木，乃肝血失养所致，筋脉失养则麻木、屈伸不利，亦是金木相争之证据。因此李军茹教授选用针对金木相争之主方牛膝木瓜汤加减。根据《素问·气交变大论》所载，人体易出现两胁少腹疼痛等症状为"肝为金遏，郁而不舒"之象，原文指出："盖金者主气与声也，肺气逆行，上蒙清窍，耳乃无闻。肝为藏血之会，火复阴伤，不获荣养肢体，缘见诸痛。"李教授又辅以炒酸枣仁与生酸枣仁，以收敛心神、宁神助眠。

医案 25

杨某，男，39岁（1984年9月生）。2023年10月14日初诊。

反复胸痛半年余。患者反复胸痛半年余，起初未予重视，未行相关检查及治疗，后胸痛症状加重伴全身乏力，无胸闷气短，无恶心呕吐，偶感胁肋部胀闷不适。纳食一般，睡眠质量偏差，二便正常。舌红，舌尖及舌边有瘀斑，舌面有裂纹；舌下鲜红，舌下脉络紫黑扩张，脉数。

辨病辨证：胸痛—心血瘀滞证。

运气病机：厥阴风木、少阴君火。

方药：敷和汤合正阳汤加减。

法半夏10g，五味子6g，枳实16g，茯苓20g，诃子6g，炙甘草6g，白薇3g，炒酸枣仁20g，玄参10g，桑白皮16g，旋覆花10g，白芍10g，当归20g，川芎16g，赤芍30g，淡竹叶16g，白芷10g，连翘20g，生姜6g。

针刺：双枢、双阖。（彩图2-3）

【按语】

司天：患者就诊于2023年10月14日，火运不及，阳明燥金司天，少阴君火在泉，五之气客气为厥阴风木；司人：患者生于甲子年，岁运太土（土运太过），少阴君火司天，阳明燥金在泉。其运气体质与阳明燥金、少阴君火相关。司病证：患者胸痛乏力，此为少阴、少阳双枢不调，《素问》云："少阴司天之政……热病生于上，清病生于下，寒热凌犯而争于中，民病咳喘，血溢血泄鼽嚏，目赤眦疡，寒厥入胃，心痛腰痛，腹大，嗌干，肿上。"患者胸痛符合少阴司天之民病，舌面有瘀斑，则体内瘀血阻滞；舌面有裂纹，是因瘀血阻络、气机不通、津液运行受阻所致。舌下脉络紫黑扩张也提示瘀血内阻。患者就诊时间之客气为厥阴风木，证与象合，故方选敷和汤合正阳汤加减。治宜辛以调其上、咸以调其下，此合《内经》"酸以安其下"之义也。诸药既有维持上下之功，复加甘草、生姜一和一散，上热下清之疾胥除矣。

医案 26

李某，女，59 岁（1963 年 7 月生）。2022 年 5 月 16 日初诊。

头痛头晕数年。患者自述头痛头晕日久，自认为是劳累所致，未行治疗。现头痛头晕症状加重，头痛以前额部尤甚；晕时无黑蒙、无视物旋转感。无胸闷胸痛、无恶心呕吐等。自诉无高血压病及脑部相关疾病病史。纳食较差，睡眠较差，二便正常。舌脉象：舌红，舌体胖大，苔白腻化燥，舌尖有瘀斑，舌中凸起；舌下脉络紫黑扩张。

辨病辨证：头痛—脾虚湿阻证、湿郁化热证。

运气病机：火运不及，阳明燥金。

方药：黄芪茯神汤合审平汤加减。

黄芪 30g，茯神 13g，炙远志 10g，紫河车粉（冲）10g，炒酸枣仁 16g，干姜 6g，大枣 6g，白薇 3g，天冬 16g，炒青皮 13g，山茱萸 16g，白术 30g，白芍 10g，炙甘草 10g，木蝴蝶 16g，防风 10g。

针刺：引火三针、双阖。

【按语】

司天：患者就诊于 2022 年 5 月 16 日，时属木运太过之年，少阳相火司天，厥阴风木在泉；司人：患者生于癸卯年，癸年，岁火不及，故寒乃大行。卯酉之岁，阳明燥金司天，因此运气体质与阳明燥金相关。司病证：患者头痛头晕，头痛以前额部为主，此为阳明燥金之部位，同时患者舌体胖大，苔白腻化燥，舌尖有瘀斑，舌中凸起，结合患者之运气体质，考虑为火不及之象，象与机合，应用黄芪茯神汤合审平汤加减。方用黄芪走表止痛于外，而即以河车，血肉有情补其心血，又以远志、茯神育其心神。因患者苔已化燥，故全方去薏苡仁。患者出生于癸卯年，卯酉之年，在天本气为燥，标以阳明，中气为太阴。《素问·六微旨大论》云:"阳明之上,燥气治之,中见太阴。"阳明与太阴互为表里,湿与燥相对,土与金相生,体现了阴阳相生之理,天气以燥为主。因为太阴湿土生阳明燥金,金之性为凉,故有清的特征,金之化为燥,故现燥的化象,有燥湿相兼之象,故以此方平衡之,全方共奏益气健脾、清热化湿之功。

医案 27

官某,女,39 岁(1985 年 7 月生)。2024 年 4 月 10 日初诊。

大便秘结多年。患者长期便秘,3～4 天 1 解,大便色黄质干,平素喝乳果糖口服液缓解,效果一般。夜眠欠佳,易盗汗。长年月经不调,经期紊乱,易痛经。遇事易心烦着急,平素常感神疲乏力,既往有胎停病史。舌红,上焦无舌苔,下焦舌苔白腻;舌下鲜红。脉弱。

辨病辨证:便秘(阴虚火旺证)。

运气病机:金运不及,火运不及。

方药:紫菀汤合黄芪茯神汤加减。

紫菀 16g,白芷 10g,党参 16g,黄芪 60g,苦杏仁 10g,赤芍 30g,茯苓 30g,淡竹叶 16g,地骨皮 10g,桑白皮 16g,白术 30g,厚朴 16g,炒栀子 10g,炙甘草 6g,远志 10g,紫河车粉 16g,酸枣仁 16g。

针刺:双枢、双阖。

【按语】

司天:患者就诊于 2024 年 4 月 10 日,时属甲辰年二之气,土运太过,太阳寒水司天,太阴湿土在泉,阳明燥金加临少阴君火;司人:患者出生于乙丑年,金运不及,太阴湿土司天,考虑患者体质与阳明燥金密切相关。司病证:患者便秘,盗汗,夜眠欠佳,此为金气不能收降;乏力,既往有胎停病史,此为火运不足。李军茹教授分析,患者运气条件多位于脾土太阴之寒湿,但其象表现出火运不及之证候,此为土克水,少阴水火相关联,因此可从金水相生及火运不及着手。且岁金不及,炎火乃行。全方共奏固金平水火之功。

医案 28

魏某,男,57 岁(1966 年生),2024 年 2 月 5 日初诊。

主诉:入睡困难伴心烦着急 1 年。

病史：患者入睡困难，心烦，心急，胸胁苦满，恶心，咽部异物感，口干口苦，甲状腺癌术后1年，近期复查甲功能正常，大便偏稀，纳可。舌质暗，苔黄腻，舌下红，脉络紫黑扩张，脉弦滑。

辨病辨证：不寐（湿热蕴结证）。

运气病机：水运太过、少阳。

治则：清热祛湿，和解少阳。

方药：黄连茯苓汤合小柴胡汤加减。

大枣10g，干姜6g，炙甘草6g，黄连6g，茯苓30g，车前子16g（包煎），小通草10g，远志6g，法半夏10g，黄芩13g，赤芍30g，淡竹叶16g，党参10g，柴胡23g，炒白术16g，炒苍术16g，防风10g，白花蛇舌草16g，半枝莲16g。10剂，水煎服，每日1剂，浓煎取汁400mL，分2次温服，早、晚各200mL，并嘱患者清淡饮食。

【按语】

司天：就诊时间为2024年甲辰年，岁运为太土（太宫），司天之气为太阳寒水，在泉之气为太阴湿土。司人：患者出生于丙午年10月5日，时属五之气，少阳相火加临阳明燥金，其基础体质考虑与少阳相火、水运太过相关。司病证：患者大便偏稀、心烦心急、苔黄腻等为寒湿凌心之象，结合患者丙年出生，治疗当从水运太过、少阳着手，故予以黄连茯苓汤合小柴胡汤，使水不上凌于心，而心自安。心为主宰，不受邪，仅以远志苦辛之品，媚兹君主，即以祛其谵妄，游刃有余。李军茹教授常以赤芍、淡竹叶为对，赤芍清热凉血、散瘀止痛；淡竹叶清热泻火、除烦止渴，炙甘草助大枣、干姜扶正，且能调和诸药。方中加用白花蛇舌草、半枝莲清热消肿，化瘀散结，抗肿瘤，全方共奏清热利湿除烦、和解少阳之功。

医案29

韩某，女，30岁（1992年生），2023年3月1日初诊。

双下肢水肿半年。患者日渐消瘦，困乏，腰背咳嗽，痰白色清稀，胁痛而吐，胸闷，气短。舌质暗，舌尖宽，舌边有瘀点，苔白腻，舌有裂纹，舌下瘀斑，脉细滑。结合患者舌脉症状，辨为水肿—寒湿阻滞证，予茯苓汤合备化汤（颗粒剂）加减。

辨病辨证：水肿（寒湿阻滞证）。

运气病机：太阴、厥阴。

治则：温阳健脾，祛湿利水。

方药：茯苓汤合备化汤（颗粒剂）。

青皮 6g，厚朴 6g，炙甘草 4g，熟地黄 20g，茯苓 20g，炮姜 4g，大枣 4g，牛膝 10g，炒白术 10g，法半夏 6g，覆盆子 10g，附片 4g，木瓜 6g，生姜 6g。7 剂，水冲服，分 2 次温服，早、晚各 150mL，并嘱患者宜清淡饮食，限盐限水。

【按语】

司天：就诊时间为 2023 年 3 月 1 日，为癸卯年，岁运为少火（少徵），司天之气为阳明燥金，在泉之气为少阴君火，2023 年 3 月 1 日客气为太阴湿土。司人：该患者出生年月日为 1992 年 8 月 14 日，结合患者的出生时的格局，当年为壬申年，岁运为太木（太角），司天之气为少阳相火，在泉之气为厥阴风木，患者出生在 8 月 14 日，为壬申的四之气，阳明燥金加临太阴湿土，基础体质与太阴湿土相关。司病证：困乏，腰背咳嗽，痰白色清稀，均为太阴寒湿之象，结合患者壬年出生，故予以壬茯苓汤合丑未备化汤加减。故君以茯苓，通利脾家之湿，臣以炒白术、甘草，一苦一甘，补脾之体，佐以厚朴，辛香导滞，宣脾之用。炮姜资焦苦之功，使以姜、枣调营益卫。辅备化汤共奏温阳健脾、祛湿利水之效。

医案 30

王某，女，37 岁（1986 年生），2024 年 1 月 20 日初诊。

眩晕、头痛伴腰背部疼痛 1 个月。患者 1 个月前无明显诱因出现头晕，头痛，体位变化时加重，腰背部疼痛，于 2023 年 10 月于某医院行腰椎穿刺提示 40mmH$_2$O、注射盐水加用激素后症状稍有好转，后行全脊柱水成像，明确诊断为"低颅压综合征，低颅压性头痛，睡眠障碍"。2024 年 1 月 20 日来青海省中医院门诊就诊，现患者头痛与体位相关，伴有头晕，耳鸣，自觉颈椎到腰椎僵硬，颈部落枕感。平素心烦着急，口渴，夜寐差，饮食、二便正常，舌红，舌中有裂纹，舌面不平，舌下红，脉络紫黑扩张，脉细无力。

辨病辨证：眩晕（气阴两虚、湿热蕴结证）。

运气病机：水运太过、少阴、太阴。

治则：清热祛湿，益气养阴。

方药：黄连茯苓汤合圣愈汤加减（颗粒）。

炙甘草 4g，茯苓 20g，制远志 6g，黄连 4g，车前子 10g，法半夏 6g，黄芩 8g，党参 10g，黄芪 20g，川芎 10g，当归 12g，熟地黄 12g，桑枝 30g，狗脊 10g，细辛 2g，干姜 4g，防风 12g，白芍 12g，小通草 6g。6 剂，水冲服，每日 1 剂，早晚两次餐后温服，早、晚各 200mL。

二诊：2 月 2 日。服药后头晕，腰背疼痛症状较前好转，仍感心急，心烦，夜眠好转，舌中裂纹，苔腻，舌下红，舌下脉络瘀曲，脉细，二诊方加用赤芍 16g、淡竹叶 10g 清热凉血，除烦止渴。9 剂，继续巩固疗效，嘱其药毕后来院复诊。

三诊：2 月 9 日。患者头痛头晕与体位无关，症状较前明显好转，下颌湿疹，面部偶有泛红，舌淡红，舌面裂纹，舌下脉络瘀曲较前明显好转，右手尺脉弱，原方加鸡血藤 20g、马齿苋 10g。而后随访中患者诉腰脊背疼较前明显好转，已经可以正常上班，无头晕、头昏等症状，心情平和，夜眠可，嘱患者清淡饮食，注意休息，劳逸结合。

【按语】

司天：就诊时间为 2024 年 1 月 20 日，甲辰年，岁运为太土（太宫），司天之气为太阳寒水，在泉之气为太阴湿土。司人：该患者出生年月日是 1986 年 2 月 5 日，结合患者的出生时的格局，当年为丙寅年，岁运为太水（太羽），司天之气为少阳相火，在泉之气为厥阴风木，考虑基础体质与水运太过相关。司病证：患者眩晕、头痛、腰背痛，与寒湿困于脾土有关，同时考虑心脑之病与少阴南北上下关系密切，故予以黄连茯苓汤合圣愈汤加减。

黄连茯苓汤功在泄少阴之寒水之邪，不专温补，而转通利。李军茹教授在方中加狗脊、桑枝善祛脊背之风湿而强腰膝，细辛散寒祛风止痛。而《医宗金鉴·删补名医方论》所载圣愈汤，是为心脾气血之转补，兼顾少阴、太阴。两方配合，有补气养血之功，亦兼顾运气之变，从而使得气旺则血自生，血旺则气有所附。全方共奏清热祛湿、益气养阴之效。

医案 31

范某，女，44 岁（1979 年 4 月 23 日生），2024 年 3 月 19 日初诊。

咳嗽、咳痰 2 个月余。患者自诉自 1 月患支原体肺炎后，留有咳嗽、咳痰，痰黏难咳，胸闷、心慌、气短，大便稀溏，2～3 次/日，夜眠欠佳。舌暗，舌尖凹陷，舌体胖大，边有齿痕，苔白腻，舌下红，舌下脉络紫黑扩张，脉弱。结合患者舌脉症状，辨为咳嗽—痰瘀阻肺证。

辨病辨证：咳嗽—痰瘀阻肺证。

运气病机：土运不及、太阴病。

治法：健脾祛湿止泻、温阳行气。

方药：白术厚朴汤合备化汤加减。

制厚朴 10g，肉桂 3g，广藿香 10g，黄芪 60g，炒青皮 10g，炙甘草 6g，覆盆子 16g，茯苓 30g，熟地黄 16g，附片（先煎）3g，牛膝 16g，炒白术 16g，木瓜 16g，丹参 16g，檀香（后下）10g，炒苍术 16g，防风 10g，生姜 6g，清半夏 10g。10 剂，水煎服，每日 1 剂，早晚各 200mL，餐后温服。

二诊：2024 年 3 月 29 日。患者诉现胸闷、心慌、气短明显减轻，咳嗽次数明显减少，痰易咳出，咳痰明显减少，大便较前明显成形，1～2 次/日，夜眠改善。鉴于患者病情好转，故在原方基础上附片加至 6g，减清半夏，15 剂，继续巩固疗效，嘱其药毕后来院复查。而后随访中患者诉现无胸闷、心慌、气短，无咳嗽、咳痰，二便调，夜眠可。

【按语】

司天：就诊时间为 2024 年 3 月 19 日，甲辰年，岁运为太土（太宫），司天之气为太阳寒水，在泉之气为太阴湿土。司人：该患者出生于 1979 年 4 月 23 日，结合患者出生时的格局，当年为己未年，岁运为少土（少宫），司天之气为太阴湿土，在泉之气为太阳寒水，患者出生在上半年，基础体质与太阴湿土密切相关。司病证：患者主要症状表现为咳嗽、咳痰，结合患者的运气体质及发病时间，考虑与寒湿之气相关。咳嗽、咳痰为寒湿之气困脾，脾失健运，痰浊内生，上干于肺，因此治疗当以温化寒湿为主，以健脾祛湿之备化汤为基础，辅以白术厚朴汤加减。白术厚朴汤原为土运不及所设，本例患者用之，可健脾化湿，补土益金。李军茹教授又以丹参活血祛瘀，养血安神；檀香温中行气。全方共奏健脾祛湿止泻、温阳行气之功。

医案 32

患者张某，男，1991 年 3 月出生，2021 年 9 月 10 日初诊。

反复腹泻 3 年余。患者平素有饮酒史（2 两/次，平均 2～3 次/周），无吸烟史，喜食辛辣。3 年前无明显诱因出现腹泻，4～5 次/天，稀水样便或完谷不化，时有腹部隐痛，泻后痛减，腹部胀满，肠鸣，无里急后重，无便血。先后口服"蒙脱石散、固肠止泻丸、双歧杆菌、匹维溴铵片"及中药后起始效果尚可，半年后无明显诱因腹泻再发，症状同前，自行选择性继服上药后尚可缓解。

2 年前于我院门诊查肠镜未见明显异常；近半年来因经常加班及应酬导致腹泻次数增加至 5～6 次/天，多则 8 次/天，腹泻频频，甚至影响正常工作，经他人介绍于 2021 年 9 月 10 日就诊于青海省中医院龙砂门诊。刻下症见：每于工作劳累或饮食不节后腹泻，5～6 次/天，时有腹部隐痛，泻后痛减，腹部胀满，肠鸣，无里急后重，无便血，纳食一般，肢困乏力，畏寒肢冷。舌淡红苔白，边有齿痕，脉细弱。

辨病辨证：泄泻病—脾肾亏虚证。

运气病机：水运不及、太阴—太阳。

治疗：备化汤合五味子汤加减。

附子（先煎）6g，巴戟天 10g，山茱萸 10g，熟地黄 10g，杜仲 10g，木瓜 16g，茯神 10g，牛膝 6g，覆盆子 10g，槟榔 10g，防风 10g，白芍 10g，五味子 15g，甘草 6g，生姜 6g。6 剂，水煎服，日 1 剂，早晚温服。建议用开阖六气针法治疗，但患者怕痛暂拒绝。

二诊：服上药后腹泻较前明显缓解，肢困乏力、畏寒肢冷、腹部胀满亦有所缓解，患者反馈疗效可，要求继续口服。因青海地处高原，9 月天气已逐渐转凉，患者畏寒症状较之前有所缓解，但相较于正常人仍表现为畏寒，故前方附子增加为 10g，继续予以 10 剂口服。听闻病友诉说针刺效果好，故暂且尝试一次，予以太阴、少阴、太阳、厥阴各一针，百会引太阴。

三诊：患者病情无加重，现无腹胀及疼痛，余均平稳，故前方减槟榔、白芍，继续口服 10 剂，继续予以针刺治疗（此次患者欣然接受）。

四诊：目前患者无腹胀、腹痛，大便 1～2 次/日，质中偏稀，时口干，舌红，苔白，脉平，手脚温暖，余无不适。考虑患者出现口干，不排除与近期持续口服附子有关，故调整附子为 6g，继续口服 10 剂，予以针刺治疗。

五诊：患者针药后自诉诸症均明显改善，目前大便成形，每日 1 次，质中，无腹痛腹胀。因工作原因不能继续按时用药，鉴于现症状较前明显好转，暂未继续服药，予以针刺治疗。

后患者未复诊，电话咨询后病情持续平稳，3 个月内未复发。

【按语】司天：患者就诊时间为 2021 年 9 月 10 日，水运不及，太阴湿土司天，太阳寒水在泉。司人：该患者出生于1991年3月，当年为辛未年，岁运为少水（水运不及），司天之气为太阴湿土，在泉之气为太阳寒水，3月正值初之气，恰逢厥阴风木之时。2021年为辛丑年，基本格局与患者出生时间相同。司病证：患者腹泻日久，多次治疗效果不佳，故根据其出生年月及就诊时间，恰运气格局相符，故予以备化汤加减化裁，联合六气针法，不仅解决了患者外在腹泻症状，还治疗了其他兼症。

水运不及，则湿土乘之，肾水亏虚不能制水，则水湿停聚，水湿停聚中焦则腹中胀满，流于肌肉腠理则身体困重，肾虚不能司二便则濡泄；选用太阴司天之备化汤加减。备化汤为治丑未之岁之方，太阴湿土司天，太阳寒水在泉，病者关节不利，筋脉拘急，身重痿弱，或温疬盛行，远近咸若，或胸腹满闷，甚则浮肿，寒疟血溢，腰痛。

《素问·至真要大论》篇云："司天之气……湿淫所胜，平以苦热，佐以酸辛，以苦燥之，以淡泄之。湿上甚而热，治以苦温，佐以甘辛，以汗为故而止。"又云："诸气在泉……寒淫于内，治以甘热，佐以苦辛，以咸泻之，以辛润之，以苦坚之。"陈无择"三因司天方"云："丑未之岁，太阴司天，太阳在泉，气化运行后天，民病关节不利，筋脉痿弱，或湿疬盛行，远近咸若，或胸膈不利，甚则浮肿，寒疟，血溢，腰椎痛，宜备化汤。方中木瓜、茯苓、牛膝（酒浸）、覆盆子补肝肾强筋骨兼通利湿气，炮附子温其阳，李军茹教授同时辅以五味子汤温肾以固水土，共奏祛湿扶土之功。

医案 33

魏某，男性，72岁（1951年生），2023年3月15日初诊。

右下腹疼痛伴乏力2个月余。患者胰腺肿瘤手术后常觉右下腹疼痛，腹胀，食欲不振，倦怠乏力。现患者腹痛腹胀，饮食一般，困倦乏力，舌体胖大，舌质红，苔黄腻，舌下色红，舌下脉络紫黑瘀曲，寸、关脉弦滑，尺脉弱。

辨病辨证：虚劳—湿热蕴结证。

运气病机：木运太过，厥阴。

治则：清热利湿，扶正祛邪。

方药：三因司天—壬年茯苓汤合敷和汤加减。

茯苓30g，白术30g，制厚朴10g，炒青皮10g，生姜10g，草果6g，黄芪 60g，车前子 16g，党参 16g，炙甘草 6g，郁金 16g，陈皮 10g，白花蛇舌草 16g，半枝莲 16g，半边莲 16g，柴胡 26g，大枣 10g，黄芩 16g，炒枳实 16g，清半夏 20g，南五味子 6g。水煎服，每日 1 剂，早晚两次餐后服用，分 2 次温服，早晚各 200mL。

5 月 25 日复诊，药后诸症减轻，舌体胖大，舌色淡红，舌苔薄黄腻，舌下色淡，脉络紫黑迂曲较前明显减轻；寸、关脉滑而有力，尺脉较前有力。腹部 CT 示：腹部与前片 2023 年 1 月 29 日相比，胰腺钩突部囊实性占位，范围同前；胆总管胰腺段截断，以上肝内、外胆管轻度扩张；以上较前相仿。根据当日复诊所察症状对前方稍作加减，巩固疗效。

9 月 15 日三诊，诸症较前好转。舌象好转，舌面湿象仍偏重。根据当日复诊所察症状对前方稍作加减，巩固疗效。

12 月 15 日四诊，药后诸症减轻。舌下脉络紫黑扩张明显好转。根据当日复诊所察症状对前方稍作加减，巩固疗效。而后随访患者诉腹痛腹胀及食欲不振、倦怠乏力等症状均已明显好转。嘱患者日常注意清淡饮食，劳逸结合。

【按语】

司天：就诊时间为 2023 年 3 月 15 日，癸卯年，岁运为少火（少徵），司天之气为阳明燥金，在泉之气为少阴君火，初之气为厥阴风木。

司人：该患者出生年月日是 1951 年 8 月 12 日，结合患者出生时的格局，当年为辛卯年，岁运为少水（少羽），司天之气为阳明燥金，在泉之气为少阴君火，患者出生在 8 月 12 日，为辛卯年的四之气，太阳寒水加临太阴湿土，基础体质与岁水不及、水不涵木密切相关。

司病证：患者主要症状表现为右下腹疼痛、腹胀、食欲不振、倦怠乏力，结合患者的运气体质及发病时间，考虑与寒湿之气相关。《素问·气交变大论》云："岁水不及，湿乃大行。"因此治疗当以清利湿热、扶正祛邪为主，遂以壬年茯苓汤为基础，考虑患者之病机多与厥阴或木气相关，因此李军茹教授又辅以敷和汤加减。全方共奏健脾祛湿、清利湿热、扶正祛邪之功。

第二节　妇科疾病

一、带下病

（一）带下过多

1. 定义

带下病是指带下量明显增多或减少，色、质、气味发生异常，或伴全身或局部症状者。带下明显增多者称为带下过多；带下明显减少者称为带下过少。带下一词，有广义、狭义之分。广义带下是泛指女性经、带、胎、产、杂病而言。

由于这些疾病都发生在带脉之下，故称为"带下病"。狭义带下又分为生理性带下及病理性带下。生理性带下属于妇女体内的一种阴液，是由胞宫渗润于阴道的色白或透明、无特殊气味的黏液，温时增多。病理性带下即带下病，有带下量多，色、质、气味异常；有带下量少，阴道干涩；或伴全身、局部症状。

2. 历史沿革

带下量过多，色、质、气味异常，或伴全身、局部症状者，称为"带下过多"，又称"下白物""流秽物"等。

本病始见于《素问·骨空论》云："任脉为病……女子带下瘕聚。"《诸病源候论》明确提出了"带下病"之名，并分"带五色俱下候"。《傅青主女科》认为"带下俱是湿证"，并以五色带下论述其病机及治法。

3. 病因病机

带下过多系湿邪为患，而脾肾功能失常是发生的内在条件，感受湿热、湿毒之邪是重要的外在病因。任脉不固，带脉失约是带下过多的核心病机。

（1）脾虚饮食不节，劳倦过度，或忧思气结，损伤脾气，脾阳不振，运化失职，湿浊停聚，流注下焦，伤及任带，任脉不固，带脉失约，而致带下过多。

（2）肾阳虚素禀肾虚，或房劳多产，或年老体虚，久病伤肾，肾阳虚损，气化失常，水湿下注，任带失约；或肾气不固，封藏失职，阴液滑脱，而致带下过多。

（3）阴虚夹湿热素禀阴虚，或年老久病，真阴渐亏，或房事不节，阴虚失守，下焦复感湿热之邪，伤及任带而致带下过多。

（4）湿热下注素体脾虚，湿浊内生，郁久化热；或情志不畅，肝气犯脾，脾虚湿盛，湿郁化热，或感受湿热之邪，以致湿热流注或侵及下焦，损及任带，而致带下过多。

（5）湿毒蕴结经期产后，胞脉空虚，或摄生不慎，或房事不禁，或手术损伤，感染湿毒之邪，湿毒蕴结，损伤任带，而致带下过多。

4.辨证要点

辨证要点主要根据带下的量、色、质、气味的异常及伴随症状、舌脉辨其寒热、虚实。临证时尚需结合全身症状及病史等进行全面综合分析，方能做出正确的诊断。同时需进行必要的妇科检查及防癌排查，以免贻误病情。

5.治疗原则

带下俱是湿证，故治疗以祛湿止带为基本原则。在辨证论治的基础上灵活应用清热解毒或清热利湿止带、健脾除湿止带、温肾固涩止带、滋肾益阴、除湿止带。此外，还需配合中成药口服、中药制剂外洗、栓剂阴道纳药、中医特色疗法等，同时还可选用食疗进行预防调护，以增强疗效，预防复发。

6.辨证论治

（1）脾虚证

症状：带下量多，色白，质地稀薄，如涕如唾，无臭味；伴面色萎黄或㿠白，神疲乏力，少气懒言，倦怠嗜睡，纳少便溏；舌体胖质淡，边有齿痕，苔薄白或白腻，脉细缓。

症状分析：脾气虚弱，运化失司，湿邪下注，损伤任带，使任脉不固，带脉失约，而为带下量多；脾虚中阳不振，则面色萎黄或㿠白，神疲乏力，少气懒言，倦怠嗜睡；脾虚失运，则纳少便溏。舌淡胖，苔白或白腻，脉细缓，均为脾虚湿阻之征。

治法：健脾益气，升阳除湿。

方药：完带汤（《傅青主女科》）。

完带汤：人参，白术，白芍，山药，苍术，陈皮，柴胡，荆芥穗，车前子，甘草。

方中人参、白术、山药、甘草益气健脾；苍术、陈皮燥湿健脾，行气和胃；白芍柔肝，柴胡、荆芥穗疏肝解郁，祛风胜湿；车前子利水渗湿。全方脾胃肝经同治，共奏健脾益气、升阳除湿止带之效。

若脾虚及肾，兼腰痛者，酌加续断、杜仲、菟丝子温补肾阳，固任止带；若寒湿凝滞腹痛者，酌加香附、艾叶温经理气止痛；若带下日久，滑脱不止者，酌加芡实、龙骨、牡蛎、乌贼骨、金樱子等固涩止带；若脾虚湿蕴化热，带下色黄黏稠，有臭味者，宜健脾除湿，清热止带，方选易黄汤（《傅青主女科》）。

（2）肾阳虚证

症状：带下量多，色淡，质清稀如水，绵绵不断；面色晦暗，畏寒肢冷，腰背冷痛，小腹冷感，夜尿频，小便清长，大便溏薄；舌质淡，苔白润，脉沉迟。

症状分析：肾阳不足，命门火衰，封藏失职，阴液滑脱而下，故带下量多，色淡质清，绵绵不断；阳气不能外达，故畏寒肢冷；肾阳虚，外府失荣，故腰背冷痛；肾阳虚，胞宫失于温煦，故小腹有冷感；肾阳虚，上不温脾阳，下不暖膀胱，故大便溏薄，小便清长。舌淡，苔白润，脉沉迟，为肾阳虚之征。

治法：温肾助阳，涩精止带。

方药：内补丸（《女科切要》）。

内补丸：鹿茸，肉苁蓉，菟丝子，潼蒺藜，肉桂，制附子，黄芪，桑螵蛸，白蒺藜，紫菀茸。方中鹿茸、肉苁蓉补肾阳，益精血；菟丝子补肝肾，固冲任；潼蒺藜温肾止腰痛；肉桂、制附子补火助阳，温养命门；黄芪补气助阳；桑螵蛸收涩固精；白蒺藜祛风胜湿；紫菀茸温肺益肾。全方共奏温肾培元、固涩止带之功。

若腹泻便溏者，去肉苁蓉，酌加补骨脂、肉豆蔻；若精关不固，精液下滑，带下如崩，谓之"白崩"，治宜补脾肾、固奇经，佐以涩精止带之品，方选固精丸（《仁斋直指方》）。

（3）阴虚夹湿热证

症状：带下量较多，质稍稠，色黄或赤白相兼，有臭味，阴部灼热或瘙痒；伴五心烦热，失眠多梦，咽干口燥，头晕耳鸣，腰酸腿软；舌质红，苔薄黄或黄或黄腻，脉细数。

症状分析：肾阴不足，相火偏旺，损伤血络，复感湿热之邪，伤及任带二脉，故带下量多，色黄或赤白相兼，质稠，有臭气，阴部灼热感；阴虚内热，热扰心神，则五心烦热，失眠多梦；腰为肾之府，肾阴虚则腰酸腿软。舌红，苔薄黄或黄腻，脉细数，均为阴虚夹湿热之征。

治法：滋阴益肾，清热祛湿。

方药：知柏地黄丸加芡实、金樱子。

知柏地黄丸：知母、黄柏、熟地黄、山茱萸、山药、茯苓、泽泻、牡丹皮。

若失眠多梦明显者，加柏子仁、酸枣仁以养心安神；咽干口燥甚者，加沙参、麦冬养阴生津；五心烦热甚者，加地骨皮、银柴胡以清热除烦。

（4）湿热下注证

症状：带下量多，色黄或呈脓性，气味臭秽，外阴瘙痒或阴中灼热；伴全身困重乏力，胸闷纳呆，小腹作痛，口苦口腻；小便黄少，大便黏滞难解；舌质红，舌苔黄腻，脉滑数。

症状分析：湿热蕴结于下，损伤任带二脉，故带下量多，色黄或呈脓性，气味臭秽；湿热熏蒸，则胸闷，口苦口腻；湿热内阻中焦，脾失运化，清阳不升，则纳呆，身体困重乏力；湿热蕴结，瘀阻胞脉，则小腹作痛；湿热下注膀胱，可见小便黄少；湿邪黏滞，阻滞肠腑，可见大便黏滞难解。舌红，苔黄腻，脉滑数，为湿热之征。

治法：清热利湿止带。

方药：止带方（《世补斋医书》）。

止带方：猪苓、茯苓、车前子、泽泻、茵陈、赤芍、牡丹皮、黄柏、栀子、川牛膝。

方中猪苓、茯苓、车前子、泽泻利水渗湿止带；赤芍、牡丹皮清热，凉血活血；黄柏、栀子、茵陈泻火解毒，燥湿止带；川牛膝利水通淋，引诸药下行，使热清湿除带自止。

若湿浊偏甚者，症见带下量多，色白，如豆渣状或凝乳状，阴部瘙痒，脘闷纳差，舌红，苔黄腻，脉滑数，治宜清热利湿，化浊止带，方用萆薢渗湿汤（《疡科心得集》）酌加苍术、藿香。

若带下量多，黄绿色或黄白色，稀薄，呈泡沫状，臭秽，外阴瘙痒，灼热疼痛，甚至尿频、尿痛，心烦易怒，苔黄腻，脉弦或滑，治宜清肝火、祛湿热，方用龙胆泻肝汤（《医宗金鉴》）。

（5）湿毒蕴结证

症状：带下量多，色黄绿如脓，或五色杂下，质黏稠，臭秽难闻；伴小腹或腰骶胀痛，烦热头昏，口苦咽干，小便短赤或色黄，大便干结；舌质红，苔黄腻，脉滑数。

症状分析：湿毒内侵，损伤任带二脉，故带下量多，色黄绿如脓，甚或五色杂下，秽臭难闻；湿毒蕴结，瘀阻胞脉，故小腹或腰骶胀痛；湿浊热毒上蒸，故口苦咽干；湿热伤津，则小便短赤，大便干结。舌红，苔黄腻，脉滑数，为湿毒蕴结之征。

治法：清热解毒，利湿止带。

方药：五味消毒饮（《医宗金鉴》）加土茯苓、薏苡仁、黄柏、茵陈。

五味消毒饮：蒲公英、金银花、野菊花、紫花地丁、天葵子。

方中蒲公英、金银花、野菊花、紫花地丁、天葵子清热解毒；加土茯苓、薏苡仁、黄柏、茵陈清热利湿止带。全方合用，共奏清热解毒、除湿止带之功。

若腰骶酸痛，带下臭秽难闻者，酌加贯众、马齿苋、鱼腥草等清热解毒除秽；若小便淋痛，兼有白浊者，酌加萆薢、萹蓄、虎杖、甘草梢以清热解毒，除湿通淋。

（二）带下过少

1. 定义

带下量少，甚或全无，阴道干涩，伴有全身、局部症状者，称为带下过少。

带下过少的相关记载首见于《女科证治准绳·赤白带下门》云："带下久而枯涸者濡之。凡大补气血，皆所以濡之。"本病古代记载甚少，今时较为多见，故列为专病论述。

本病的特点为阴道分泌物极少，甚或全无，阴道干涩，影响性生活，严重者外阴、阴道萎缩。

2. 病因病机

本病主要病机是阴精不足，不能润泽阴户。其因有二：一是肝肾亏损，阴精津液亏少，不能润泽阴户；二是瘀血阻滞冲任，阴液不能运达以濡养阴窍，均可导致带下过少。

肝肾亏损：素禀肝肾不足，或年老体弱，肝肾亏损；或大病久病，房劳多产，精血耗伤，以致冲任精血不足，任脉之阴精津液亏少，不能润泽阴窍，而致带下过少。

血瘀津亏：素性抑郁，情志不遂，以致气滞血瘀；或经产后感寒，余血内留，新血不生，均可致精亏血枯，瘀血内停，阴津不能润泽阴窍，而致带下过少。

3. 辨证要点

本病辨证不外乎虚实二端，虚者肝肾亏损，常兼有头晕耳鸣，腰腿酸软，手足心热，烘热汗出，心烦少寐；实者血瘀津亏，常有小腹或少腹疼痛拒按，心烦易怒，胸胁、乳房胀痛。

4. 治疗原则

本病治疗重在补益肝肾阴精阴液，佐以养血化瘀等。用药不可肆意攻伐、过用辛燥苦寒之品，以免耗津伤阴，犯虚虚之戒。

5. 分型论治

（1）肝肾亏损证

症状：带下量少，甚或全无，无臭味，阴部干涩或瘙痒，甚则阴部萎缩，性交涩痛；头晕耳鸣，腰膝酸软，烘热汗出，夜寐不安，小便黄，大便干结；舌红少津，少苔，脉沉细。

症状分析：肝肾亏损，阴液不充，任带失养，不能润泽阴道，发为带下过少；阴虚内热，灼津耗液，则带下更少，阴部萎缩、干涩灼痛或瘙痒；清窍失养，则头晕耳鸣；肾虚外府失养，则腰膝酸软；肝肾阴虚，虚热内生，则烘热汗出，夜寐不安，小便黄，大便干结。舌红，少苔，脉沉细，均为肝肾亏损之征。

治法：滋补肝肾，益精养血。

方药：左归丸。

左归丸：熟地黄、山药、枸杞子、山茱萸、川牛膝、菟丝子、鹿角胶、龟甲胶。

方中熟地黄、山茱萸、山药、枸杞子益肝肾，补精血；菟丝子补肾气；鹿角胶、龟甲胶滋补精血，补益冲任；川牛膝活血化瘀，补益肝肾，引血下行。全方共奏滋补肝肾、养精益津之功。

若阴虚阳亢，头痛甚者，加天麻、钩藤、石决明平肝息风止痛；心火偏盛者，加黄连、炒酸枣仁、龙骨清泻心火；皮肤瘙痒者，加蝉蜕、防风、白蒺藜祛风止痒；大便干结者，加生地黄、玄参、何首乌润肠通便。

（2）血瘀津亏证

症状：带下量少，阴道干涩，性交疼痛；精神抑郁，烦躁易怒，小腹或少腹疼痛拒按，胸胁、乳房胀痛，经量少或闭经；舌质紫暗，或舌边瘀斑，脉弦涩。

症状分析：瘀血阻滞冲任，阴精不能运达阴窍，以致带下过少；无津液润泽，故阴道干涩，性交疼痛；气机不畅，情志不遂，故精神抑郁，烦躁易怒；肝经郁滞，则胸胁、乳房胀痛；瘀阻冲任、胞脉，故小腹或少腹疼痛拒按，甚则经量过少或闭经。舌质紫暗，或舌边瘀斑，脉弦涩，均为血瘀津亏之征。

治法：补血益精，活血化瘀。

方药：小营煎加丹参、桃仁、川牛膝。

小营煎：当归、熟地黄、白芍药、山药、枸杞子、炙甘草。

方中当归、白芍养血润燥；熟地黄、枸杞子滋阴养血填精；山药健脾滋肾；炙甘草益气健脾；加丹参、桃仁活血化瘀；川牛膝补益肝肾，引血下行。全方共奏活血化瘀、养阴生津之功。

若大便干结者，加火麻仁、冬瓜仁润肠通便；下腹有包块者，加三棱、莪术以消癥散结。

6. 李军茹教授从五运六气角度认识带下病

五运六气理论作为中医学的重要组成部分，对于理解及治疗带下病具有深远的意义。带下病是指妇女阴道分泌物异常增多或伴有异味、颜色改变等症状的一类疾病。在中医理论中，带下病的发病机制与气机的升降出入密切相关，从运气角度而言，其中降气太过或升气不足是其主要病机。

带下病的发生与五行与六气的关系极为密切，从五运制化的角度而言，带下病多从"湿"论之，因此与土运关系密切，因此在临证过程中可以从土运太过、不及及木气太过考虑；从六气角度而言，阳明与厥阴作用的方向皆为阖，带下病可以从阖降功能下降出发，因此本病与阳明、厥阴、太阴相关。同时，五运六气的周期性变化对人体的影响明确，临证时也可以从带下病发作的时机与严重程度和月经的关系对运气病机进行辨证分析。从气化升降出入的角度出发，探讨了带下病的发病机制，指出带下病的发生与脾胃、肝、肾等脏腑功能失调有关，尤其是太阴、阳明的升降功能失调在带下病的发病中占有重要地位。

在治疗方面，应结合运气理论，重点从阳明、太阴、厥阴三个方面进行辨证施治。阳明主降，太阴主升，厥阴为肝木，与疏泄调节密切相关，三者在带下病的治疗中各有侧重。"三因司天方"中的升明汤、审平汤、备化汤等方剂在带下病治疗中有重要应用，并应强调在经方应用的基础上，应以运气理论为指导，根据患者的具体情况和当前的气候环境，灵活调整治疗方案。

二、月经病

（一）月经先期

1. 定义

月经周期提前 7 天以上，甚至 10 余天 1 行，连续 2 个周期以上者，称为"月经先期"，亦称"经期超前""经行先期""经早""经水不及期"等。

月经先期属于以周期异常为主的月经病，可伴月经量过少或月经量过多，严重者可发展为崩漏，应及时进行治疗。《妇人大全良方·调经门》指出本病病机是"过于阳则前期而来"，《普济本事方·妇人诸疾》进一步提出："阳气乘阴则血流散溢……故令乍多而在月前。"后世医家多宗"先期属热"之说，如朱丹溪有"经水不及期而来者，血热也"的见解。《万氏妇人科·调经章》分别将"不及期而经先行""一月而经再行"等逐一辨证论治，为月经先期作为一个病证开创了先例。《景岳全书·妇人规》对本病的病因、辨证、论治做了较全面的阐述，提出气虚不摄也是导致月经先期的重要发病机制，指出"若脉证无火而经早不及期者，乃其心脾气虚，不能固摄而然"。《傅青主女科·调经》也提出："先期而来多者，火热而水有余也。"并根据经血量的多少以辨血热证之虚实，有临证参考价值。

2. 病因病机

本病的病因病机主要是气虚和血热。气虚则统摄无权，冲任不固；血热则热扰冲任，伤及胞宫，血海不宁，均可使月经先期而至。

（1）气虚可分为脾气虚和肾气虚

脾气虚：体质素弱，或饮食失节，或劳倦思虑过度，损伤脾气，脾伤则中气虚弱，冲任不固，经血失统，以致月经先期来潮。脾为心之子，脾气既虚，则赖心气以补济，久则累及心气，致使心脾气虚，统摄无权，月经提前。

肾气虚：年少肾气未充，或绝经前肾气渐虚，或多产房劳，或久病伤肾，肾气虚弱，冲任不固，不能约制经血，遂致月经提前而至。

（2）血热常分为阳盛血热、阴虚血热、肝郁血热

阳盛血热：素体阳盛，或过食辛燥助阳之品，或感受热邪，热扰冲任、胞宫，迫血下行，以致月经提前。

阴虚血热：素体阴虚，或失血伤阴，或久病阴亏，或多产房劳耗伤精血，以致阴液亏损，虚热内生，热伏冲任，血海不宁，则月经先期而下。

肝郁血热：素性抑郁，或情志内伤，肝气郁结，郁久化热，热扰冲任，迫血下行，遂致月经提前。

3. 辨证要点

月经先期的辨证重在观察月经量、色、质的变化，并结合全身证候及舌脉，辨其虚、实、热。一般而言，月经先期，伴见量多、色淡、质稀者属气虚，其中兼有神疲肢倦、气短懒言等为脾气虚，兼有腰膝酸软、头晕耳鸣等为肾气虚；伴见量多或少、色红、质稠者属血热，其中兼有面红口干、尿黄便结等为阳盛血热，兼有两颧潮红、手足心热者为阴虚血热，兼有烦躁易怒、口苦咽干等为肝郁血热。

4. 治疗原则

本病的治疗原则重在益气固冲，清热调经。

5. 辨证论治

（1）气虚证

脾气虚证

症状：经来先期，或经量多，色淡红，质清稀；神疲肢倦，气短懒言，小腹空坠，纳少便溏；舌淡红，苔薄白，脉细弱。

症状分析：脾主中气而统血，脾气虚弱，统血无权，冲任不固，故月经提前而量多；气虚火衰，血失温煦，则经色淡，质清稀；脾虚中气不足，故神疲肢倦，气短懒言，小腹空坠；运化失职，则纳少便溏。舌淡红，苔薄白，脉细弱，均为脾虚之征。

治法：补脾益气，摄血调经。

方药：补中益气汤（《脾胃论》）。

补中益气汤：人参、黄芪、甘草、当归、陈皮、升麻、柴胡、白术。

方中以人参、黄芪益气为君；白术、甘草健脾补中为臣；当归补血，陈皮

理气，为佐；升麻、柴胡升阳为使。全方共奏补中益气、升阳举陷、摄血归经之效，使月经自调。

若经血量多者，经期去当归之辛温行血，酌加煅龙骨、煅牡蛎、棕榈炭以固涩止血；若心脾两虚，症见月经提前，心悸怔忡，失眠多梦，舌淡，苔白，脉细弱，治宜补益心脾、固冲调经，方选归脾汤（《济生方》）。

（2）肾气虚证

症状：经来先期，经量或多或少，色淡暗，质清稀；腰膝酸软，头晕耳鸣，面色晦暗或有暗斑；舌淡暗，苔白润，脉沉细。

症状分析：冲任之本在肾，肾气不足，封藏失司，冲任不固，故月经提前，经量增多；肾虚精血不足，故经量少，头晕耳鸣；肾气不足，肾阳虚弱，血失温煦，则经色淡暗、质清稀、面色晦暗；腰府失荣，筋骨不坚，故腰膝酸软。舌淡暗，脉沉细，均为肾虚之征。

治法：补益肾气，固冲调经。

方药：固阴煎（《景岳全书》）。

固阴煎：菟丝子、熟地黄、山茱萸、人参、山药、炙甘草、五味子、远志。

方中菟丝子补肾益精气；熟地黄补血益精；山茱萸涩精固气；人参、山药、炙甘草健脾益气，补后天养先天以固命门；五味子、远志交通心肾，使心气下通，以加强固摄肾气之力。故全方共奏补肾益气、固冲调经之效。

若经血量多者，加仙鹤草、血余炭收涩止血；量多色淡者，加艾叶炭、杜仲炭温经止血；腰腹冷痛，小便频数者，加益智仁、补骨脂以温肾固涩。

（3）血热证

阳盛血热证

症状：经来先期，量多，色深红或紫红，质黏稠；或伴心烦，面红口干，小便短黄，大便燥结；舌质红，苔黄，脉数或滑数。

症状分析：阳盛则热，热扰冲任、胞宫，冲任不固，经血妄行，故月经提前来潮，经量增多；血为热灼，故经色深红或紫红，质黏稠；热邪扰心，则心烦，面红；热甚伤津，则口干，小便短黄，大便燥结。舌红，苔黄，脉数，均为热盛于里之征。

治法：清热凉血调经。

方药：清经散（《傅青主女科》）。

清经散：牡丹皮、地骨皮、白芍、熟地黄、青蒿、黄柏、茯苓。

方中牡丹皮、青蒿、黄柏清热泻火凉血；地骨皮凉血退蒸；熟地黄、白芍养阴血，滋肾水；茯苓行水泻热。全方清热泻火，凉血养阴，使热去而阴不伤，血安则经自调。

若兼见倦怠乏力、气短懒言等症，为失血伤气，血热兼气虚，酌加党参、黄芪以健脾益气；若经行腹痛，经血夹瘀块者，为血热而兼有瘀滞，酌加茜草炭、蒲黄炭、三七以化瘀止血。

（4）阴虚血热证

症状：经来先期，量少或量多，色红，质稠；或伴两颧潮红，手足心热，咽干口燥；舌质红，苔少，脉细数。

症状分析：阴虚内热，热扰冲任，冲任不固，经血妄行，故月经提前；阴虚血少，冲任不足，故经血量少；若虚热伤络，血受热迫，经量可增多；血为热灼，故经色红而质稠；虚热上浮，则两颧潮红；虚热伤阴，则手足心热，咽干口燥。舌红，苔少，脉细数，均为阴虚内热之征。

治法：养阴清热调经。

方药：两地汤（《傅青主女科》）。

两地汤：生地黄、地骨皮、玄参、麦冬、阿胶、白芍。

方中生地黄、玄参、麦冬养阴滋液，壮水以制火；地骨皮清虚热，泻肾火；阿胶滋阴补血；白芍养血敛阴。全方重在滋阴壮水，水足则火自平，阴复而阳自秘，则经行如期。

若正值经期经血量多色红者，加地榆炭、仙鹤草凉血止血；热灼血瘀，经血有块者，加茜草炭祛瘀止血。

（5）肝郁血热证

症状：经来先期，量或多或少，经色深红或紫红，质稠，经行不畅，或有块；或少腹胀痛，或胸闷胁胀，或乳房胀痛，或烦躁易怒，口苦咽干；舌红，苔薄黄，脉弦数。

症状分析：肝郁化热，热扰冲任，经血妄行，故月经提前；肝失疏泄，血海失调，故经量或多或少；热灼于血，故经色深红或紫红，质稠；气滞血瘀，则经行不畅，或有血块；肝郁气滞，则烦躁易怒，胸胁、乳房、少腹胀痛；肝郁化火，则口苦咽干。舌红，苔薄黄，脉弦数，均为肝郁化热之征。

治法：疏肝清热，凉血调经。

方药：丹栀逍遥散（《内科摘要》）。

丹栀逍遥散：牡丹皮、栀子、当归、白芍、柴胡、白术、茯苓、煨姜、薄荷、炙甘草。

方中牡丹皮、栀子、柴胡疏肝解郁，清热凉血；当归、白芍养血柔肝；白术、茯苓、炙甘草健脾补中，防肝病侮脾；薄荷助柴胡疏达肝气，疏散肝热。唯煨姜辛热，非血热所宜，可去而不用。诸药合用，使肝气畅达，肝热得清，热清血宁，则经水如期。

若肝火犯胃，口干舌燥者，加知母、生地黄以养阴生津；若胸胁、乳房胀痛严重者，加郁金、橘核以疏肝通络。

（二）月经后期

1. 定义

月经周期延长 7 天以上，甚至 3～5 个月 1 行，连续出现 2 个周期以上，称为"月经后期"，亦称"经行后期""月经延后""经迟"等。月经后期如伴经量过少，常可发展为闭经。青春期月经初潮后 1 年内，或围绝经期，周期时有延后，而无其他证候者，不作病论。

2. 历史沿革

本病首见于《金匮要略·妇人杂病脉证并治》温经汤条下，谓"至期不来"。《妇人大全良方·调经门》引王子亨所言："过于阴则后时而至。"认为月经后期为阴盛血寒所致。《丹溪心法·妇人》中提出"血虚""血热""痰多"均可导致月经后期的发生，并指出相应的方药，进一步丰富了月经后期的内容。薛己、万全、张景岳等更提出了"脾经血虚""肝经血少""气血虚弱""气血虚少""气逆血少""脾胃虚损""痰湿壅滞"及"水亏血少，燥涩而然""阳虚内寒，生化失期"等月经后期的发病机制，并提出补脾养血、滋水涵木、气血双补、疏肝理气、导痰行气、清热滋阴、温经活血、温养气血等治法和相应的方药，使本病在病因、病机、治法、方药等方面渐臻完备。

3. 病因病机

本病主要发病机制是精血不足，或邪气阻滞，致冲任不充，血海不能按时满溢，或肝气疏泄不及，精血不能按时满溢，遂致月经后期。

（1）肾虚

先天肾气不足，或房劳多产，损伤肾气，肾虚精亏血少，冲任不充，血海不能按时满溢，遂致月经后期而至。

（2）血虚

体质素弱，营血不足，或久病失血，或产育过多，耗伤阴血，或脾气虚弱，化源不足，均可致营血亏虚，冲任不充，血海不能按时满溢，遂使月经周期延后。

（3）血寒

虚寒，素体阳虚，或久病伤阳，阳虚内寒，脏腑失于温养，气血化生不足，血海充盈延迟，遂致经行后期。或实寒，经期产后，外感寒邪，或过食寒凉，寒搏于血，血为寒凝，冲任阻滞，血海不能如期满溢，遂使月经后期而来。

（4）气滞

素多忧郁，气机不宣，血为气滞，运行不畅，冲任阻滞，血海不能如期满溢，或疏泄不及，血海不能如期满溢，因而月经延后。

（5）痰湿

素体肥胖，痰湿内盛，或劳逸过度，饮食不节，损伤脾气，脾失健运，痰湿内生，痰湿下注冲任，壅滞胞脉，气血运行缓慢，血海不能按时满溢，遂致经行错后。

4. 辨证要点

月经后期的辨证重在观察月经量、色、质的变化，并结合全身证候及舌脉，辨其虚、实、寒、热。一般而言，月经后期，伴见量少、色暗淡、质清稀，或兼有腰膝酸软、头晕耳鸣等属肾虚；伴见量少、色淡红、质清稀，或兼有头晕眼花、心悸少寐等属血虚；伴见量少、色淡红、质清稀，或兼有小腹隐痛、喜暖喜按等属虚寒；伴见量少、色暗有块，或兼有小腹冷痛拒按、得热痛减等属实寒；伴见量少、色暗红或有血块，或兼有小腹胀痛、精神抑郁等属气滞；伴见量少，经血夹杂黏液，或兼有形体肥胖、腹满便溏等属痰湿。

5. 治疗原则

本病的治疗原则重在调理冲任、疏通胞脉以调经，虚者补之，实者泻之，寒者温之，滞者行之，痰者化之。

6. 辨证论治

（1）肾虚证

症状：经来后期，量少，色暗淡，质清稀；腰膝酸软，头晕耳鸣，面色晦暗，或面部暗斑；舌淡，苔薄白，脉沉细。

症状分析：肾虚精血亏少，冲任亏虚，血海不能按时满溢，故经行后期，量少；肾气虚，火不足，血失温煦，故色暗淡，质清稀；肾主骨生髓，脑为髓海，腰为肾之外府，肾虚则腰膝酸软，头晕耳鸣；肾主黑，肾虚则肾色上泛，故面色晦暗，面部暗斑。舌淡，苔薄白，脉沉细，均为肾虚之征。

治法：益精养血，补肾调经。

方药：当归地黄饮（《景岳全书》）。

当归地黄饮：当归、熟地黄、山茱萸、山药、杜仲、怀牛膝、甘草。

方中以当归、熟地黄、山茱萸养血益精；山药、杜仲补肾气以固命门；怀牛膝强腰膝，通经血，使补中有行；甘草调和诸药。全方重在补益肾气、益精养血。

若肾气不足，日久伤阳，症见腰膝酸冷者，可酌加菟丝子、巴戟天、淫羊藿等以温肾阳，强腰膝；带下量多清稀者，酌加鹿角霜、金樱子温肾固涩止带。

（2）血虚证

症状：经来后期，量少，色淡红，质清稀，或小腹绵绵作痛；或头晕眼花，心悸少寐，面色苍白或萎黄；舌质淡红，苔薄，脉细弱。

症状分析：营血亏虚，冲任不充，血海不能如期满溢，故月经周期延后；营血不足，血海虽满而所溢不多，故经量少；血虚赤色不足，精微不充，故经色淡红，经质清稀；血虚胞脉失养，故小腹绵绵作痛；血虚不能上荣头面，故头晕眼花，面色苍白或萎黄；血虚不能养心，故心悸少寐。舌淡，苔薄，脉细弱，为血虚之征。

治法：补血填精，益气调经。

方药：大补元煎（《景岳全书》）。

大补元煎：人参、山药、熟地黄、杜仲、当归、山茱萸、枸杞子、炙甘草。

方中人参大补元气为君，气生则血长；山药、甘草补脾气，佐人参以滋生化之源；当归养血活血调经；熟地黄、枸杞子、山茱萸、杜仲滋肝肾，益精血，乃补血贵在滋水之意。诸药合用，大补元气，益精养血。

若伴月经量少，可加丹参、鸡血藤养血活血，川牛膝引血下行；若经行小腹隐痛，可加白芍、阿胶养血和血。

（3）虚寒证

症状：经来后期，量少色淡红，质清稀，小腹隐痛，喜暖喜按；腰酸无力，小便清长，大便稀溏；舌淡，苔白，脉沉迟或细弱。

症状分析：阳气不足，阴寒内盛，不能温养脏腑，气血化生不足，血行迟缓，冲任不充，血海满溢延迟，故月经推迟而至，量少；阳虚血失温煦，故经色淡红，质稀；阳虚不能温煦子宫，故小腹隐痛，喜暖喜按；阳虚肾气不足，外府失养，故腰酸无力；阳虚内寒，膀胱失于温煦，则小便清长，大便稀溏。舌淡，苔白，脉沉迟或细弱，为虚寒之征。

治法：温阳散寒，养血调经。

方药：温经汤（《金匮要略》）。

温经汤：当归、吴茱萸、桂枝、白芍、川芎、生姜、牡丹皮、半夏、麦冬、人参、阿胶、甘草。

方中吴茱萸、桂枝温经散寒暖宫，通利血脉；当归、川芎、白芍、阿胶养血活血调经；牡丹皮祛瘀；麦冬、半夏、生姜润燥降逆和胃；人参、甘草补气和中。全方针对寒热虚实错杂而以冲任虚寒、瘀血阻滞为主的病机，温、清、补、消并用，以温经散寒、养血祛瘀为主。古人誉本方为调经之祖方，临床常用。

若经行小腹痛者，可酌加巴戟天、淫羊藿、小茴香温肾散寒。

（4）实寒证

症状：经来后期，量少，色暗有块，小腹冷痛拒按，得热痛减；畏寒肢冷，或面色青白；舌质淡暗，苔白，脉沉紧。

症状分析：外感寒邪，或过食寒凉，血为寒凝，冲任滞涩，血海不能按时满溢，故周期延后，量少；寒凝冲任，故经色暗有块；寒邪客于胞中，气血运行不畅，故小腹冷痛；得热后气血稍通，故小腹得热痛减；寒邪阻滞于内，阳不外达，则畏寒肢冷，面色青白。舌淡暗，苔白，脉沉紧，均为实寒之征。

治法：温经散寒，活血调经。

方药：温经汤（《妇人大全良方》）。

温经汤：当归、川芎、白芍、桂心、牡丹皮、莪术、人参、甘草、牛膝。

方中桂心温经散寒，当归、川芎活血调经，三药配伍有温经散寒调经的作用；人参甘温补气，助桂心通阳散寒；莪术、牡丹皮、牛膝活血祛瘀；白芍、甘草缓急止痛。全方共奏温经散寒、活血祛瘀、益气通阳调经之效。

若经行腹痛者，可加小茴香、延胡索、香附散寒行气止痛；月经量少者，酌加丹参、益母草活血调经。

（5）气滞证

症状：经来后期，量少，色暗红或有血块，小腹胀痛；精神抑郁，经前胸胁、乳房胀痛；舌质正常或红，苔薄白或微黄，脉弦或弦数。

症状分析：情志内伤，气机郁结，血为气滞，冲任不畅，胞宫、血海不能按时满溢，故经行后期，经量减少，或有血块；肝郁气滞，经脉壅阻，故小腹、胸胁、乳房胀痛。脉弦为气滞之征；若肝郁化热，则舌红，苔微黄，脉弦数。

治法：理气行滞，和血调经。

方药：乌药汤（《兰室秘藏》）。

乌药汤：乌药、香附、木香、当归、甘草。

方中乌药理气行滞为君；香附疏肝理气，木香行脾胃滞气为臣；当归养血活血调经为佐；甘草调和诸药为使。全方共奏行气活血调经之效。

若经量过少、有块者，加川芎、丹参、桃仁以活血调经；小腹胀痛甚者，加莪术、延胡索以理气行滞止痛；胸胁、乳房胀痛明显者，加柴胡、郁金、川楝子、王不留行以疏肝解郁，理气通络止痛。

（6）痰湿证

症状：经来后期，量少，经血夹杂黏液；形体肥胖，脘闷呕恶，腹满便溏，带下量多；舌淡胖，苔白腻，脉滑。

症状分析：痰湿内盛，滞于冲任，气血运行不畅，血海不能如期满溢，故经期错后，量少；痰湿下注胞宫，则经血夹杂黏液；痰湿阻于中焦，气机升降失常，则脘闷呕恶；痰湿壅阻，脾失健运，则形体肥胖、腹满便溏；痰湿流注下焦，损伤任带二脉，带脉失约，故带下量多。舌淡胖，苔白腻，脉滑，均为痰湿之征。

治法：燥湿化痰，理气调经。

方药：苍附导痰丸（《叶氏女科证治》）。

苍附导痰丸：茯苓、半夏、陈皮、甘草、苍术、香附、南星、枳壳、生姜、神曲。

方中二陈汤化痰燥湿，和胃健脾；苍术燥湿健脾；香附、枳壳理气行滞；南星燥湿化痰；神曲、生姜健脾和胃，温中化痰。全方有燥湿健脾化痰调经之功。

若脾虚食少，神倦乏力者，加人参、白术以益气健脾；脘闷呕恶者，加砂仁、木香以醒脾理气和胃；白带量多者，加虎杖、车前子以除湿止带；兼有血瘀者，可加当归、川芎、川牛膝、王不留行以活血行经。

（三）经间期出血

1. 定义

两次月经中间，即氤氲之时，出现周期性少量阴道出血者，称为"经间期出血"，经间期出血大多出现在月经周期的第 10～16 天，即月经干净后 5～7 天。如出血量很少，仅仅 1～2 天，或偶尔一次者，不作病论。反复经间期出血，持续时间较长，连续 3 个月经周期者，当及时治疗。

2. 历史沿革

《女科证治准绳》较早论述了本病证："天地生物，必有氤氲之时，万物化生，必有乐育之时……此天然之节候，生化之真机也……凡妇人一月经行一度，必有一日氤氲之候，于一时辰间，气蒸而热，昏而闷，有欲交接不可忍之状，此的候也。"

3. 病因病机

本病的发生与月经周期中的气血阴阳消长转化密切相关。经间期是继经后期由阴转阳、由虚至盛之期。月经的来潮，标志着前一周期的结束，新周期的开始；排泄月经后，血海空虚，阴精不足，随着月经周期演变，阴血渐增；至经间期精血充盛，阴长至重，此时精化为气，阴转为阳，氤氲之状萌发，"的候"到来，这是月经周期中一次重要的转化。若体内阴阳调节功能正常，自可适应此种变化，无特殊证候。若肾阴虚，癸水不足，或湿热内蕴，或瘀阻胞络，当阳气内动时，阴阳转化不协调，阴络易伤，损及冲任，血海固藏失职，血溢于外，酿成经间期出血。

（1）肾阴偏虚，虚火耗精，精亏血损，于氤氲之时，阳气内动，虚火与阳气相搏，损伤阴络，冲任不固，因而子宫出血。若阴虚日久耗损阳气，阳气不足，统摄无权，血海不固，以致出血反复发作。

（2）湿热湿邪乘虚而入，蕴阻于胞络、冲任之间，蕴而生热；或情志不畅，心肝气郁，克伐脾胃，不能化水谷之精微以生精血，反聚而生湿；下趋任带二脉，蕴而生热，湿热得氤氲之时、阳气内动之机，损伤子宫、冲任，故见出血。

（3）血瘀素体不足，经产留瘀，瘀阻胞络，或七情内伤，气滞冲任，久而成瘀。适值氤氲之时，阳气内动，血瘀与之相搏，损伤血络，故致子宫出血。

4. 辨证要点

经间期出血的辨证，主要根据出血的量、色、质及全身症状。若出血量少或稍多，色鲜红，质黏稠属肾阴虚；若出血量稍多或少，赤白相间，质黏稠属湿热；若出血量少，血色暗红或夹小血块属血瘀。

5. 分型论治

（1）肾阴虚证

症状：经间期出血，量少或稍多，色鲜红，质黏稠；头晕耳鸣，腰膝酸软，五心烦热，便坚尿黄；舌红，苔少，脉细数。

症状分析：经间期氤氲之时，阳气内动，若肾阴偏虚，虚火内生，虚火与阳气相搏，损伤阴络，冲任不固，而发生子宫流血；阴虚阳动，故血色鲜红，五心烦热。腰酸，舌红，苔少，脉细数，均为肾阴虚损之征。

治法：滋肾养阴，固冲止血。

方药：两地汤合二至丸。

二地汤：生地黄、玄参、白芍、麦冬、地骨皮、阿胶、女贞子、旱莲草。

若阴虚及阳或阴阳两虚，症见经间期出血量稍多，色淡红，质稀，无血块，头晕腰酸，神疲乏力，大便溏薄，尿频，舌质淡红，苔白，脉沉细；治宜益肾助阳，固摄止血；方用大补元煎（《景岳全书》）加减。

（2）湿热证

症状：经间期出现血，量少或稍多，色深红，质黏稠，可见白带中夹血，或赤白带下，腰骶酸楚；或下腹时痛，神疲乏力，胸胁满闷，口苦纳呆，小便短赤；舌红，苔黄腻，脉濡或滑数。

症状分析：湿邪阻于冲任、胞络之间，蕴蒸生热，得经间期重阴转阳，阳气内动，引动内蕴之湿热，而扰动冲任血海，影响固藏，而见阴道流血；湿热与血搏结，故血色深红，质黏稠；湿热搏结，瘀滞不通，则下腹时痛；湿热熏蒸，故口苦纳呆；湿邪阻络，故胸胁满闷。舌红，苔黄腻，脉濡或滑数，均为湿热之征。

治法：清利湿热，固冲止血。

方药：清肝止淋汤（《傅青主女科》）去阿胶、红枣，加小蓟、茯苓。

清肝止淋汤：白芍、当归、生地黄、阿胶、牡丹皮、黄柏、牛膝、红枣、香附、小黑豆。

方中白芍、当归、小黑豆养血补肝；生地黄、牡丹皮凉血清肝；黄柏、牛膝清利湿热；香附理气调血；加小蓟清热止血，茯苓利水渗湿。配合同用，使血旺而火自抑，火退则赤带自愈。

若出血多，去牛膝，加侧柏叶、荆芥炭凉血止血；湿盛者，加薏苡仁、苍术健脾燥湿。

（3）血瘀证

症状：经间期出血量少或稍多，色暗红，或紫黑或有血块，少腹一侧或两侧胀痛或刺痛，拒按，胸闷烦躁；舌质紫或有瘀斑，脉细弦。

症状分析：瘀血阻滞于冲任，经间期阳气内动，与之相搏，脉络损伤，血不循经，故而经间期出血；瘀血内阻，则出血量少或稍多，色暗红，或紫黑或有血块；气血阻滞，则少腹一侧或两侧胀痛或刺痛，拒按；瘀血阻络，气机不畅，故胸闷烦躁。舌质紫或有紫斑，脉细弦，均为血瘀之征。

治法：化瘀止血。

方药：逐瘀止血汤（《傅青主女科》）。

逐瘀止血汤：生地黄、大黄、赤芍、牡丹皮、当归尾、枳壳、龟甲、桃仁。

方中生地黄、牡丹皮、龟甲养阴化瘀止血；当归尾、赤芍、桃仁、大黄活血祛瘀止血；枳壳行气散结。全方有活血祛瘀、养阴止血之效。

若出血偏多时，宜去赤芍、当归，加失笑散化瘀止血；若带下黄稠，夹有湿热者，上方加红藤、败酱草、薏苡仁以清热利湿；若大便溏者，去生地黄、大黄，加煨木香、炒白术、焦神曲以健脾和胃。

（四）不孕症

1. 定义

女子未避孕，性生活正常，与配偶同居1年而未孕者，称为不孕症。从未妊娠者为原发性不孕，《备急千金要方》称为"全不产"；曾经有过妊娠继而未避孕1年以上未孕者为继发性不孕，《备急千金要方》称为"断绪"。

2. 历史沿革

不孕之名首载于《周易》，其曰："妇三岁不孕。"《素问·骨空论》指出"督脉者……此生病……其女子不孕",阐述其发病机制。《神农本草经》中有紫石英治疗"女子风寒在子宫,绝孕十年无子"及当归治疗"绝子"的记载。《诸病源候论》列"月水不利无子""月水不通无子""子脏冷无子""带下无子""结积无子"等"夹疾无子"病源。《备急千金要方·求子》称"凡人无子,当为夫妻俱有五劳七伤、虚羸百病所致,故有绝嗣之殃",提出"男服七子散,女服紫石门冬丸",明确指出夫妇双方均可不孕,治法有创新。

《格致余论·受胎论》谓:"男不可为父,得阳气之亏者也;女不可为母,得阴气之塞者也。"《丹溪心法·子嗣》中述及肥盛妇人痰湿闭塞子宫和怯瘦妇人子宫干涩不能妊娠的证治,影响颇大。《广嗣纪要·择配》篇提及"五不女"(螺、纹、鼓、角、脉),认识到女子先天生理缺陷和生殖器官畸形可致不孕。《景岳全书·妇人规》言:"种子之方,本无定轨,因人而药,各有所宜。"强调治疗不孕症应辨证论治。《傅青主女科·种子》列有种子十条,注重从肝肾论治不孕症,创制的养精种玉汤、温胞饮、开郁种玉汤等至今为临床常用。

3. 病因病机

本病主要病机为肾气不足、冲任气血失调。

(1)肾虚先天不足,或房劳多产,或久病大病,或年逾五七,肾气亏虚,精不化血,则冲任虚衰,难以受孕;素体阳虚或寒湿伤肾,肾阳不足,胞宫失煦,则冲任虚寒,不能成孕;肾阴素虚,或久病耗损真阴,天癸乏源,胞宫失养,冲任血海空虚,或阴虚内热,热扰冲任,乃致不孕。如《女科经纶·嗣育门》引朱丹溪语:"妇人久无子者,冲任脉中伏热也……其原必起于真阴不足,真阴不足,则阳胜而内热,内热则荣血枯。"

(2)肝气郁结情志不畅,或盼子心切,肝郁气滞,疏泄失常,气血失调,冲任失和,胎孕不受。《景岳全书·妇人规》曰:"产育由于血气,血气由于情怀,情怀不畅则冲任不充,冲任不充则胎孕不受。"

(3)痰湿内阻思虑劳倦,或肝木犯脾,伤及脾阳,健运失司,水湿内停,湿聚成痰,冲任壅滞,而致不孕;或素体肥胖,嗜食肥甘,躯脂满溢,痰湿内盛,胞脉受阻,致令不孕。《傅青主女科·种子》言:"妇人有身体肥胖,痰涎甚多,不能受孕者。人以为气虚之故,谁知是湿盛之故乎……而肥胖之湿,实非外邪，乃脾土之内病也。"

（4）瘀滞胞宫经行产后，摄生不慎，邪入胞宫致瘀；或寒凝血瘀，或热灼血瘀，或气虚运血无力致瘀，瘀滞冲任、胞宫，以致不孕。《诸病源候论·妇人杂病诸候》"结积无子候"引《养生方》说："月水未绝，以合阴阳，精气入内，令月水不节，内生积聚，令绝子。"

4. 辨证要点

主要根据月经、带下、全身症状及舌脉等综合分析，审脏腑、冲任、胞宫之病位，辨气血、寒热、虚实之变化。重视辨病与辨证相结合。

5. 治疗原则

治疗以温养肾气、调理气血为主。调畅情志，择"的候"而合阴阳，以利于受孕。

6. 分型论治

（1）肾虚证

1）肾气虚证

症状：婚久不孕，月经不调或停闭，量多或少，色淡暗质稀；腰酸膝软，头晕耳鸣，精神疲倦，小便清长；舌淡，苔薄白，脉沉细，两尺尤甚。

症状分析：肾气不足，冲任虚衰，不能摄精成孕，而致不孕；冲任不调，血海失司，故月经不调或停闭，量或多或少；肾主骨生髓，腰为肾之府，肾虚则腰酸膝软，精神疲倦；肾开窍于耳，脑为髓海，髓海不足，则头晕耳鸣；气化失常，则小便清长，经色淡暗质稀。舌淡，苔薄白，脉沉细，均为肾气虚之征。

治法：补益肾气，调补冲任。

方药：毓麟珠（《景岳全书》）。

毓麟珠：当归、熟地黄、白芍、川芎、人参、白术、茯苓、炙甘草、菟丝子、杜仲、鹿角霜、川椒。

方中四物汤补血，四君子汤益气；菟丝子、杜仲、鹿角霜温养肝肾；佐以川椒温督脉。全方既温养先天肾气以生精，又培补后天脾胃以生血，精血充足，胎孕乃成。

若经来量多者，加阿胶、炒艾叶固冲止血；若经来量少不畅者，加丹参、鸡血藤活血调经；若心烦少寐者，加柏子仁、夜交藤养心安神；腰酸腿软甚者，加续断、桑寄生补肾强腰。

2）肾阳虚证

症状：婚久不孕，初潮延迟，月经后期，量少，色淡质稀，甚至停闭，带下量多，清稀如水；腰膝酸冷，性欲淡漠，面色晦暗，大便溏薄，小便清长；舌淡，苔白，脉沉迟。

症状分析：肾阳不足，冲任虚寒，胞宫失煦，故婚久不孕；阳虚内寒，天癸迟至，冲任血海空虚，故初潮延迟，月经后期，甚至闭经；阳虚水泛，湿注任带，故带下量多，清稀如水；肾阳虚，外府失煦，则腰膝酸冷，火衰则性欲淡漠；火不暖土，脾阳不足，则大便溏薄；膀胱失约，则小便清长；肾阳虚衰，血失温养，脉络拘急，血行不畅，则面色晦暗，经少色淡质稀。舌淡，苔白，脉沉迟，均为肾阳虚之征。

治法：温肾助阳，调补冲任。

方药：温胞饮（《傅青主女科》）。

温胞饮：巴戟天、补骨脂、菟丝子、肉桂、附子、杜仲、白术、山药、芡实、人参。

方中巴戟天、补骨脂、菟丝子、杜仲温肾助阳；肉桂、附子补益命门；人参、白术益气健脾；山药、芡实补肾涩精。全方共奏温肾助阳、暖宫助孕之效。

若小便清长，夜尿多者，加益智仁、桑螵蛸补肾缩小便；性欲淡漠者，加紫石英、肉苁蓉温肾填精；血肉有情之品如紫河车、龟甲、鹿茸等，具补肾阴阳、通补奇经之效，可适时加味。

3）肾阴虚证

症状：婚久不孕，月经先期，量少，色红质稠，甚或闭经，或带下量少，阴中干涩；腰酸膝软，头晕耳鸣，形体消瘦，五心烦热，失眠多梦；舌淡或舌红，少苔，脉细或细数。

症状分析：肾阴亏虚，冲任血海匮乏，胞宫失养，故致不孕；精血不足，则月经量少，甚或闭经；阴虚内热，热迫血行，故月经先期；血少津亏，阴液不充，任带失养，阴窍失濡，故带下量少，阴中干涩；腰为肾之府，肾虚则腰膝酸软；阴虚血少，清窍失荣，血不养心，故头晕耳鸣，失眠多梦；阴虚火旺，故形体消瘦，五心烦热，经色红质稠。舌淡或舌红，少苔，脉细或细数，均为肾阴虚之征。

治法：滋肾养血，调补冲任。

方药：养精种玉汤（《傅青主女科》）。

养精种玉汤：当归、白芍、熟地黄、山茱萸。

方中当归、白芍养血柔肝；熟地黄补益肾精；山茱萸滋养肝肾。全方具滋肾养血填精之功。

若胁肋隐痛，两目干涩者，加女贞子、旱莲草柔肝养阴；面色萎黄，头晕眼花者，加龟甲、紫河车填精养血；五心烦热，午后潮热者，加地骨皮、牡丹皮、知母滋阴清热。

（2）肝气郁结证

症状：婚久不孕，月经周期先后不定，量或多或少，色暗，有血块，经行腹痛，或经前胸胁、乳房胀痛；情志抑郁，或烦躁易怒；舌淡红，苔薄白，脉弦。

症状分析：肝气郁结，疏泄失常，冲任失和，故婚久不孕；气机不畅，血海蓄溢失常，故月经周期先后不定，量或多或少；气郁血滞，则经色暗，有血块；足厥阴肝经循少腹、布胁肋，肝失条达，经脉不利，故经前胸胁、乳房胀痛；肝郁气滞，血行不畅，"不通则痛"，故经行腹痛；情怀不畅，郁久化火，故情志抑郁，或烦躁易怒。舌淡红，苔薄白，脉弦，均为肝郁之征。

治法：疏肝解郁，理血调经。

方药：开郁种玉汤（《傅青主女科》）。

开郁种玉汤：当归、白芍、牡丹皮、香附、白术、茯苓、天花粉。

方中当归、白芍养血柔肝；白术、茯苓健脾培土；牡丹皮凉血活血；香附理气解郁；天花粉清热生津。全方共奏疏肝健脾、养血种子之功。

若痛经较重者，加延胡索、生蒲黄、山楂化瘀止痛；心烦口苦者，加栀子、夏枯草清泄肝热；胸闷纳少者，加陈皮、砂仁健脾和胃；经前乳房胀痛明显者，加橘核、青皮、玫瑰花理气行滞。

（3）痰湿内阻证

症状：婚久不孕，月经后期，甚或闭经，带下量多，色白质黏；形体肥胖，胸闷呕恶，心悸头晕；舌淡胖，苔白腻，脉滑。

症状分析：素体脾虚，聚湿成痰，或肥胖之体，躯脂满溢，痰湿内盛，壅滞冲任，故婚久不孕；痰阻冲任、胞宫，气机不畅，故月经后期，甚或闭经；湿浊下注，则带下量多，质黏稠；痰浊内阻，饮停心下，清阳不升，则胸闷呕恶，头晕心悸。舌淡胖，苔白腻，脉滑，均为痰湿内停之征。

治法：燥湿化痰，理气调经。

方药：苍附导痰丸。茯苓，半夏，陈皮，甘草，苍术，香附，南星，枳壳，生姜，神曲。

若带下量多者，加芡实、金樱子固涩止带；胸闷气短者，加瓜蒌、石菖蒲宽胸利气；心悸者，加远志祛痰宁心；月经后期，闭经者，加丹参、泽兰养血活血通经。

（4）瘀滞胞宫证

症状：婚久不孕，月经后期，量或多或少，色紫黑，有血块，可伴痛经；平素小腹或少腹疼痛，或肛门坠胀不适；舌质紫暗，边有瘀点，脉弦涩。

症状分析：瘀血内停，冲任阻滞，胞脉不通，故致不孕；冲任气血不畅，血海不能按时满溢，故月经周期延后，量少，色紫黑；瘀阻冲任，血不归经，则月经量多，有血块；血瘀气滞，"不通则痛"，故经行腹痛，或小腹、少腹疼痛，肛门坠胀不适。舌质紫暗，边有瘀点，脉弦涩，均为血瘀之征。

治法：活血化瘀，止痛调经。

方药：少腹逐瘀汤。

少腹逐瘀汤：小茴香，干姜，延胡索，没药，当归，川芎，官桂，赤芍，蒲黄，五灵脂。

若小腹冷痛者，加吴茱萸、乌药温经散寒；经血淋漓不止者，加茜草、三七粉化瘀止血；下腹结块者，加鳖甲、炮山甲散结消癥。

（五）五运六气与妇科疾病

月经病指以月经的周期、经期、经量异常为主症，或随着月经周期，或绝经前后出现明显症状为特征的疾病，其病因病机复杂，易导致子宫出现器质性和功能性异常，困扰着诸多女性的正常生活。在月经周期中，阴阳气血随着月经周期的变化而变化，犹如一年五季的阴阳消长。

《素问·八正神明论》云："月始生，则血气始精，卫气始行；月郭满，则血气实，肌肉坚；月郭空则肌肉减，经络虚，卫气去，形独居。"再次说明人体气血的盛衰与月相的盈亏有关，故《素问·八正神明论》提出了"月生无泻，月满无补，月郭空无治"的治疗原则。

李时珍《本草纲目·妇人月水》云："女子，阴类也，以血为主，其血上应太阴，下应海潮，月有盈亏，潮有朝夕，月事一月一行，与之相符，故谓之月信、月水、月经。"张景岳《妇人规》云:"正以女体属阴,其气应月,月以三旬而一盈,经以三旬而一至,月月如期,经常不变,故谓之月经,又谓之月信。"明确说明了月经的产生与变化,不是独立存在,是受周围事物影响的,并形成了诸如月亮的盈亏变化、自然界海潮的涨落一样的某种规律性,这就是月经的周期性、节律性。

运气学说的根本就是"天人合一",五运六气的变化,影响人体脏腑。夏桂成教授认为春季似经间排卵期,夏季相当于经前前期,长夏相当于经前后半期,秋季相当于行经期,冬季与经后期相类似。陈自明认为月经不调的原因为"劳伤气血致体虚,风冷之气乘。若风冷之气客于胞内,伤于冲任之脉,损手太阳、少阴之经"。其所用方药,均是大量温阳之类的药物。

又如清代医家陆懋修《文》十六卷的成书时间当为少阳相火大司天之时,关于月经不调的见解,陆懋修则认为:"经水先期者,水中火旺也。经水后期者,火旺水亏也。先后无定期者,水与火不调也。"由此可以看出陆懋修认为月经不调火旺是其根本,可以体现少阳相火大司天下的运气所致的体质、疾病特点。

因此,我们可运用五运六气学说与月经周期的内在联系,了解妇科疾病中病因病机的变化,并进一步指导月经病的诊疗,这样不仅拓展了治疗思路,同时还可以提高临床疗效。可见,了解月经病的发病规律,继承并充分深掘运气学说的独特价值,不仅有助于丰富我们的理论,同时还可开拓我们的临床思路。

三、妇科疾病医案

医案 1：带下病

曹某,女,28 岁,出生日期:1995 年 10 月 5 日,初诊:2023 年 2 月 5 日。

腰部冷痛伴带下量多 3 个月余。患者 3 个月前因淋雨后加之感受风寒,出现时感腰背部冷痛,重着酸胀,带下量多,色白清稀,无瘙痒,无异味,神疲乏力,少气懒言,纳食一般,平素感体虚怕冷,畏进食冷饮,冬日为甚,大便1～2 日 / 行,质中,小便正常。舌质淡,苔根稍白腻,唇周黯,脉沉缓。妇科检查示:宫颈轻度肥大,未见糜烂,阴道内见少量水样白带,质稀。

辨病辨证:寒湿困于下焦。

运气病机：火运不及、太阴。

西医诊断：白带异常。

治法：散寒除湿止带。

方药：完带汤合肾着汤加减。

白术 30g，山药 10g，苍术 10g，炙甘草 10g，干姜 9g，茯苓 15g，独活 6g，生麻黄 6g。7 剂，水煎服，日 1 剂，早晚餐后温服，每日 2 次，各 150mL。嘱患者生活上注意饮食，少食寒凉瓜果，豆浆等饮料。

二诊：服上方药后，腰背部冷痛有所好转，白带量明显减少，但仍疲乏无力，畏冷怕凉，受凉风则肩背部僵硬不适，纳食欠佳，稍食不慎则出现腹泻，稍感腹痛。查唇周、额头部位黯黑，面色偏黄，改用理中汤合肾气丸加减以温肾健脾，除湿止带。

方药：炙甘草 6g，党参 15g，干姜 6g，白术 10g，熟地黄 20g，山药 10g，山茱萸 3g，牡丹皮 10g，泽泻 10g，茯苓 10g，肉桂 6g，附片 6g（先煎），巴戟天 10g，独活 6g。14 剂，经期停药。遵医嘱执行，注意饮食，调畅情志。

三诊：患者诉服药后精神转佳，腰身活动利索，怕冷情况较前明显改善，带下正常。纳寐一般，二便如常。嘱继服前方 14 剂，注意保暖，适度锻炼，不食生冷果蔬。

【按语】

司天：患者就诊时为癸卯年初之气，中运：少徵，火运不及，客运：少徵（火），主气：厥阴风木，客气：太阴湿土，司天：阳明燥金；与火不及关系密切，因此发病多与寒湿相关；司人：该患者出生年月日是 1995 年 10 月 5 日，当年为乙亥年，岁运：金运不及，客气太阴湿土，同样也体现出患者体质与寒湿相关。司病证：患者主要为腰背部冷痛，重着酸胀，带下量多，结合患者运气体质及发病时间，考虑与寒湿相关，结合患者就诊时为癸卯年初之气，其间值春令，壬寅年第五运湿土未散尽中运提示阴盛火不足，阴气凝集，天气肃历，寒雨化，火气内郁，故可见气温寒凉，潮湿冰冷。寒邪易伤妇人冲任，女性外感寒凉，阻碍阳气运行，可致气血不畅，以致冲任失调，经血失期。

另一方面，太阴客气使妇女易感受湿邪，寒湿困脾以致脾虚湿盛，此时病机往往虚实结合，脾阳不振，运化失司，任督不固，带脉失约，湿邪困于体内流注下焦，致使带下量多，色白清稀，患者症见乏力神疲，少气懒言，纳少便溏，舌淡胖，脉细缓，治疗以除湿为主，还需温阳健脾，可选用完带汤健脾益气、升阳除湿，加之患者因淋雨受凉后致腰背部重着冷痛，伴带下量多，症状犹如《金匮要略》中的肾着汤证，原文如下："肾着之病，其人身体重，腰中冷，如坐水中，形如水状，反不渴，小便自利，饮食如故，病属下焦，身劳汗出，衣里冷湿，久久得之，腰以下冷痛，腹重如带五千钱，甘姜苓术汤主之。"故选用肾着汤以散寒祛湿止带，肾着汤又名甘姜苓术汤，其作用为暖土胜湿、补土制水。火不生土则土湿，故重用干姜、白术暖之于中，白术为君，既能健脾祛湿，还能利腰脐之气。

该病案带下量多虽为主症，但李军茹教授止带而不专治带，以阳气通达而寒湿自除矣。寒湿为有形阴邪，湿性趋下，侵袭腰府及以下，致使经脉受阻，气血不通则腰重冷痛，寒湿侵袭浸淫带脉，带脉失约，则见带下如注。

医案 2：月经先期

贾某，女，40 岁，出生日期：1983 年 12 月 1 日，初诊：2023 年 3 月 25 日。

月经先期 8 个月余。患者发现连续月经周期提前 8 个月余，一般提前 9～10 天。自诉既往月经周期规律，周期为 28～30 天，经期 3～6 天，经量可，色红。于某医院就诊，予"戊酸雌二醇＋黄体酮"治疗 3 个周期，暂停药物治疗后，正常月经周期来潮 1 次，之后再次出现月经先期。末次月经 20 天来潮，现行经第 2 天，伴口干舌燥，咽部干、五心烦热、腰膝酸软，心急心烦，急躁易怒，小便色黄，大便偏干，舌红，苔薄少津，脉细弦数。患者自诉平素感工作压力较大，长期加班熬夜。孕 3 产 3，末次月经（LMP）2023 年 3 月 24 日。

西医诊断：排卵性异常子宫出血。

辨病辨证：月经先期—阴虚血热。

运气病机：阳明燥金，少阳、少阴。

治则：养阴清热、补益精血、固冲调经。

方药：两地汤合固冲汤加味。

生地黄 15g，地骨皮 12g，玄参 10g，麦冬 12g，阿胶 15g，白芍 15g，女贞子 12g，墨旱莲 12g，海螵蛸 15g，续断 15g，山药 15g，山茱萸 12g，五味子 12g，石斛 15g，川楝子 15g，郁金 15g。水煎服，每日 1 剂，1 天 2 次，月经第 6 天开始服药，1 周后复诊；当日开始监测基础体温，于高温相后 5～8 天查女性激素 6 项。嘱患者规律作息，调畅情志。

2023 年 4 月 4 日二诊，患者诉服药后腰膝酸软、口燥咽干、五心烦热、急躁易怒等症状较前有所改善，续上方服至经来。

2023 年 4 月 18 日三诊，患者诉上述症状较前明显改善。目前月经第 3 天，月经周期 23 天，高温相第 6 天查性激素 6 项，孕激素：24.5nmol/L，卵泡刺激素：7.75mIU/mL，黄体生成素：9.76mIU/mL，催乳素：470.24uIU/mL，睾酮：1.48nmol/L，雌二醇：30.92pg/mL。患者孕酮偏低，符合本病特点，原方续服至经来。

2023 年 5 月 15 日四诊，末次月经 26 天来潮，经行第 4 天，上述症状已无不适，高温相 12 天，效不更方。

2023 年 6 月 15 日五诊，末次月经周期 29 天，6 天净。复查女性激素 6 项正常。随访 3 个月，患者诉月经周期恢复正常。

【按语】

司天：患者初诊时间为癸卯年二之气，主气：少阴君火，客气：少阳相火，司天：阳明燥金，因此证候与火关系密切。司人：该患者出生年月日为 1983 年 12 月 1 日，为癸亥年，火运不及，厥阴风木司天，少阳相火在泉，终之气客气为少阳相火，从患者体质角度而言，有"木火相扇"之意。司病证：患者出现口干舌燥，咽部干，五心烦热，腰膝酸软，心急心烦，急躁易怒，小便色黄，结合患者就诊时为癸卯年二之气，少阳相火为二之气，少阳相火加临少阴君火，君相火盛，阳气乃布，气温由寒转热，风雨适度。二火相加，气候偏热，使人易感受温热邪气，或素体阴虚，耗伤阴津。若患者本身素体阴虚，可引为阴虚血热，热郁于内，以致阴液亏损，热伏冲任，血海不宁，可见月经先期而下，经期延长，甚则经血淋漓不尽，临床可见患者经血非时，量少，色鲜红，质稠，口咽干燥，手足心热，舌红少苔，脉细数，治疗以养阴清热、凉血调经为主，李军茹教授选用两地汤合固冲汤加减。

考虑该患者平素工作及家庭压力大，长期熬夜，加上多孕多产，耗血伤阴，致精血亏虚，阴水不足，虚热内生，冲任不固，血海不宁，经血失制，致月经先期。李军茹教授以阴阳互根、阴是月经周期演化的物质基础，阴虚则火旺，迫血妄行而致月经先期。虽然月经先期多因血热，但门诊临证时发现，血热之标多缘于肾阴虚的前提。《傅青主女科》云："经水出诸肾。"肾水亏损程度决定了经水多少，血热导致月经先期，根本还在于肾水（阴精）之不足。选方滋阴清热，养血调经，标本兼治，经水调顺。故经方加减治疗，着重养阴壮水，水足则热自消，以养阴清热、补益精血、固冲止血以获调经之效，取《傅青主女科》"治之法不必泄火，只专补水，水既足而火自消矣"之意。

李军茹教授亦指出，月经前期与现代育龄女性的生活饮食、作息方式及工作压力等密切相关，治疗用药的同时应予以心理疏导及生活方式指导。经过系统治疗后，患者月经周期恢复正常，临床症状明显改善，基础体温高温相恢复正常，可能是与"养阴清热固冲汤"可改善黄体功能、升高孕激素的作用有关，从而达到较好的治疗效果。

医案 3：月经后期案

星某，女，29 岁，出生日期：1992 年 3 月 28 日。初诊：2022 年 3 月 20 日。

月经后期半年余。患者平素月经规律，量适中，色红，无痛经，少量血块，末次月经（LMP）：2022 年 2 月 15 日。2021 年中旬因起居失常后出现月经周期延后，量少，色暗有血块，第一天感小腹怕冷疼痛，喜温喜按，得热痛减，未予重视及治疗。感四肢发凉不温，入睡困难，睡时易醒，平素心急心烦、易怒，纳食一般，大便偏干，舌暗淡，边有齿痕，苔薄白，脉滑。

辨病辨证：月经后期—肝郁血虚寒凝证。

运气病机：木运太过太阴湿土。

西医诊断：月经失调。

方药：当归四逆汤加减。

当归 15g，桂枝 10g，赤芍 10g，细辛 3g（先煎），通草 6g，柴胡 10g，枳实 10g，生白术 20g，炙甘草 6g，大枣 10g。7 剂，水煎服，每日 1 剂，早晚餐后分服，各 150mL。每日 2 次。

二诊：2022 年 3 月 28 日。服上方后四肢发凉有所好转，但月经仍未至，自觉小腹有坠胀感，腰酸，睡眠一般，舌脉同前。处方改为苓术汤合血府逐瘀汤加减：茯苓 12g，生白术 20g，青皮 6g，厚朴 10g，姜半夏 10g，大枣 10g，炒赤芍 15g，川芎 10g，枳壳 10g，川牛膝 10g，柴胡 10g，桔梗 10g，桃仁

10g，藏红花 10g，炙甘草 6g，当归 15g，生地黄 15g。14 剂，水煎服，每日 1 剂，早晚分服。

三诊：2022 年 4 月 13 日。患者服药 6 剂后月经来潮，经行 5 天，诉诸不适症状改善明显，舌尖红，苔薄白，脉滑。处方：在二诊方基础上加杜仲 15g、枸杞子 10g 两味补益肝肾之品，7 剂，巩固治疗，煎服法同前。后电话随访，患者诉现月经规律来潮，手足寒凉好转，余无明显不适。

【按语】

司天：患者就诊时为壬寅年，岁运木运太过，少阳相火司天，厥阴风木在泉，因此病证多考虑与木气相关。司人：该患者出生于 1992 年 3 月 28 日，为壬申年二之气，岁运木运太过，少阳相火司天，厥阴风木在泉，同样考虑与木火关系为主。司病证：患者于壬申年二之气出生，初诊时值壬寅年初之气，患者出生体质运气格局为木运太过，太阴湿土之气，又逢就诊时间为壬年初之气，《素问·六元正纪大论》篇曰："初之气，地气迁，风胜乃摇，寒乃去，候乃大温……其病气怫于上，血溢目赤，咳逆头痛，血崩胁满，肤腠中疮。"结合患者临床表现，考虑太阴之寒湿与木运之气郁为主，予血虚寒凝证经后期主方当归四逆汤主之。

张仲景《伤寒论》曰："手足厥寒，脉细欲绝者，当归四逆汤主之。"气主煦之，血主濡之，经血不足，又或气之推动无力，均可致四末失于濡养。李军茹教授基于顾植山教授"厥阴为阖"理论，以"开阖枢"角度遣以此方温经散寒、活血化瘀、散结消癥，方中重用桂枝、通草、当归、细辛、赤芍温通经脉，散瘀补血；柴胡、枳实、生白术疏肝益脾，消化滞结；炙甘草、红枣养血滋阴、缓肝益气；全方合用，共奏温散厥寒、柔肝活血之功，用药 7 剂后诸症减轻。

二诊时月经尚未来潮，但诸症改善，小腹坠胀感明显好转，合患者于壬申年二之气出生，考虑枢转功能尚未恢复，拟从少阳、少阴入手，选用壬寅年五运方苓术汤合血府逐瘀汤加减，患者木运太过，累及脾土，《黄帝内经》曰："脾苦湿，急食苦以燥之。"苓术汤专培脾土以制肝木，缪问曰："是方治发生之纪，风气流行，脾土受邪之剂也。"血府逐瘀汤乃妇科活血祛瘀良方，也是调整双枢的重要方剂，可疏肝活血，补血益气。三诊时患者月经规律来潮，诸不适好转，再予以上方添杜仲、枸杞补益肝肾，固本培元。方因机变，药因症用，治疗可见成效。

医案 4：经间期出血

高某，女，41 岁，出生时间：1982 年 11 月 5 日。初诊时间：2023 年 10 月 9 日。

反复经间期出血半年余。患者 14 岁初潮，半年来两次月经中间周期性少量阴道出血，每次持续 4～6 天，量中，色鲜红，黏稠；末次月经 2023 年 10 月 3 日至 8 日，量中，色红，无血块，经前稍感乳房胀痛。带下色黄，量少，无异味，无阴痒。平素口干欲饮。近日头昏，腰膝酸软，舌红少苔，脉细数。已婚。

辨病辨证：肾阴虚证。

运气病机：少阴，少阳，阳明。

西医诊断：经间期出血。

治宜：益肾填精、滋阴止血。

方药：两地汤合二至丸加减。

生地黄 20g，女贞子 15g，海螵蛸 15g，旱莲草 10g，麦冬 10g，玄参 10g，地骨皮 10g，白芍 10g，茜草 10g，阿胶 6g（烊化）。7 剂，每日 1 剂，水煎服。

2023 年 10 月 17 日二诊：服药后，今日见阴道出血，量较前减少，烦热口干减轻，舌红少苔，脉细数。加小蓟 10g、大蓟 10g，继进 7 剂，每日 1 剂，水煎服。

2023 年 10 月 24 日三诊：服上药后，阴道出血于 10 月 20 日止，烦热口干消失，舌体瘦红，少苔，脉细。继予右归饮加减巩固。

如此治疗 3 个月，随访 1 年，未见复发。

【按语】

司天：患者初诊时间为癸卯年，岁运火运不及，阳明燥金司天，少阴君火在泉，五之气，此阶段主气为阳明燥金，因此考虑与阳明、少阴相关。司人：该患者出生于 1982 年 11 月 5 日，壬戌年，岁运木运太过，太阳寒水司天，太阴湿土在泉，五之气的客气与主气为阳明燥金、阳明燥金，与司天之气相合。司病证：对于经间期出血的病因病机，国医大师夏桂成教授的总结受到多数医家推崇，认为发病主导是：肾阴不足，癸水有所欠实，至经间期阴长不能达到重阴水平。经间期由于时间节律的要求，不得不行阴阳转化的机变。重阴既有所不足，转化时加强的氤氲状气血活动，影响子宫之藏、冲任之固，是以引起出血。此外肾水不足，胞脉胞络失养，气血活动稍强亦极易致出血。病情日久，会出现阴虚前提下的火旺，迫血妄行亦可致出血。

结合患者就诊时间与运气体质而言，一则为虚火导致枢转不利，二则阳明之燥是由于肾水不能收藏，因此阳气不消，阴气不长，以致人体阴津不足。结合患者出生时木运太过，水为木之子，子病及母，引起肾阴亏虚。阴虚是妇科疾病常见的病因之一，患者症见头晕耳鸣，腰膝酸软，烘热汗出，五心烦热，失眠多梦，口干咽燥，月经紊乱，舌红少苔，脉细数，治当滋阴益肾、育阴潜阳，当以两地汤合二至丸加减。

李军茹教授基于多年的诊疗经验，在中医理论体系的指导下，结合现代社会的大环境影响，同样认为肾阴不足，癸水欠实是本病形成的主导因素，故临床上肾阴虚型最多见。本病的治疗当重在滋肾阴，清虚热，兼以止血，水足火消，则诸症消失，方选两地汤合二至丸加味治疗。两地汤乃清代著名医家傅山所著的妇科名方，尤其擅长治疗妇科阴虚血热型疾病。白芍、阿胶为辅佐药，阿胶少量配伍，滋阴补血的同时而不碍脾胃运化，白芍养血柔肝，兼舒情志，全方滋肾养阴的同时兼顾清虚火。李教授根据疾病起始之时的特点，融入多年临床用药经验，加入二至丸滋阴补肾。全方共奏滋肾养阴、清热止血之功，水盛则火自平，阴复而阳自秘，经间期排卵自然顺利度过。

医案 5：不孕不育

马某，女，28 岁。出生日期：1995 年 9 月 28 日，初诊：2023 年 9 月 16 日。

未避孕未孕 2 年。患者既往月经周期规律，28 ～ 30 天 1 行，月经 6 天干净，但月经量偏少，色暗，伴有大量血块。经行腹痛，得温痛减。平素感手脚怕凉，经前期烦躁易怒。

刻下症见：小腹冷痛拒按，得温则缓，纳食、睡眠及小便尚可，大便不成形，舌暗红、可见紫斑、苔少，脉沉紧。末次月经在 2023 年 9 月 14 日。既往监测卵泡发育成熟可排，男方精液分析活力正常。

西医诊断：子宫内膜容受性低下不孕症。

辨病辨证：不孕症——寒凝血瘀证。

运气病机：火运不及，太阴、阳明。

治则：调经活血，温膜助孕。

方药：温经汤加减。

制吴茱萸 3g，桂枝 10g，当归 15g，炒白芍 15g，川芎 12g，党参 10g，阿胶 4g（烊化），牡丹皮 15g，生姜 10g，姜半夏 9g，麦冬 15g，乌药 12g，醋三棱 15g，醋莪术 15g，乳香 10g，没药 10g，炙甘草 6g。15 剂，每日 1 剂，水煎，分早晚 2 次温服。

2023 年 10 月 4 日二诊：患者诉服药后手脚怕凉、小腹冷痛较前减轻，未诉其他不适，大便不成形。舌暗红、伴瘀斑、苔薄，脉沉涩。予前方方去醋三棱、醋莪术，7 剂。

2023 年 10 月 12 日三诊：患者诉近日心情急躁烦闷，偶有胸胁胀痛，纳可、睡眠差、入睡困难，二便调，舌暗红、伴瘀斑、苔薄，脉弦涩。予二诊方加丹参 20g、合欢皮 20g、首乌藤 15g，7 剂。

2023 年 10 月 20 日四诊：末次月经 2023 年 10 月 13 日，诉经期小腹冷痛感较前减轻，月经量较前增加，色稍暗，血块减少，手脚怕凉较前明显好转，其余未诉不适，纳食尚可，夜眠一般，二便调，舌暗，伴瘀斑，苔薄，脉弦滑。将三诊方中乌药减量至 6g，加延胡索 10g、炒桃仁 6g，14 剂。

2023 年 11 月 3 日五诊：患者服药后未诉不适，纳眠可，二便调，舌稍暗、瘀斑较前减轻、苔薄，脉微弦。予四诊方去合欢皮、首乌藤，10 剂。

2023 年 11 月 14 日六诊：患者诉月经未至，顺利妊娠。

【按语】

司天：患者初诊于癸卯年，岁运火运不及，阳明燥金司天，少阴君火在泉，四之气。司人：该患者出生于乙亥年，金运不及，五之气，主气阳明燥金，客气太阴湿土，客气生主气，厥阴司天之政，燥湿更甚，寒气及体，风雨乃行。

司病证：患者初诊癸卯年，岁运火运不及，阳明燥金司天，少阴君火在泉，四气即临，为主气太阴湿土与客气太阳寒水，因此其中证候以寒湿为主。下半年湿土又胜复，故湿气泛杂，寒雨频至，此期间寒湿淫邪均易使体阴之妇人致病。寒性凝滞收引，或客于表，郁遏卫阳；或中于里，伤及脏腑阳气，寒邪于人多表现为痛经、月经后期等病。体虚之人伤及阳气，使脏腑失养，血海不充，致使经期延迟，临床可见月经量少色淡，小腹隐痛，小便清长，大便稀溏，舌淡苔白，脉沉细，应治以温阳散寒、养血调经，选方《金匮》温经汤加减。

李教授根据患者症状、舌脉辨为寒凝血瘀证。寒主收引凝滞，胞宫胞膜气血因感受寒气而滞涩难行，发生瘀阻，故彩超提示宫腔血流灌注阻力等指数提高，从而子宫内膜容受性下降。故辨证为寒凝血瘀证，治以调经活血、温膜助孕，方选温经汤加减。

温经汤为治疗阳明及厥阴病重要的经方之一，二诊时患者症状减轻，经后期无须破血逐瘀，故去力猛之醋三棱、醋莪术。三诊时患者因经前期阳长阴消变化，出现心情烦闷、胸胁胀痛等肝气郁结表象，肝郁扰神，导致入睡困难，故治疗加用合欢皮、首乌藤以疏肝解郁，安神催眠，合用丹参以除烦安神、活血通经。四诊时患者小腹冷痛、手脚冰凉等症明显好转，睡眠情况稍改善，但寒凝血瘀之象尚存，故将乌药减量一半，加延胡索、炒桃仁以增强行气活血之效。五诊时患者服药后睡眠改善，药已见效，故在四诊方的基础上去解郁安神之合欢皮、首乌藤。治疗上李军茹教授通过提供适宜胚胎生长的温度，改变胞宫冰冷的状态，以温膜助孕，治疗后胞宫温煦，气血畅达，则胎元顺利扎根生长。

医案 6

周某，女，22岁（2001年生），就诊时间：2023年11月10日。

反复经期头痛半年。患者半年前出现经期头痛，且伴有痛经，每次均口服止痛药才可缓解，月经量少，色黑，夹有血块，平素自行"益母草颗粒＋红糖"治疗，但症状缓解不明显。近2个月月经紊乱，9月18日～9月20日，9月29日～10月1日，10月31日～11月2日均行经。刻下症见：怕冷，手脚冰冷，多梦，纳食一般，喜饮水，大便干，费力，舌大，舌根部无苔，舌下红，寸脉弱。既往病史：脑垂体瘤病史。

辨病辨证：经行头痛—肝气不舒、气血两虚。

运气病机：厥阴、阳明、太阴。

治则：疏肝健脾，养血调经。

方药：逍遥颗粒合圣愈汤加减。

柴胡12g，当归12g，白芍6g，白术20g，茯苓20g，生姜6g，薄荷2g，炙甘草4g，熟地黄10g，川芎10g，党参10g，黄芪40g，牡丹皮10g，栀子6g，枳实10g。9剂，水冲服，每次1袋，每日2次，早晚饭后温服。

二诊：2023年11月21日。患者诉怕冷，手脚冰冷均好转，但月经未至，嘱患者继服上方 15 剂。

三诊：2023 年 12 月 8 日。患者诉 12 月 1 日月经来潮，12 月 5 日结束，其间头痛，但休息后可缓解，无须止痛药，痛经也有缓解，经色正常，且血块减少，舌下红好转。患者非常高兴，要求月经后继续口服中药调理。效不更方，上方减枳实，继服 15 剂以巩固疗效。

【按语】

司天：就诊时间为癸卯年，火运不及，阳明燥金司天，少阴君火在泉；司人：患者出生年为水运不及，厥阴风木司天，少阳相火在泉。司病证，患者出现经期的头痛及畏寒等症，经期之痛与少阴、厥阴密切相关，患者之发病时间与火运不及时间密切，同时患者运气体质亦与少阴、厥阴同格。因此选择应用疏厥阴与太阴之逍遥散结合圣愈汤加减。重在扶太阴之土，兼养气血。

其中，逍遥散出于宋代《太平惠民和剂局方》，为妇科常用方，多适用于肝失调畅、气血不和引起的诸多病证，其配伍核心在于"木郁达之"。患者由于学习压力大，情志不舒，经期头痛，是为肝郁气滞；肝郁气滞，血液运行不畅，瘀血阻滞胞宫胞脉，则见月经色暗黑、有血块，伴小腹疼痛；木郁克土，脾失健运，故纳食一般。诸药合用，效果更佳。

医案 7

雷某，女，26 岁（1997 年生），2023 年 9 月 5 日初诊。

经血淋漓不尽 20 天。患者于 20 天前无明显诱因下出现月经淋漓不尽，经色淡红，伴有头晕，乏力，纳食一般，夜眠差，心烦，大便调，舌质淡，舌尖红，舌尖有红色小点，苔薄白，右寸关脉沉细，左关弦。血常规：血红蛋白 89g/L。

辨病辨证：经期延长—脾不统血、气血亏虚。

运气病机：太阴、少阴。

治则：健脾益气。

方药：归脾汤加减（颗粒剂）。

炒白术 16g，黄芪 50g，当归 16g，炙甘草 6g，茯神 20g，炙远志 10g，炒酸枣仁 30g，木香 10g，龙眼肉 13g，大枣 10g，栀子 10g，淡豆豉 16g，太子参 16g，柴胡 10g，黄芩 16g，川楝子 6g。9 剂，水冲服，日 1 剂，取汁 400mL，分 2 次早晚饭后温服。

二诊：2023 年 9 月 15 日。仍有出血，但量较前减少，且头晕症状有缓解，乏力有改善，舌脉同前，效不更方，继续巩固治疗，诸症好转。

三诊：2023 年 9 月 26 日。仍有少量出血，其余症状均好转，原方去黄芩、川楝子，加炮姜炭 10g、艾叶炭 10g。15 剂，继续治疗，后期回访中患者诉月经量、行经天数及周期均正常。

【按语】

司天：就诊时间为癸卯年，火运不及，阳明燥金司天，少阴君火在泉。司人：出生时间为木运不及，太阴湿土司天，太阳寒水在泉。司病证：贫血之证，多为气血不能生化，"五脏六腑之血，全赖脾气统摄"，脾主统血，为气血生化之源、后天之本，中焦受气取汁，变化而赤是谓血，说明血的生成和统摄与脾的关系密切，从运气病机角度而言，与太阴脾土相关。结合患者就诊时间与运气体质，可见其与太阴之寒湿、少阴君火均有关系，因此选择太阴、少阴均兼顾之归脾汤加减。

李军茹教授认为贫血属于中医血虚范畴，《景岳全书·妇人归经脉类》指出："若脉证无火，而经早不及期者，乃其心脾气虚，不能固摄而然。"此患者因平素饮食不节，久病伤脾，使脾气虚弱，经行之际，气随血溢，气虚益甚，冲任不固，经血失去统摄，致月经延期、量多，日久出现血虚证。归脾汤方中太子参、黄芪补气生血，白术健脾益气以摄血，当归补血养血，龙眼肉、远志、大枣、茯神、酸枣仁养血安神，木香健脾消食，栀子、淡豆豉清心除烦，甘草调和诸药。患者左关弦，故用常用药对柴胡、黄芩、川楝子疏肝理气功效。三诊时，仍有少量出血，加入炮姜炭、艾叶炭固摄止血。诸药合用，起到健脾益气、固摄止血的功效。

医案 8

张某，女，23 岁（1999 年 11 月 1 日生），2023 年 4 月 11 日初诊。

月经延期半年。患者诉月经半年未至，大便 1 周 1 解，先干后稀，夜眠差。舌红，舌尖红，苔薄白，舌体胖大，边有齿痕，舌中有裂沟，舌下红，舌下脉络紫黑扩张，脉弦滑。结合患者舌脉症状，辨为月经后期—湿浊阻滞证。

辨病辨证：月经后期—湿浊阻滞证。

运气病机：土运不及、厥阴。

治法：健脾祛湿，宁心安神。

方药：己白术厚朴汤合巳亥敷和汤加减。

制厚朴 10g，法半夏 10g，肉桂 3g，广藿香 10g，炒青皮 10g，干姜 6g，炙甘草 6g，大枣 10g，炒枳实 16g，五味子 6g，茯苓 30g，炒酸枣仁 16g，诃子 6g，炒白术 16g，酸枣仁 16g。7 剂，水煎服，日 1 剂，浓煎取汁 400mL，分 2 次温服，早、晚各 200mL。

六气针法：双枢，双阖，加太阴，主降阳明，引阳明。

二诊：于 2023 年 4 月 18 日前来复诊，患者诉现大便质软，2～3 日 / 次，夜眠明显改善，月经仍未至，鉴于患者病情好转，故效不更方，六气针法：双阖，主降阳明，引阳明。继续巩固疗效，嘱其药毕后来院复查，而后随访中患者诉药后第 3 日月经至，现大便质软，1～2 日 / 次，夜眠可。

【按语】

司天：就诊时间为 2023 年 4 月 11 日，癸卯年，岁运为少火（少徵），司天之气为阳明燥金，在泉之气为少阴君火。司人：该患者出生于 1999 年 11 月 1 日，结合患者的出生时的格局，当年为己卯年，岁运为少土（少宫），司天之气为阳明燥金，在泉之气少阴君火，患者出生在 11 月 1 日，为己卯年的五之气，厥阴风木加临阳明燥金，基础体质与土运不及与厥阴风木相关。

司病证：患者主要病症为月经延期半年未至，大便 1 周 1 解，先干后稀，结合患者的运气体质及发病时间，考虑与湿浊之气相关，月经延期半年未至为湿浊之气下注冲任，壅滞胞宫，大便 1 周 1 解，先干后稀为湿困脾，以致脾胃虚弱，运化失职，因此治疗当健脾祛湿为主，以健脾祛湿之白术厚朴汤为基础，辅以敷和汤加减。全方共奏健脾祛湿、宁心安神之功。

第三节　儿科疾病医案

一、小儿咳嗽

（一）定义

咳嗽是小儿常见的肺系病证，临床以咳嗽为主症。咳以声言，嗽以痰名，有声有痰谓之咳嗽。咳嗽可分为外感咳嗽与内伤咳嗽，由于小儿肺常不足，卫外不固，很容易感受外邪引起发病，故临床上以外感咳嗽为多见。西医学的气管炎、支气管炎可参考本病诊疗。

本病一年四季均可发生，冬春季多见。年龄越小，患病率越高。大多预后良好，部分可反复发作、迁延难愈；病情加重，可发展为肺炎喘嗽。

（二）病因病机

咳嗽的病因分外感与内伤，常见病因有外邪犯肺、痰浊内生、脏腑失调等。小儿因肺脏娇嫩，卫外不固，易为外邪所侵，故以外感咳嗽为多见。病位在肺，常涉及脾，病机为肺失宣肃，肺气上逆。

1. 外邪犯肺

小儿肺常不足、卫外不固，多寒暖不能自调，最易感受六淫之邪。风邪为百病之长，常夹他邪入侵，外邪从皮毛或口鼻而入，肺卫受邪，肺失宣肃，肺气上逆而发为咳嗽。小儿为稚阴稚阳及纯阳之体，感邪后易化热，可见热性咳嗽。

2. 痰浊内生

小儿脾常不足，若饮食喂养不当，致脾失健运，水湿内停，则酿生痰湿；小儿肺常不足，外邪犯肺，肺津失布，聚而为痰，上贮于肺，肺失宣肃而为咳嗽。此即"脾为生痰之源，肺为贮痰之器"。

3. 脏腑失调

肺为娇脏，感受外邪，日久耗伤肺气，或正虚邪恋，肺气不足，肺失宣肃，气逆于上，发为气虚咳嗽；肺热伤津，燥热耗液，肺阴受损，致阴虚咳嗽。咳嗽一症虽为肺脏所主，但与其他脏腑功能失调也密切相关，故《素问·咳论》云"五脏六腑皆令人咳，非独肺也"。

（三）辨证思路

本病辨证，根据病程的长短和表证的有无辨外感、内伤；并结合咳嗽的声音、咳痰性状辨寒热、虚实。

1. 辨外感与内伤

起病急，病程短，伴发热、鼻塞流涕等表证者为外感咳嗽；起病缓，病程较长，伴不同程度的脏腑功能失调者为内伤咳嗽。

2. 辨咳嗽声音

咳声洪亮有力，多为实证；咳而声低气怯，多为虚证；咳嗽声重频作，多为风寒咳嗽；咳声高亢，或声浊不爽，多为风热咳嗽；咳嗽痰鸣辘辘，多为痰湿咳嗽；咳声重浊，喉间痰鸣，多为痰热咳嗽；咳声无力，多为气虚咳嗽；咳声嘶哑，气短声低，多为肺阴不足。

3. 辨咳痰性状

痰白稀薄易咳，多属风寒或痰湿；痰稠色黄，多为风热或痰热；痰白清稀，多为气虚；干咳无痰，或痰少而黏，多为肺阴不足。

（四）治疗原则

本病以宣肃肺气为基本治则。外感咳嗽者，佐以疏风解表；内伤咳嗽者，佐以燥湿化痰，或清热化湿，或益气健脾，或养阴润肺等法随证施治。本病除内服汤药外，还可应用中成药、针灸、推拿等疗法。

（五）辨证论治

1. 外感咳嗽

（1）风寒咳嗽

症状：咳嗽频作，咽痒声重，痰白清稀，鼻塞流清涕，恶寒无汗，发热头痛，全身酸痛，舌质淡红，舌苔薄白，脉浮紧，指纹浮红。

症状分析：本证多见于冬春季节，起病较急，病程相对较短。风寒之邪犯肺则咳嗽频作，痰白清稀，鼻流清涕，舌苔薄白，脉浮紧，指纹浮红。小儿风寒犯肺易从热化，若风寒夹热者，症见声音嘶哑，恶寒，鼻塞，咽红，口渴；若转风热证，则见咳嗽痰黄，口渴咽痛，鼻流浊涕。

辨证要点：咳嗽痰稀，鼻流清涕，舌苔薄白，脉浮紧。

治法：疏风散寒，宣肃肺气。

主方：杏苏散（《温病条辨》）加减。

常用药：苦杏仁、紫苏叶、陈皮、茯苓、法半夏、桔梗、甘草。

加减：外寒重者，加麻黄；痰多清稀者，加金沸草、紫苏子；若咽喉肿痛，声音嘶哑，舌质红，风寒化热者，加鱼腥草、黄芩、枇杷叶。

（2）风热咳嗽

症状：咳嗽不爽，咳声高亢或声浊，痰黄黏稠、不易咳出，口渴咽痛，鼻流浊涕，或伴发热恶风，头痛，微汗出，舌质红，苔薄黄，脉浮数，指纹浮紫。

症状分析：本证可由风热犯肺所致，或由风寒犯肺转化而来。肺热重者，痰黄黏稠，不易咳出，口渴咽痛；风热表证重者，发热恶风，头痛微汗出。若风热夹燥，症见干咳频作，无痰或痰少黄稠难咳，咳剧胁痛，甚则咳痰带血，口干欲饮，舌质红干，舌苔黄，脉细数，指纹紫滞；若风热夹湿，症见咳嗽痰多，胸闷汗出，纳呆，舌质红，苔黄腻，脉濡数，指纹紫滞。

辨证要点：咳嗽不爽，痰黄，鼻流黄涕，咽红。

治法：疏风清热，宣肃肺气。

主方：桑菊饮（《温病条辨》）加减。

常用药：桑叶、菊花、薄荷、连翘、苦杏仁、桔梗、黛蛤散、浙贝母、大青叶、牛蒡子、芦根、甘草。

加减：咳嗽重者，合麻杏石甘汤；风热夹燥，用桑杏汤；发热甚者，加石膏、鱼腥草、黄芩；咳甚痰多者，加瓜蒌皮、天竺黄、葶苈子；喉核赤肿甚者，加射干。

2. 内伤咳嗽

（1）痰热咳嗽

症状：咳嗽痰多，色黄黏稠，咳吐不爽，咳剧气促，喉间痰鸣，发热口渴，烦躁不宁，尿少色黄，大便干结，舌质红，苔黄腻，脉滑数，指纹紫滞。

症状分析：本证多由邪热灼津炼痰、痰热结于气道而致，也可由脾胃积热，或心肝火旺、炼液为痰上贮于肺而成。以咳嗽痰多、色黄黏稠、难以咳出为特征。热重者发热口渴，烦躁不宁，尿少色黄，大便干结；痰重者喉间痰鸣，甚则喘促，舌苔黄腻，脉滑数或指纹紫滞。

辨证要点：咳嗽痰多，色黄黏稠，喉间痰鸣，舌质红、苔黄腻。

治法：清热泻肺，宣肃肺气。

主方：清金化痰汤（《医学统旨》）加减。

常用药：黄芩、栀子、桑白皮、前胡、款冬花、鱼腥草、浙贝母、天竺黄、桔梗、麦冬、甘草。

加减：高热者，加石膏、知母；咳痰多者，加鱼腥草、葶苈子、竹浙；痰中带血，烦躁易怒者，加黛蛤散、夏枯草；口渴甚者，加芦根、天花粉；大便干结者，加瓜蒌、大黄。

（2）痰湿咳嗽

症状：咳嗽重浊，痰多壅盛，色白而稀，喉间痰声辘辘，胸闷纳呆，神乏困倦，形体虚胖，舌淡红，苔白腻，脉滑，指纹沉滞。

症状分析：本证多见于素体脾虚湿盛患儿，由脾虚湿盛，聚生痰液，壅阻气道而致。以咳嗽痰壅、色白而稀为特征。湿盛者胸闷纳呆，舌苔白腻；脾虚者神乏困倦，形体虚胖，纳食呆滞。

辨证要点：咳痰清稀，色白量多，纳呆困倦，舌质淡红，苔白腻。

治法：燥湿化痰，宣肃肺气。

主方：二陈汤（《太平惠民和剂局方》）加减。

常用药：陈皮、法半夏、茯苓、甘草、麻黄、苦杏仁、白前。

加减：胸闷不适，咳痰不爽者，加枳壳、桔梗；寒湿较重，痰白清稀，舌苔白滑者，加干姜、细辛；纳呆困倦者，加广藿香、薏苡仁。

（3）气虚咳嗽

症状：咳嗽无力，痰白清稀，面色苍白，气短乏力，胃纳不振，自汗畏寒，舌淡嫩，边有齿痕，脉细无力，指纹淡。

症状分析：本证常为久咳，多由痰湿咳嗽转化而来。以咳嗽无力，痰白清稀为特征。偏肺气虚者，气短乏力，自汗畏寒；偏脾气虚者，胃纳不振，舌淡嫩，边有齿痕。

辨证要点：久咳不愈，咳嗽无力，痰白清稀，气短自汗，舌淡嫩，边有齿痕。

治法：益气健脾，化痰止咳。

主方：六君子汤（《太平惠民和剂局方》）加减。

常用药：党参、茯苓、白术、甘草、半夏、陈皮、五味子。

加减：气虚重者，加黄芪、太子参；咳重痰多者，加苦杏仁、紫菀、款冬花；自汗者，加麻黄根、煅牡蛎。

（4）阴虚咳嗽

症状：干咳无痰，或痰少而黏，或痰中带血，不易咳出，口渴咽干，喉痒声嘶，午后潮热或手足心热，舌质红，舌苔少，脉细数，指纹紫滞。

症状分析：本证常为久咳，多由痰热壅肺转化而来。肺阴不足，金破不鸣，故干咳无痰，喉痒声嘶；热伤肺络者，咳痰带血；阴津不足，津不上承，故口渴咽干，阴虚生内热，故午后潮热，或手足心热；舌红少苔、脉细数乃阴虚之征。

辨证要点：久咳不愈，干咳少痰，舌质红，苔少或花剥，脉细数。

治法：养阴润肺，化痰止咳。

主方：沙参麦冬汤（《温病条辨》）加减。

常用药：南沙参、麦冬、地黄、玉竹、天花粉、甘草、桑白皮、款冬花、枇杷叶。

加减：咳嗽、咽喉不利者，用麦门冬汤；低热不退者，加青蒿、地骨皮、胡黄连；久咳痰黏者，重用麦冬，合泻白散；兼胃阴不足，食少纳差者，加山楂、谷芽、石斛；咳痰带血丝者，加白茅根、地黄。

（六）李军茹教授对该病的运气病机分析

咳嗽的常见病机主要在于太阴、太阳，影响因素可见少阳、阳明、厥阴、太阴。李军茹教授认为如果太阴开机出现问题，阴凝不开，不为阳入创造阖降条件，那么阳气阖降受阻，势必会引起阳用不及、气机逆乱，肺主一身之气，肺气首当其冲，肺失宣降则咳嗽就易于发作。

【古籍选录】

《幼幼集成·咳嗽证治》云："凡有声无痰谓之咳，肺气伤也；有痰无声谓之嗽，脾湿动也；有声有痰谓之咳嗽，初伤于肺，继动脾湿也。在小儿由风寒乳食不慎而致病者，尤多矣。"

《景岳全书·杂证谟》云："咳嗽之要，止唯二证。何为二证？一曰外感，一曰内伤而尽之矣。"

《小儿药证直诀·咳嗽》云："夫嗽者，肺感微寒。八九月间，肺气大旺，病嗽者，其病必实，非久病也。其证面赤、痰盛、身热，法当以葶苈丸下之。若久者，不可下也。十一月、十二月嗽者，乃伤风嗽也，风从背脊第三椎肺俞穴入也，当以麻黄汤汗之。"

二、小儿腹痛

（一）定义

腹痛指胃脘以下、脐之两旁及耻骨以上部位的疼痛。根据疼痛的部位分为大腹痛、脐腹痛、少腹痛和小腹痛。发生在胃脘以下，脐部以上部位的疼痛称为大腹痛；发生在脐周部位的疼痛，称为脐腹痛；发生在小腹两侧或一侧部位的疼痛，称为少腹痛；发生在下腹部正中部位的疼痛，称为小腹痛。

腹痛可见于任何年龄儿童，6 岁以内高发。发病无明显季节性。临床中，腹痛只是一个症状，可引起腹痛的原因很多，但由于婴幼儿不能诉说或表述不清，啼哭是最主要的临床表现，因此必须尽可能详细检查，以免贻误病情。儿科腹痛大体上分为功能性与器质性两种。功能性腹痛占儿科腹痛总数的比例为 50% ～ 70%。本节主要论述功能性腹痛（亦称再发性腹痛）的证治，包括肠系膜淋巴结炎引起的腹痛。

（二）病因病机

小儿腹痛的发病主要与腹部中寒、乳食积滞、胃肠积热、脾胃虚寒和气滞血瘀有关，多属不通之痛。病位主要在脾、胃、大肠，亦与肝有关。病机关键为脾胃、肠腑气滞。

1. 腹部中寒

小儿脏腑娇嫩，形气未充，寒温不知自调，若因衣被单薄，腹部受寒；或过食生冷寒凉之品，邪客胃肠，导致寒邪凝滞，气机不畅，经络不通，不通则痛，发为腹痛。

2. 乳食积滞

小儿脾常不足，易为乳食所伤，加之乳食不知自节，若喂养不当，或暴饮暴食，或过食不易消化之品，导致脾胃运化失常，乳食积于中焦，气机壅塞不通而出现腹胀、腹痛。

3. 胃肠积热

乳食停滞，日久化热；恣食肥甘、辛热之品，胃肠积滞；或感受外邪，入里化热，均可导致热结阳明、腑气不通而发腹痛。

4. 脾胃虚寒

小儿稚阳未充，若先天禀赋不足素体阳虚，或过用寒凉攻伐之品，损伤脾阳，或病后体虚，中阳不振，则寒自内生，脏腑、经脉失于温煦，阳气不展，血脉凝滞，发为腹痛。

5. 气滞血瘀

所欲不遂，情志不畅，气机郁滞引起血行迟滞；或因跌打损伤，或者是手术后腹内气血经脉受损，瘀血内留；或于感受外邪后，久病不愈，瘀阻脉络，积聚成癥瘕包块，均可致气滞血瘀，发为腹痛。

本病病初多以实证为主，若素体虚弱或迁延日久，亦可呈现虚实夹杂或虚多实少之证。

（三）辨证思路

1.辨病位

通常脐周疼痛多与虫、积、瘀有关；胃脘及脐部以上疼痛多由乳食积滞引起；右侧少腹痛以肠痈为多见；脐下腹痛多由脾胃虚寒所致。

2.辨寒热

感受寒邪，或过食生冷，或素体阳虚而腹痛者，得温痛减，遇寒加重，属于寒性腹痛；过食辛辣香燥或膏粱厚味形成积滞，热结阳明而腹痛者，腹满拒按，口渴引饮，属于热性腹痛。

3.辨虚实

虚证腹痛，隐隐作痛，反复发作，痛无定处，痛缓喜按；实证腹痛，疼痛剧烈痛有定处，腹胀拒按，按之痛剧。急性发作腹痛，因寒、热、食、积等损伤所致者，多属实证，慢性发作腹痛，因脏腑虚弱所致者，多属虚证。

4.分轻重

隐隐作痛，反复发作，痛无定处，喜揉按，多属轻证；若骤然发作，疼痛剧烈，腹满拒按，伴有意识模糊，则属重证。腹痛症状，由于小儿体质有别，常常寒热、虚实相互转化，互相兼夹，病情演变。实证未得到及时治疗，可以转为虚证；虚证复感寒邪或伤于乳食，又可形成虚实夹杂之证。气滞可以导致血瘀，血瘀可使气机不畅，从而出现因果转化的错杂之证。

（四）治疗原则

本病以调理气机，疏通经脉为基本治则。根据不同病因病机分别治以温经散寒、消食导滞、通腑泄热、温中补虚、活血化瘀等法。在内治法基础上，还可配合针灸、推拿、敷贴等外治方法。

（五）辨证论治

1.腹部中寒

症状：腹部疼痛，甚者拘急蜷伏，得温则舒，遇寒痛甚，痛处喜暖，面色苍白，痛甚者额现冷汗，唇色紫暗，肢冷不温，或兼吐泻，小便清长，舌淡，苔白滑，脉沉弦紧，指纹红。

症状分析：有外感寒邪或饮食生冷病史。寒为阴邪，主收引，故其腹痛得温则缓，遇冷痛甚。脾阳不振，升降失常，阳气不达四末，则见呕吐、泄泻，面色苍白，额冷汗出，肢冷不温。患儿素日常有类似发作病史。

辨证要点：腹痛较剧，痛处喜暖，得温则舒，遇寒痛甚，舌淡，苔白滑。

治法：温中散寒，理气止痛。

主方：养脏汤（《医宗金鉴》）加减。

常用药：木香、丁香、香附、当归、川芎、肉桂。

加减：寒痛甚者，加附子；呕吐者，加干姜、半夏；泄泻者，加炮姜、煨肉豆蔻；腹胀者，加砂仁、枳壳、厚朴、大腹皮；拘急疼痛者，加小茴香、延胡索。

2. 乳食积滞

症状：脘腹胀满，按之痛甚，嗳腐吞酸，不思乳食，矢气频作或腹痛欲泻，泻后痛减，或有呕吐，吐物酸馊，矢气频作，大便秽臭，夜卧不安，时时啼哭，舌红，苔厚腻，脉沉滑，指纹紫滞。

症状分析：多有伤乳伤食病史。食滞中焦，宿食腐化，则脘腹胀满，不思乳食，嗳腐吞酸。浊气壅滞，其气上逆，故呕吐酸馊。其气下泄，则矢气频作，腹痛泄泻；苔厚腻、脉沉滑、指纹紫滞为积滞不化之候。

辨证要点：脘腹疼痛拒按，不思乳食，嗳腐吞酸，大便秽臭，舌苔厚腻。

治法：消食导滞，行气止痛。

主方：香砂平胃散（《医宗金鉴》）加减。

常用药：香附、苍术、陈皮、厚朴、砂仁、枳壳、山楂、六神曲、麦芽、白芍、甘草。

加减：大便不通，或泻下不畅、脘腹胀满者，加槟榔、莱菔子、枳实；兼感寒邪者，加广藿香；食滞化热，大便秘结者，去苍术，加大黄、黄连。

3. 胃肠积热

症状：腹痛胀满，疼痛拒按，大便秘结，烦躁口渴，手足心热，口唇舌红，舌苔黄燥，脉滑数或沉实，指纹紫滞。

症状分析：多见于素体热盛，或恣食辛辣肥甘之儿。实热内结则腹痛腹胀拒按；里热炽盛，灼伤津液，故烦躁口渴，手足心热；热结肠腑，津少肠燥，故大便秘结；口唇舌红、舌苔黄燥为热结胃肠之候。

辨证要点：腹痛胀满，疼痛拒按，大便秘结，舌苔黄燥。

治法：通腑泄热，行气止痛。

主方：大承气汤（《伤寒论》）加减。

常用药：大黄、厚朴、枳实、芒硝。

加减：口干，舌红少津者，加玄参、麦冬、地黄；脘腹胀满者，加升麻、黄连、木香。因肝胆失于疏泄、肝热犯胃而实热腹痛者，用大柴胡汤加减。

4. 脾胃虚寒

症状：腹痛绵绵，时作时止，痛处喜按，得温则舒，面色苍白，精神倦怠，手足清冷，纳食减少，或食后作胀，大便稀溏，舌淡苔白，脉沉细，指纹淡红。

症状分析：因脾胃虚弱，中阳不足，或因消导、攻伐太过，损伤阳气，失于温养，则面色苍白，手足清冷，腹痛绵绵，时作时止，喜温喜按；脾阳不振运化不力，则纳食减少，食后作胀，大便稀溏；唇舌淡白、脉沉细、指纹淡红为脾胃虚寒、中阳不足之候。

辨证要点：腹痛绵绵，喜按喜温，大便稀溏，舌淡苔白。

治法：温中理脾，缓急止痛。

主方：小建中汤（《伤寒论》）合理中丸（《伤寒论》）加减。

常用药：桂枝、白芍、甘草、大枣、党参、白术、干姜。

加减：面白唇淡者，去干姜，加黄芪、当归；手足逆冷者，加附子、肉桂；脾虚而兼气滞，纳差腹胀者，用厚朴温中汤加减。

5. 气滞血瘀

症状：腹痛经久不愈，痛有定处，痛如针刺，或腹部癥块拒按，肚腹硬胀，青筋显露，舌紫黯或有瘀点，脉涩，指纹紫滞。

症状分析：气血运行不畅，不通则痛，故腹痛经久不愈，痛有定处，痛如针刺；气滞血瘀，结为癥瘕，故腹部癥块拒按，肚腹硬胀，青筋显露；同时血瘀亦可导致气滞，进而出现痛而兼胀，胀无休止；舌紫黯有瘀点、脉涩、指纹紫滞为气滞血瘀之候。

辨证要点：痛有定处，痛如锥刺，拒按或腹部癥块，舌紫黯有瘀点，脉涩。

治法：活血化瘀，行气止痛。

主方：少腹逐瘀汤（《医林改错》）加减。

常用药：肉桂、干姜、小茴香、蒲黄、五灵脂、赤芍、当归、川芎、延胡索、没药。

加减：胀痛严重者，加川楝子、乌药、枳壳；有癥块者，加三棱、莪术、鳖甲、夏枯草。

（六）李军茹教授对该病的运气病机分析

李军茹教授认为厥阴之病机一则在于阴尽而生，一则在于升发之气，腹痛一证，与厥阴、阳明阖机有碍密切相关，阳气不能正常肃降，且太阴不开，阳气不能正常入里，致使脾土虚寒，致阳用不及，则会出现腹痛，腹泻等症状。小儿腹痛也有可能是厥阴病导致上热下寒，寒性凝滞收引，或客于表，郁遏卫阳；或中于里，伤及脏腑阳气，则出现腹部冷痛诸症。再者厥阴病蛔厥证也会出现腹痛。

【古籍选录】

《诸病源候论·小儿杂病诸候三》云："小儿腹痛，多由冷热不调，冷热之气与脏腑相击，故痛也。其热而痛者，则面赤或壮热，四肢烦，手足心热是也。冷而痛者，面色或青或白，甚者乃至面黑，唇口爪皆青是也。"

《小儿卫生总微论方·心腹痛论》云："小儿心腹痛者，由脏虚而寒冷之气所干，邪气与脏相搏，上下冲击，上则为心痛，下则为腹痛，上下俱作，心腹皆痛。更有一证，发则腹中撮痛。干啼无泪，腰曲背弓，上唇干，额上有汗，此名盘肠内吊之痛，亦由冷气入脏所为也。"

《幼幼汇集》云："小儿腹痛之病，诚为急切，凡初生二三个月及一周之内，多有腹痛之患，无故啼哭不已，或夜间啼哭之甚，多是腹痛之故。大都不外寒热二因。"

《幼幼集成·腹痛证治》云："凡病心腹痛者，有上中下三焦之别。上焦者痛在膈上，此即胃脘痛也；中焦者痛在中脘，脾胃间病也；下焦者痛在脐下，肝肾病也。然有虚实之分，不可不辨。辨之之法，但察其可按者为虚，拒按者为实；久病者多虚，暴病者多实；得食稍减者为虚，胀满畏食者为实；痛徐而缓莫得其处者为虚，痛剧而坚一定不移者为实。虚实既确，则治有准则。"

三、小儿泄泻

（一）定义

泄泻是以大便次数增多，粪质稀薄或如水样为特征的小儿常见病。本病发病年龄以婴幼儿为主，其中6个月～2岁的小儿发病率最高，1岁以内约占半数。一年四季均可发病，以夏秋季节发病率高。本病轻证治疗得当预后良好；重证则预后较差，可出现气阴两伤，甚至阴竭阳脱；久泻迁延不愈，则易转为慢惊风或疳证。

本病类似于西医学所称的腹泻病，病因分为感染性和非感染性两类。感染性腹泻主要由病毒、细菌、真菌、寄生虫等引起，既往以细菌感染为主，随着卫生条件改善及城市化进程加快，目前多以病毒感染为主，尤其是轮状病毒感染最为常见。非感染性腹泻常因喂养不当、食物过敏、乳糖酶缺乏及消化功能紊乱等引起。

（二）病因病机

小儿泄泻的病因，以感受外邪、伤于饮食、脾胃虚弱等多见，病位主要在脾胃。病机关键为脾困湿盛，升降失司，水反为湿，谷反为滞，小肠清浊不分，合污下降，形成泄泻。

1. 感受外邪

小儿脏腑娇嫩，藩篱不密，若调护失宜，易为风、寒、暑、湿等外邪所侵。且因小儿脾胃薄弱，不耐受邪，若脾受邪困，运化失职，升降失调，水谷不分，合污而下，则为泄泻。因脾喜燥而恶湿，湿易困脾土，故有"无湿不成泻""湿多成五泻"之说。由于长夏多湿，湿胜则濡泄，故外感泄泻以夏秋季节多见，其中又以湿热泻最为常见。

2. 伤于饮食

小儿脾常不足，运化力弱，加之饮食不知自节，若调护失宜，过食肥甘厚味或生冷瓜果，及难以消化或不洁之食物，皆能损伤脾胃。脾伤则运化失职，胃伤则腐熟不能，宿食内停，升降失常，清浊不分，并走大肠而成伤食泻。

3. 脾胃虚弱

小儿素体脾虚，或久病迁延不愈，或用药攻伐太过，导致脾胃虚弱，腐熟健运失司，以致水谷不化，水反为湿，谷反为滞，清阳不升，致合污而下，形成脾虚泄泻。

4. 脾肾阳虚

脾虚致泻，病程迁延，先耗脾气，继损脾阳，日久则脾伤及肾，致脾肾阳虚。肾阳不足，火不暖土，脾失温煦，阴寒内盛，水谷不化，并走肠间，而致澄澈清冷、洞泄而下的脾肾阳虚泻。

由于小儿为稚阴稚阳之体，患病后"易虚易实，易寒易热"，故发生泄泻后易于伤阴伤阳。其中暴泻者多伤阴，久泻者多伤阳。重症泄泻由于泻下过度，伤阴耗气，出现气阴两伤，甚则阴伤及阳，导致阴阳两伤、阴竭阳脱的危重变证。若久泻不止，脾气虚弱，土虚木贼，肝旺而生内风，可成慢惊风；脾虚失运，生化乏源，气血不足以荣养脏腑肌肤，日久则形成疳证。

（三）辨证思路

本病以八纲辨证为纲，从泄泻的情势、大便的形质气味及其他兼症以明辨表里、寒热、虚实、阴阳。

1. 辨常证、变证

常证轻者表现为便次不多，大便呈糊状或蛋花汤样，微热或不发热，精神尚好；重者表现为大便量多次频，伴发热、恶心、呕吐、口干尿少；或精神萎靡，大便清稀，面色不华，形寒肢冷。变证表现为泻下不止，神萎或烦躁，目眶及囟门凹陷，皮肤干瘪，尿少或无，口渴唇红；或面色青灰，精神萎靡，四肢厥冷，脉微欲绝。

2. 辨寒热、虚实、阴阳

常证重在辨寒、热、虚、实；变证重在辨阴、阳。常证中便稀如水、粪色淡黄、臭味不甚者多属寒；大便黄褐而臭秽者多属热。暴泻起病急，病程短，泻下急迫，或夹有不消化物，纳呆，腹胀或痛，泻后痛减，邪气盛正未虚，多属实证；久泻病程迁延，反复不愈，食后易泻，或大便澄澈清冷，完谷不化，多属虚证或虚实夹杂证。变证中泻下无度，神萎或烦躁，目眶及囟门凹陷，皮肤干燥，啼哭无泪，小便短少，唇红少津，脉细数为气阴两伤，属重证；若泻下不止，精神萎靡，尿少或无，四肢厥冷，脉细欲绝，为阴竭阳脱，属危证。

（四）治疗原则

本病以运脾化湿为基本治则。实证以祛邪为主，根据不同的证型分别治以清肠化湿、祛风散寒、消食导滞等；虚证以扶正为主，分别治以健脾益气、温补脾肾等。泄泻变证，属正气大伤，分别治以健脾益气、酸甘化阴，挽阴回阳、救逆固脱。本病除内服药外，还常应用推拿、外治、针灸等法治疗。另外，应注意调整饮食，加强护理，预防和纠正脱水，防止并发症。

（五）辨证论治

1. 常证

（1）湿热泻

症状：大便水样，或如蛋花汤样，泻下急迫，量多次频，气味秽臭，或见少许黏液，肛门红赤，腹痛时作，或伴恶心呕吐，或发热烦哭，口渴尿黄，舌质红，苔黄腻，脉滑数，指纹紫。

症状分析：本证常有外感暑湿或饮食不洁史。湿热蕴结，下注大肠，传化失职，则泻下急迫，量多次频；湿热交蒸，壅遏气机，则气味秽臭，伴有黏液，肛门红赤，腹痛恶心呕吐；热重于湿，可见发热、口渴尿黄；舌质红、苔黄腻、脉滑数、指纹紫为湿热蕴结之征。

辨证要点：泻下急迫，量多次频，气味秽臭，舌质红，苔黄腻。

治法：清肠泄热，化湿止泻。

主方：葛根黄芩黄连汤（《伤寒论》）加减。

常用药：葛根、黄芩、黄连、地锦草、甘草。

加减：热重泻频者，加白头翁、马齿苋；湿重水泻者，加苍术、厚朴、车前子；发热口渴者，加石膏、芦根；泛恶苔腻者，加广藿香、佩兰；呕吐者，加竹茹、半夏；腹痛腹胀者，加木香、厚朴；纳差不乳者，加山楂、六神曲、麦芽；小便短赤者，加六一散。

（2）风寒泻

症状：大便清稀，夹有泡沫，臭味不甚，肠鸣腹痛，或伴恶寒发热，鼻流清涕，咳嗽，舌质淡，苔薄白，脉浮紧，指纹淡红。

症状分析：本证常有着凉受寒史。风寒客于肠胃，则大便清稀有泡沫，臭味不甚；外感风寒，寒性收引，气机阻滞，则肠鸣腹痛；风寒束表，肺卫失和，则恶寒发热，咳嗽流涕；舌质淡、苔薄白、脉浮紧、指纹淡红为风寒郁阻之象。

辨证要点：大便清稀有泡沫，臭味不甚，肠鸣腹痛。

治法：疏风散寒，化湿和中。

主方：藿香正气散（《太平惠民和剂局方》）加减。

常用药：广藿香、紫苏叶、白芷、生姜、半夏曲、陈皮、苍术、大腹皮、茯苓、大枣、甘草。

加减：大便质稀色淡，泡沫多者，加防风；腹痛甚，里寒重者，加干姜、木香、砂仁；夹有食滞者，加山楂、鸡内金；小便短少者，加泽泻、车前子；恶寒鼻塞声重者，加荆芥、防风。

（3）伤食泻

症状：大便稀溏，夹有乳凝块或食物残渣，气味酸臭，或如败卵，脘腹胀满，嗳气酸馊，或有呕吐，不思乳食，腹痛拒按，泻后痛减，夜卧不安，舌苔厚腻，或微黄，脉滑实，指纹紫滞。

症状分析：本证常有乳食不节史。乳食内停，壅滞肠胃，则大便稀溏，夹有乳凝块或食物残渣，气味酸臭；乳食内腐，气秽上冲，则嗳气酸馊；不通则痛，故脘腹胀满，泻后痛减；舌苔厚腻或微黄、脉滑实、指纹滞为乳食积滞之征。

辨证要点：便稀夹不消化物，气味酸臭，脘腹胀痛，泻后痛减，舌苔厚腻。

治法：消食化滞，运脾和胃。

主方：保和丸（《丹溪心法》）加减。

常用药：山楂、六神曲、陈皮、半夏、茯苓、连翘。

加减：泻下较剧者，加苍术、车前子、葛根；腹痛者，加木香、槟榔；腹胀者，加厚朴、枳壳；呕吐者，加广藿香、生姜。以乳食停滞为主者可选用消乳丸加减。

（4）脾虚泻

症状：大便稀溏，色淡不臭，多于食后作泻，时轻时重，面色萎黄，神疲倦怠，食欲不振，形体消瘦，舌淡苔白，脉缓弱，指纹淡。

症状分析：本证常由暴泻失治迁延形成。脾虚则清阳不升，运化失职，不能分清别浊，则大便稀溏，色淡不臭；脾胃虚则运纳无权，故多于食后作泻，食欲不振；偏脾气虚者面色萎黄，形体消瘦，神疲倦怠；偏脾阳虚者面白神萎，肢体不温，大便清稀。本证进一步发展，或由脾及肾，转为脾肾阳虚泻，或久泻而成疳证。

辨证要点：反复发作，病程较长，大便稀溏，色淡不臭，食后作泻，及全身脾虚征象为特征。

治法：健脾益气，助运止泻。

主方：参苓白术散（《太平惠民和剂局方》）加减。

常用药：党参、茯苓、白术、莲子、薏苡仁、砂仁、山药、白扁豆、葛根、甘草。

加减：大便清稀不化，肢冷倦怠者，加炮姜、益智；胃纳呆滞者，加广藿香、苍术、陈皮、山楂；久泻不止者，加肉豆蔻、石榴皮。

（5）脾肾阳虚泻

症状：久泻不止，食入即泻，大便清稀，澄澈清冷，完谷不化，或见脱肛，或有五更作泻，形寒肢冷，面色苍白，精神萎靡，寐时露睛，舌淡苔白，脉细弱，指纹色淡。

症状分析：本证见于久泻。脾肾阳虚，命火不足，脾失温煦，水谷不化，并走肠间，则大便澄澈清冷，完谷不化，久泻不止；脾虚气陷则见脱肛；命门火衰，阴寒内盛则形寒肢冷，面色苍白，精神萎靡，寐时露睛；舌淡苔白、脉细弱、指纹色淡为脾肾阳虚之征。

辨证要点：久泻不愈，大便清冷，完谷不化，形寒肢冷，舌淡苔白。

治法：温补脾肾，固涩止泻。

主方：附子理中汤（《三因极一病证方论》）合四神丸（《内科摘要》）加减。

常用药：党参、白术、炮姜、吴茱萸、附子、补骨脂、肉豆蔻、甘草。

加减：脱肛者，加黄芪、升麻；久泻滑脱不禁者，加诃子、石榴皮、赤石脂、禹余粮，或选用真人养脏汤加减。

2. 变证

（1）气阴两伤

症状：泻下无度，质稀如水，精神萎弱或心烦不安，目眶及囟门凹陷，皮肤干燥，啼哭无泪，口渴引饮，小便短少，甚至无尿，唇红而干，舌红少津，苔少或无苔，脉细数。

症状分析：本证多发生于湿热泻之重证。泻下无度，水液耗损，阴津受劫，津伤液脱，则大便质稀如水，目眶及囟门凹陷，啼哭无泪，小便短少甚至无尿；气随液耗，则神萎乏力；胃阴伤，则口渴引饮。本证若不能及时救治，则很快发展为阴竭阳脱证。

辨证要点：泻下无度，质稀如水，精神萎弱，目眶及囟门凹陷，皮肤干燥，无泪少尿，舌红少津。

治法：健脾益气，酸甘化阴。

主方：人参乌梅汤（《温病条辨》）加减。

常用药：人参、乌梅、茯苓、莲子、山药、木瓜、白芍、甘草。

加减：泻下无度者，加诃子、赤石脂、石榴皮；口渴引饮者，加石斛、玉竹、麦冬、芦根。

（2）阴竭阳脱

症状：泻下不止，次频量多，精神萎靡，表情淡漠，面色青灰或苍白，哭声微弱，啼哭无泪，尿少或无，四肢厥冷，舌淡无津，脉沉细欲绝。

症状分析：本证常由气阴两伤证发展而来，或久泻不止阴阳俱耗而成。脾肾虚衰，阴寒内盛，阳气外脱，则泻下不止，表情淡漠，面色青灰或苍白，少尿或无尿，四肢厥冷；舌淡无津、脉沉细欲绝为阴液耗竭、阳气欲脱之危重征象。

辨证要点：泻下不止，精神萎靡，面色青灰或苍白，四肢厥冷，尿少或无，脉沉细欲绝。治法：挽阴回阳，救逆固脱。

主方：生脉散（《医学启源》）合参附龙牡救逆汤（经验方）加减。

常用药：人参、麦冬、五味子、附子、龙骨、牡蛎、白芍、甘草。

加减：泻下不止者，加诃子、石榴皮、白术、炮姜。本证病情重，应中西医结合救治。

（六）李军茹教授对该病的运气病机分析

阳明阖机有碍，阳气不能正常肃降，且太阴不开，阳气不能正常入里，致使脾土虚寒，致阳用不及，则会出现腹痛，腹泻等症状。太阴病主要由脾阳素虚，或内有寒湿，复感外邪，致脾虚不运，寒湿内停，或是三阳病误治，伤及脾阳，致脾虚不运，寒湿内停，则出现下利、腹痛诸症。

【古籍选录】

《幼幼集成·泄泻证治》云："夫泄泻之本，无不由于脾胃，盖胃为水谷之海，而脾主运化，使脾健胃和，则水谷腐化，而为气血，以行营卫；若饮食失节，寒温不调，以致脾胃受伤，则水反为湿，谷反为滞，精华之气不能输化，乃致合污下降，而泄泻作矣。"

《幼幼集成·泄泻证治》云："凡暴注下迫，属火；水液清澄，属寒。老黄色，属心脾肺实热，宜清解；淡黄色属虚热，宜调补；青色属寒，宜温；白色属脾虚，宜补；酱色属湿气，宜燥湿；馊酸气属伤食，宜消。"

《丹台玉案·泄泻门》云："泄者，如水之泄也，势犹舒缓，泻者，势似直下。微有不同，而其为病则一，故总名之曰泄泻。"

《医宗金鉴·幼科心法要诀》云："小儿泄泻须认清，伤乳停食冷热惊，脏寒脾虚飧水泻，分消温补治宜精。"

《幼科发挥·脾所生病》云："泄泻有三，寒热积也。寒泻者不渴，宜理中丸主之。热泻者有渴，宜五苓散调六一散主之。积泻者面黄，所下酸臭食也，宜丁香脾积丸下之，积不去泻不止也。"

四、小儿便秘

（一）定义

便秘是指大便秘结不通，排便次数减少或间隔时间延长，或大便努挣难解的病证。可单独存在，也可继发于其他疾病的过程中。便秘为小儿常见的临床症状，可见于任何年龄，一年四季均可发病。本病经过合理治疗，一般预后良好，但因大便干秘易并发肛裂，少数迁延不愈者可引起痔疮、脱肛等疾病。

西医学将便秘分为器质性便秘和功能性便秘两大类，功能性便秘是指未发现明显器质病变而以功能性改变为特征的排便障碍，占儿童便秘的90%以上。本节主要论述功能性便秘。

（二）病因病机

便秘的病因包括饮食因素、情志因素、正虚因素及热病伤津。主要病位在大肠，病机关键为大肠传导失司，与脾、肝、肾三脏相关。脾胃升降失常，或肝气失疏致胃失和降，或肾气失煦致脾胃升降无力，均可影响大肠传导而形成便秘。

1.乳食积滞

小儿脾常不足，乳食不知自节，若饮食喂养不当，损伤脾胃，运化失常，停滞中焦，积久化热，耗伤津液，肠道失润，发为便秘。

2.邪热伤津

小儿易感温热时邪，邪热稽留，或过食肥甘炙煿，灼津伤阴，道津少失濡，大便干结，形成便秘。

3.气机郁滞

小儿因生活环境、习惯改变，所欲不遂，情志不舒；或小儿久坐少动，因排便困难，对排便形成恐惧心理，有便意而不愿排便，使气机郁滞，大便秘结。

4. 气血阴津亏虚

小儿素体气血阴津亏虚，或疾病损伤，或过用汗、吐、利、燥热之剂伤及气血阴津，均可导致气血阴津不足，气虚则传导无力，血阴津亏虚则肠道失润。若病及于肾之气血阴津亏虚，耗阴损阳，不能蒸化津液温润肠道，则肠道干涸，大便艰涩排出不畅，便秘由生。

（三）辨证思路

本病辨证，应首辨虚实，继辨寒热。

1. 辨别实证、虚证

实证多因小儿素体阳盛、饮食不当、热病后期及情志不舒致乳食积滞、燥热内结和气机郁滞引起，一般病程短，粪质多干燥坚硬，腹胀拒按。虚证多因小儿素体气血阴津亏虚，或疾病损伤等伤及气血阴津，致肠失濡润，传导乏力，一般病程较长，病情顽固，大便虽不甚干硬，但多欲便不出或便出艰难，腹胀喜按。

2. 分清寒热

热证多身热面赤，口渴尿黄，喜凉恶热；寒证多面白肢冷，小便清长，喜热恶凉。

（四）治疗原则

本证治疗，以润肠通便为基本法则。根据病因不同，采用消食导滞、热润肠、理气通便、益气养血滋阴等法辨治。用药时应注意通下不可太过，以免损伤正气。

（五）辨证论治

1. 食积便秘

症状：大便秘结，脘腹胀满，不思饮食，或恶心呕吐，或有口臭，手足心热、小便黄少；舌质红、苔黄厚、脉沉有力、指纹紫滞。

症状分析：小儿脾胃娇嫩，食积停滞，传导失职，则脘腹胀满，不思饮食，大便秘结；积久化热，则口臭，手足心热，小便黄少；舌质红、苔黄厚、脉沉有力、指纹紫滞均为乳食积滞之象。

辨证要点：有伤食或伤乳史，便秘同时兼见脘腹胀痛、纳呆口臭、手足心热。

治法：消积导滞通便。

主方：枳实导滞丸（《内外伤辨惑论》）加减。

常用药：枳实、六神曲、大黄、黄连、黄芩、茯苓、白术、山楂。

加减：食积重者，加麦芽、谷芽、莱菔子、鸡内金；积滞化热者，加连翘、胡黄连；大便干结甚者，加郁李仁、瓜蒌子。

2. 燥热便秘

症状：大便干结，排便困难，甚则便秘不通，面赤身热，腹胀或痛，小便短赤，或口干口臭，或口舌生疮，舌质红，苔黄燥，脉滑实，指纹紫滞。

症状分析：或因素体热盛，或素喜辛辣炙煿之品，肠道积热，故大便干结，甚至排便困难；腑气不通，秽浊熏蒸于上，则口臭、口舌生疮；热移膀胱故小便短赤；舌质红、苔黄燥、脉滑实、指纹紫滞为燥热内结之征象。

辨证要点：大便干结，面赤口臭，身热溲赤，苔黄燥。

治法：清热润肠通便。

主方：麻子仁丸（《伤寒论》）加减。

常用药：火麻仁、大黄、厚朴、枳实、苦杏仁、白芍、郁李仁、瓜蒌子。

加减：纳差口臭者，加莱菔子、山楂；津伤口干者，加南沙参、玄参、天花粉；腹胀痛者，加木香；身热面赤者，加葛根、黄芩；口舌生疮者，加黄连、栀子。

3. 气滞便秘

症状：大便秘结，欲便不得，甚或胸胁痞满，腹胀疼痛，嗳气频作，舌质红，苔薄白，脉弦，指纹滞。

症状分析：情志不舒，或久坐少动，气机郁滞，则胸胁痞满，腹胀疼痛，嗳气频作；肝脾气滞，传导失职，则大便秘结，欲便不得；舌质红、苔薄白、脉弦、指纹滞为气机郁滞之征象。

辨证要点：欲便不得，胸胁痞满，腹胀嗳气。

治法：理气导滞通便。

主方：六磨汤（《证治准绳》）加减。

常用药：木香、沉香、乌药、大黄、槟榔、枳实。

加减：胸胁痞满甚者，加香附、瓜蒌；嗳气频繁者，加紫苏梗、旋覆花、青皮；口苦咽干，腹胀痛者，加青皮、厚朴。

4. 气虚便秘

症状：时有便意，大便不干，仍努挣难下，排便时汗出气短，便后神疲乏力，面色少华，舌淡苔薄，脉虚弱，指纹淡红。

症状分析：因气虚大肠传导无力，则时有便意，大便不干，努挣难下，排便时汗出气怯；神疲乏力，面色少华为气虚化生乏源；舌淡苔薄、脉虚弱、指纹淡红为气虚之象。

辨证要点：时有便意，大便不干，努挣难下，神疲乏力。

治法：益气润肠通便。

主方：黄芪汤（《金匮翼》）加减。

常用药：黄芪、火麻仁、陈皮、蜂蜜。

加减：汗多气短者，加北沙参、麦冬、五味子；气虚下陷脱肛者，重用黄芪，加升麻、柴胡；肾阳不足，大便不干，排出困难，腹中冷痛，四肢欠温者，加党参、干姜、肉苁蓉。

5. 血虚便秘

症状：大便干结，艰涩难下，面白无华，唇甲色淡，心悸目眩，舌质淡嫩，苔薄白，脉细弱，指纹淡。

症状分析：血虚失养，肠道失润，则大便干结，艰涩难下；心主血脉，血虚无以荣养，则面白无华，唇甲色淡，心悸目眩；舌质淡嫩、苔薄白、脉细弱、指纹淡为血虚之征象。

辨证要点：大便干结，艰涩难下，面白无华，唇甲色淡。

治法：养血润肠通便。

主方：润肠丸（《沈氏尊生方》）加减。

常用药：地黄、当归、火麻仁、桃仁、枳壳。

（六）李军茹教授对该病的运气病机分析

阳明为主，或见太阴。阳明收降方能化物能够传导，而阳明外邪入里化热，与大肠的燥热相合，以致津液被耗，燥结成实，阻滞于中，即出现便秘诸症。或见于太阴，脾虚不运，导致脾胃升清降浊功能失常，出现便秘。

五、小儿厌食

（一）定义

厌食是以较长时期厌恶进食、食量减少为特征的一种小儿常见病证。中医古代文献中无小儿厌食的病名，但文献所载"不思食""不嗜食""不饥不纳""恶食"等病证表现与本病相似。西医学"消化功能紊乱"中的厌食症状可参考本病诊疗。本病可发生于任何季节，但夏季暑湿当令之时，可使症状加重。各年龄儿童均可发病，以 1～6 岁多见。城市儿童发病率较高。患儿除食欲不振外，一般无其他明显不适，预后良好，但长期不愈者，可使气血生化乏源，抗病能力低下，而易患他病，甚至影响生长发育，转为疳证。

（二）病因病机

厌食病因有先天因素及后天因素，病变脏腑主要在脾胃，病机关键为脾胃失健、纳化失和。小儿生机蓬勃，发育迅速，但脏腑娇嫩，脾常不足，若先天禀赋不足，或后天调护失宜，都可影响脾胃的正常纳化功能，致脾胃不和，纳化失健，而成厌食。

1. 先天因素

先天胎禀不足，脾胃薄弱之儿，往往生后即表现不欲吮乳，若后天又失于调养，则脾胃怯弱，长期乳食难以增进。另外小儿有脾常不足的生理特点，后天因素较为容易影响小儿脾胃的纳运功能，厌食较成人更为多见。

2. 后天因素

（1）喂养不当：小儿乳食不知自节，若家长缺乏育婴保健知识，婴儿期未按期添加辅食；或片面强调高营养饮食，如过食肥甘、煎炸炙煿之品，超越了小儿脾胃的正常纳化能力；或过于溺爱，纵其所好，恣意偏食零食、冷食；或饥饱无度；或滥服滋补之品，均可损伤脾胃，产生厌食。如《素问·痹论》所说："饮食自倍，肠胃乃伤。"

（2）病传药害：小儿稚阴稚阳之体，发病容易，传变迅速，若屡患他病，迁延伤脾；或误用攻伐，峻加消导；或过用苦寒损脾伤阳；或过用温燥耗伤胃阴；或病后未能及时调理，均可使受纳运化失常，形成厌食。

（3）外邪直中：湿为阴邪，脾为至阴之脏，喜燥恶湿，地处潮湿或夏伤暑湿，脾为湿困，可使受纳运化失常，而致厌恶进食。

（4）情志失调：小儿神气怯弱，易受惊恐。若失于调护，猝受惊吓或打骂，或所欲不遂，或思念压抑，或环境变更等，均可致情志抑郁，肝失条达，气机不畅，乘脾犯胃，形成厌食。

（三）辨证思路

本病以脏腑辨证为纲，主要从脾胃辨证，区别在于以脾主运化功能失健为主，还是以脾胃气阴亏虚为主。凡病程短，仅表现纳呆食少，食而乏味，饮食稍多即感腹胀，形体尚可，舌苔薄腻者为脾失健运；病程长，食而不化，大便溏薄，并伴面色少华，乏力多汗，形体偏瘦，舌质淡，苔薄白者为脾胃气虚；若食少饮多，口舌干燥，大便秘结，舌红少津，苔少或花剥者为脾胃阴虚；厌食伴见嗳气、胁胀、急躁者为肝脾不和。

（四）治疗原则

本病治疗以运脾开胃为基本法则。宜以芳香之剂解脾胃之困，拨清灵脏气以恢复转运之机，使脾胃调和，脾运复健，则胃纳自开。脾运失健者，当以运脾和胃为主；脾胃气虚者，治以健脾益气为先；脾胃阴虚者，施以养胃育阴之法；若属肝脾不和，则当疏肝理气助运。运脾之法，有燥湿助运、消食助运、理气助运、温运脾阳等，在本病中需对证灵活应用。需要注意的是，消导不宜过峻，燥湿不宜过热，补益不宜呆滞，养阴不宜滋腻，以防损脾碍胃，影响纳化。在药物治疗的同时应注意饮食调养，纠正不良的饮食习惯，方能取效。

（五）辨证论治

1. 脾失健运

症状：食欲不振，厌恶进食，食而乏味，食量减少，或伴胸脘痞闷，嗳气泛恶，大便不调，偶尔多食后则脘腹饱胀，形体尚可，精神正常，舌淡红，苔薄白或薄腻，脉尚有力。

症状分析：厌食初期表现，脾胃受纳、运化失健，故食欲不振，食量减少，胸脘痞闷，嗳气泛恶，大便不调，多食脾胃负担加重则脘腹饱胀。病属轻浅，尚未影响气血，故精神如常，形体尚可；舌淡红、苔薄白或薄腻、脉尚有力均为脾失健运之征。

辨证要点：除厌恶进食症状外，其他症状不著，精神、形体如常。

治法：调和脾胃，运脾开胃。

主方：不换金正气散（《太平惠民和剂局方》）加减。

常用药：苍术、佩兰、陈皮、半夏、枳壳、广藿香、六神曲、麦芽、山楂。

加减：脘腹胀满者，加木香、莱菔子；暑湿困阻者，加荷叶、扁豆花；大便偏干者，加枳实、莱菔子；大便偏稀者，加山药、薏苡仁。

2.脾胃气虚

症状：不思进食，食而不化，大便偏稀夹不消化食物，面色少华，形体偏瘦，肢倦乏力，舌质淡，苔薄白，脉缓无力。

症状分析：多见于脾胃素虚，或脾运失健迁延失治者。脾胃气虚，运化失职，故不思进食，食而不化；兼水湿不运，则大便偏稀夹不消化食物。脾主肌肉四肢，脾胃气虚则形体失养，日久可见面色少华、形体偏瘦、肢倦乏力；舌质淡、苔薄白、脉缓无力均为脾胃气虚之征。

辨证要点：不思乳食，面色少华，肢倦乏力，形体偏瘦。

治法：健脾益气，佐以助运。

主方：异功散（《小儿药证直诀》）加减。

常用药：党参、白术、茯苓、甘草、陈皮、佩兰、砂仁、六神曲、鸡内金。

加减：苔腻便稀者，加苍术、薏苡仁；便溏、面白肢冷者，加炮姜、肉豆蔻；饮食不化者，加山楂、谷芽、麦芽；汗多易感者，加黄芪、防风。

3.脾胃阴虚

症状：不思进食，食少饮多，皮肤失润，大便偏干，小便短黄，甚或烦躁少寐，手足心热，舌红少津，苔少或花剥，脉细数。

症状分析：多见于温热病后或素体阴虚，或嗜食辛辣伤阴者。素体阴虚或热病伤阴，使得脾胃阴液受损，纳化迟滞，胃火偏亢，故不思进食，食少饮多；阴液不足，则皮肤失润，大便偏干，小便短黄。阴虚不能制阳，则烦躁少寐，手足心热；舌红少津、苔少或花剥、脉细数均为脾胃阴虚之征。

辨证要点：食少饮多，大便偏干，舌红少苔。

治法：滋脾养胃，佐以助运。

主方：养胃增液汤（经验方）加减。

常用药：北沙参、麦冬、玉竹、石斛、乌梅、白芍、甘草、山楂、麦芽。

加减：口渴烦躁者，加天花粉、芦根、胡黄连；大便干结者，加火麻仁、郁李仁、瓜蒌子；夜寐不宁、手足心热者，加牡丹皮、莲子心、酸枣仁；食少不化者，加谷芽、六神曲；兼脾气虚弱者，加山药、太子参。

4. 肝脾不和

症状：厌恶进食，嗳气频繁，胸胁痞满，性情急躁，面色少华，神疲肢倦，大便不调，舌质淡，苔薄白，脉弦细。

症状分析：多有情志失调史。小儿肝常有余，脾常不足，或有情志失调，易现肝脾不和之证。木横侮土，脾失运化，故厌恶进食，嗳气频繁，胸胁痞满，大便不调。肝失疏泄，则性情急躁。气血生化乏源，失于濡养，则面色少华，神疲肢倦；舌质淡、苔薄白、脉弦细为肝脾不和之征。

辨证要点：食少嗳气，胸胁痞满，神疲肢倦，情志不遂。

治法：疏肝健脾，理气助运。

主方：逍遥散（《太平惠民和剂局方》）加减。

常用药：柴胡、紫苏梗、当归、白芍、白术、茯苓、麦芽、山楂、六神曲、甘草。

加减：烦躁不宁者，加连翘、钩藤；夜寐不安者，加莲子心、栀子；口苦泛酸者，加黄连、吴茱萸；嗳气呃逆者，加旋覆花、赭石。

（六）李军茹教授对该病的运气病机分析

太阴病，一则阴开不能，导致内食与阳气不能生化，二则助阳明之收降，其证候主要有脾阳素虚，或内有寒湿，复感外邪，致脾虚不运，寒湿内停；或是三阳病误治，伤及脾阳，致脾虚不运，寒湿内停；或邪陷脾络，脾络不通。所以太阴病的性质以脾脏的虚、寒、湿为特点，证见腹满而吐、下利、食不下、腹痛。阳明病外邪入里化热，与大肠的燥热相合，以致津液被耗，燥结成实，阻滞于中，即产生便秘、腹满而痛、则出现厌食等症。

【古籍选录】

《小儿药证直诀·脉证治法》云："面白无精光，口中气冷，不思食，吐水，当补脾，益黄散主之。"

《幼科发挥·脾经兼证》云："诸困睡，不嗜食，吐泻，皆脾脏之本病也。"

《诸病源候论·脾胃病诸候》云："胃受谷而脾磨之，二气平调，则谷化而能食。若虚实不等，水谷不消，故令腹内虚胀，或泄，不能饮食，所以谓之脾胃气不和不能饮食也。"

六、小儿积滞

（一）定义

积滞是小儿内伤乳食、停聚中焦、积而不化、气滞不行所形成的一种胃肠疾病。以不思乳食、食而不化、脘腹胀满或疼痛、嗳气酸腐或呕吐、大便酸臭溏薄或秘结为临床特征。西医学的消化功能紊乱、功能性消化不良可参考本病诊疗。

小儿各年龄段均可发病，但以婴幼儿最为多见。禀赋不足，脾胃素虚，人工喂养及病后失调者更易患病。本病可单独出现，亦可兼夹出现于其他疾病如感冒、肺炎、泄泻等病程中。本病一般预后良好，少数患儿可因积滞日久，迁延失治，进一步损伤脾胃，导致气血生化乏源，营养及生长发育障碍，转化为疳证，故前人有"积为疳之母，无积不成疳"之说。

（二）病因病机

积滞的主要病因为喂养不当、乳食不节，损伤脾胃，致脾胃运化功能失调，或脾胃虚弱，腐熟运化不及，乳食停滞不化。病位在脾胃，基本病机为乳食停聚不消，积而不化，气滞不行。

（三）辨证思路

本病病位主要在脾胃，病属实证，但若患儿素体脾气虚弱，可呈虚实夹杂证。可根据病史、伴随症状及病程长短以辨别其虚、实、寒、热。初病多实，积久则虚实夹杂，或实多虚少，或实少虚多。由脾胃虚弱所致者，初起即表现虚实夹杂证候。若素体阴盛，喜食肥甘辛辣之品，致不思乳食，脘腹胀满或疼痛，面赤唇红，烦躁易怒，口气臭秽，呕吐酸腐，大便秘结，舌红，苔黄厚腻，此系实热证；若素体阳虚，贪食生冷，或过用寒凉药物，致脘腹胀满，面白唇淡，四肢欠温，朝食暮吐，或暮食朝吐，吐物酸腥，大便稀溏，小便清长，舌淡苔白腻，此系虚寒证；若素体脾虚，腐熟运化不及，乳食停留不消，日久形成积滞者为虚中夹实证。

（四）治疗原则

本病治疗以消食化积、理气行滞为基本法则。实证以消食导滞为主，积滞化热者，佐以清解积热；偏寒者，佐以温阳助运。积滞较重，或积热结聚者，当通腑导滞，泻热攻下，但应中病即止，不可过用。虚实夹杂者，宜消补兼施，积重而脾虚轻者，宜消中兼补；积轻而脾虚重者，宜补中兼消，以达养正而积自除之目的。本病治疗，除内服药外，推拿及外治等疗法也常运用。

（五）辨证论治

1. 乳食内积

症状：不思乳食，嗳腐酸馊或呕吐食物、乳片，脘腹胀满，疼痛拒按，大便酸臭，哭闹不宁，夜眠不安，舌质淡红，苔白垢腻，脉象弦滑，指纹紫滞。

症状分析：此证常兼见于感冒、泄泻等病证中。乳食内积，脾胃受损，受纳运化失职故不思乳食，脘腹胀满，疼痛拒按，大便酸臭；升降失调，故嗳腐酸馊或呕吐食物、乳片；舌质淡红、苔白垢腻、脉象弦滑、指纹紫滞均为乳食内积之征。

辨证要点：多有乳食不节史，不思乳食，脘腹胀满，嗳吐酸腐，大便酸臭。

治法：消乳化食，和中导滞。

主方：乳积者，消乳丸（《证治准绳》）加减；食积者，保和丸（《丹溪心法》）加减。

常用药：麦芽、砂仁、六神曲、香附、陈皮、谷芽、茯苓、山楂、鸡内金、莱菔子、陈皮、法半夏、连翘。

加减：腹胀明显者，加木香、厚朴、枳实；腹痛拒按，大便秘结者，加大黄、槟榔；恶心呕吐者，加竹茹、生姜；伤于冷饮寒食腹痛者，加高良姜、香附；大便稀溏者，加白扁豆、薏苡仁。

2. 食积化热

症状：不思乳食，口干，脘腹胀满，腹部灼热，手足心热，心烦易怒，夜寐不安，小便黄，大便臭秽或秘结，舌质红，苔黄腻，脉滑数，指纹紫。

症状分析：乳食积滞日久，化热伤津。饮食积滞，脾失健运，气机不畅，故不思乳食，脘腹胀满。食积化热，耗伤津液，则口干，腹部灼热，手足心热，小便黄，大便臭秽或秘结；内扰心神故心烦易怒，夜寐不安；舌质红、苔黄腻、脉滑数、指纹紫均为食积化热之征。

辨证要点：脘腹胀满，口干心烦，腹部皮肤灼热或手足心热，睡卧不宁。

治法：清热导滞，消积和中。

主方：枳实导滞丸（《内外伤辨惑论》）加减。

常用药：大黄、枳实、六神曲、茯苓、白术、黄芩、黄连。

加减：口渴气虚者，加石斛、糯稻根；盗汗者，加煅龙骨、煅牡蛎；潮热不退者，加白薇、地骨皮；烦躁、夜啼难眠者，加蝉蜕、钩藤；腹部胀痛甚者，加木香、槟榔；腹部胀满甚者，加厚朴、莱菔子；泻下臭秽明显者，加鸡内金、苍术；大便秘结者，加瓜蒌子、槟榔。

3. 脾虚夹积

症状：面色萎黄，形体消瘦，神疲肢倦，不思乳食，食则饱胀，腹满喜按，大便稀溏酸腥，夹有乳片或不消化食物残渣，舌质淡，苔白腻，脉细滑，指纹淡滞。

症状分析：本证因虚致积，脾胃虚弱，气血不充，故面色萎黄，形体消瘦，神疲肢倦。脾失健运，乳食停积，故不思乳食，食则饱胀，腹满喜按，大便稀溏酸腥，夹有乳片或不消化食物残渣；舌质淡、苔白腻、脉细滑、指纹淡滞均为脾虚夹积之征。

辨证要点：面黄神疲，腹满喜按，嗳吐酸腐，大便酸腥稀溏不化。

治法：健脾助运，消食化滞。

主方：健脾丸（《医方集解》）加减。

常用药：党参、白术、茯苓、甘草、麦芽、山楂、六神曲、陈皮、枳实、砂仁。

加减：呕吐者，加生姜、丁香、半夏；大便稀溏者，加山药、薏苡仁、苍术；腹痛喜按者，加干姜、白芍、木香；舌苔白腻者，加广藿香、佩兰。

（六）李军茹教授对该病的运气病机分析

阳明病，外邪入里化热，与大肠的燥热相合，以致津液被耗，燥结成实，阻滞于中，则会产生小儿积食、便秘、腹满而痛等症。太阴病主要由脾阳素虚，或内有寒湿，复感外邪，致脾虚不运，寒湿内停，亦会导致小儿积食。太阴与阳明共同完成阳气之收降，若收降不能，则积滞生起。

【古籍选录】

《幼幼集成·诸疳证治》云："谷肉果菜，恣其饮啖，因而停滞中焦，食久成积，积久成疳。"

《幼幼集成·食积证治》云："凡用攻下去积之药，必先补其胃气，如六君之类，预服数剂，扶其元神，然后下之，免伤胃气也。"

《活幼心书·伤积》云："凡婴孩所患积证，皆因乳哺不节，过餐生冷坚硬之物，脾胃不能克化，积停中脘。"

七、五迟、五软

（一）定义

五迟指立迟、行迟、齿迟、发迟、语迟；五软指头项软、口软、手软、足软、肌肉软。本病多源于先天禀赋不足，古代归属于"胎弱""胎怯"，可见于西医学之脑发育不全、脑性瘫痪、智能低下等病症。五迟、五软诸症既可单独出现，也可同时存在，后世结合婴幼儿发育进程，认为"立迟"也可更替为"坐迟"。

本病若证候较轻，早期治疗，疗效较好；若证候复杂，病程较长，属先天禀赋不足引起者，往往成为痼疾，采用中西医结合的综合康复方案可改善其部分功能。

（二）病因病机

五迟、五软病因包括先天因素及后天因素。病位主要在脾肾，可累及心肝。病机包括正虚和邪实两方面，正虚即五脏不足，气血虚弱，精髓亏虚；邪实为痰瘀阻滞心经脑络、心脑神明失主。

（三）辨证思路

本病辨证，应首分轻重，继辨脏腑。

1. 辨轻重

五迟、五软仅见一二症，智力基本正常为轻；病程长，五迟、五软同时并见，且见肢体瘫痪、手足震颤、步态不稳，甚至手不能握、足不能行，智能低下、痴呆、失语、失聪者为重。

2. 辨脏腑

五迟、五软以脾肾病变为主，心肝次之。若表现为坐（立）迟、行迟、齿迟、头项软、手足软，则为脾肾不足及肝；发迟、语迟、肌肉软、口软、智力低下，则为脾肾不足及心。

（四）治疗原则

五迟、五软多属虚证，以补为其治疗大法，着重补肾填髓，养肝强筋，健脾养心，补益气血；若因难产、外伤、中毒，或温热病后等因素致痰瘀阻滞者，以涤痰开窍、活血通络为主。亦有部分患儿属虚实夹杂者，须补益与涤痰活血配伍用药。

本病宜早期发现，及时治疗，治疗时间较长，可将有效方剂制成丸、散、膏剂，以半年为1个疗程，重复2～3个疗程。除了辨证论治用药外，也可配合针灸、推拿、教育及功能训练等综合措施，方能取得一定疗效。

（五）辨证论治

1. 肝肾不足

症状：坐、立、行走、牙齿发育明显迟于同龄小儿，颈项、肌肉痿软或肢体瘫痪，手足震颤，步态不稳，甚至手不能握、足不能行，智能低下，或失语失聪，面容痴呆，舌质淡，苔薄，脉沉细，指纹淡紫。

症状分析：肝主筋，肾主骨，齿为骨之余。肝肾不足，不能濡养筋骨，筋骨失养，故坐、立、行走、生齿均迟，肌肉痿软，肢体瘫痪，手足震颤；肾生髓，脑为髓海，肾精不足，髓海空虚，故智力低下，面容痴呆；舌质淡、苔薄、脉沉细、指纹淡紫皆为肝肾不足之征。

辨证要点：坐迟，立迟，行迟，齿迟，智能低下。

治法：滋养肝肾，填精补髓。

主方：六味地黄丸（《小儿药证直诀》）加减。

常用药：地黄、牡丹皮、山茱萸、山药、泽泻、茯苓、补骨脂、紫河车、龟甲。

加减：肌肉痿软者，加党参、白术、黄芪；手足震颤者，加天麻、钩藤、僵蚕；智力障碍者，加远志、石菖蒲、郁金。

2. 心脾两虚

症状：智力低下，面黄形瘦，语言迟钝，四肢痿软，肌肉松弛，多卧少动，步态不稳，食欲不佳，口角流涎，舌伸口外，咀嚼无力，头发稀疏枯槁，舌质淡，苔少，脉细弱，指纹淡。

症状分析：脾主四肢、肌肉，开窍于口；心主血脉、神明，开窍于舌。心脾亏虚，四肢肌肉失养，故面黄形瘦、四肢痿软、肌肉松弛、口角流涎、咀嚼无力；神明失主，则舌伸口外、智力低下；发为血之余，心血不足，则头发稀疏枯槁；舌质淡、苔少、脉细弱、指纹淡皆为心脾两虚之征。

辨证要点：智力低下，语迟，发迟，口软，肌肉软。

治法：养心健脾，开窍益智。

主方：调元散（《活幼心书》）合菖蒲丸（《医宗金鉴》）加减。

常用药：黄芪、人参、茯苓、白术、当归、地黄、川芎、远志、石菖蒲、厚朴、香附、甘草。

加减：头发稀疏萎黄者，加何首乌、肉苁蓉；食欲不佳者，加山楂、鸡内金。

3. 痰瘀阻滞

症状：失聪失语，意识不清，反应迟缓，动作不自主，或口流涎，喉间痰鸣，或关节强硬，肌肉软弱，或癫痫发作。舌胖质暗，或见瘀点瘀斑，苔腻，脉沉涩滑，指纹暗滞。

症状分析：若因产伤、外伤致痰瘀阻滞心经脑络，心脑神明失主，则见失聪失语，意识不清，反应迟缓，动作不自主，关节强硬，或癫痫发作；若因先天缺陷或脑病后遗症致痰浊内蕴，蒙蔽清窍，则见智力低下，喉间痰鸣；舌胖质暗或见瘀点瘀斑、苔腻、脉沉涩滑、指纹暗滞皆为痰瘀阻滞之征。

辨证要点：关节强硬，肌肉软弱，失聪失语，反应迟缓，舌胖质暗。

治法：涤痰开窍，活血通络。

主方：通窍活血汤（《医林改错》）合二陈汤（《太平惠民和剂局方》）加减。

常用药：半夏、陈皮、茯苓、远志、石菖蒲、桃仁、红花、丹参、川芎、赤芍、麝香、甘草。

加减：惊叫、抽搐者，加黄连、龙胆；躁动者，加龟甲、天麻、牡蛎；大便干燥者，加大黄。

（六）李军茹教授对该病的运气病机分析

少阴为主，兼见太阳。少阴之气在于枢转阴阳，亦是少阴南北心肾相交的重要方式，手少阴经属心，心属火，主血脉，又主神明。足少阴经属肾，肾属水，主藏精，其标本中气亦从南到北，收君火亦藏而用之，真阴真阳寄寓其中，为先天之本。故有"冬至一阳生"的说法，亦是少阴功能的体现。

再者，阳气之生长又与双开相关，阳化气阴成形，阳开则气行，阴开则行长，因此发育问题又与太阴脾土与太阳之生发相关，如《黄帝内经》里讲："阳气者，若天与日，失其所，则折寿而不彰。"这就是说阳气就像天上的太阳，阳光普照则万物荣长，没有阳光则万物不生。如果孩子阳气不足，那他的生长发育就会相对迟缓。

【古籍选录】

《小儿药证直诀·杂病证》云："长大不行，行则脚细；齿久不生，生则不固；发久不生，生则不黑。"

《张氏医通·婴儿门上》云："五迟者，立迟、行迟、发迟、齿迟、语迟是也……皆胎弱也，良由父母精血不足，肾气虚弱，不能荣养而然。"

《婴童百问·五软第二十六问》云："五软者，头软、项软、手软、脚软、肌肉软是也。"

《古今医统·五软五硬》云："五软证名曰胎怯，良由父精不足，母血气衰而得。"

八、小儿发热

（一）定义

发热是儿科多种疾病中的症状，可有壮热、低热、潮热等不同的症候群表现。壮热是指身体发热，热势壮盛，扪之烙手，或伴恶热烦渴的一种症状，属高热范畴；低热是指身体自觉发热，但热势不高，体温一般在 37.5℃～38℃；潮热是指发热盛衰起伏有定时，犹如潮汛。因疾病不同与病因病机的差异，小儿发热应按原发疾病进行辨病辨证治疗。然而小儿体属纯阳，阴常不足，且发病容易、传变迅速，多种疾病因素的影响均可致病机从阳化热而出现高热，尤其婴幼儿更易见。故本节重点讨论小儿高热。

高热，是指以体温（腋温）高于 39℃为主要临床特征的儿科常见急症。

高热又称为"大热""壮热""身灼热"。小儿急性高热多见于感染性疾病，如急性传染病早期，各系统急性感染性疾病；也可见于非感染性疾病，如暑热、新生儿脱水热、颅内损伤、惊厥及癫痫大发作等。此外，小儿变态反应（如过敏）、异体血清、疫苗接种反应，输液、输血反应等也可出现高热；小儿长期高热常见于败血症、沙门菌感染、结核等感染性疾病；也可见于恶性肿瘤（白血病、恶性淋巴瘤、恶性组织细胞增生症）与"风湿热"、幼年类风湿关节炎等结缔组织病。虽然小儿体温的升高与疾病的严重程度不一定成正比，但体温过高或持续高热，尤其在温病过程中，易见痉、厥、闭、脱等危重证候，需及时对症救治。

（二）病因病机

小儿高热分外感与内伤两大类，外感高热为邪毒入侵，正邪相争；内伤高热则多正气虚损，阴阳失调。

1. 外感高热

小儿脏腑娇嫩，肌肤薄弱，且寒暖不能自调，若调护失宜，六淫邪毒由口鼻、皮毛而入，侵犯肺卫，束于肌表，郁于腠理，正邪交争，则发热。感受温热、暑湿之邪，或感受寒邪，从阳化热，均可引起高热；且邪愈盛，正愈实，交争愈剧，热势愈高。

2. 里热炽盛

若外感邪毒入里化热，或温热疫毒等直中于里，或小儿嗜食肥甘辛辣，肺胃蕴热，均可致里热炽盛，发生高热。邪热充斥内外，扰上及下，闭塞气机，可出现邪热蕴肺、热炽阳明、热结肠道、热入营血诸证；热毒灼津炼液为痰，痰火交结，上扰清窍，引动肝风，亦可致变证丛生，甚至出现闭、脱等危重证候。

3. 邪郁少阳

若感邪之后，正邪交争于半表半里，致少阳枢机不利者，则可见恶寒与发热交替出现之寒热往来证。由于少阳枢机不利，肝胆疏泄功能失常，故常伴口苦、咽干、目眩、胸胁苦满、心烦喜呕等症状表现。

（三）辨证思路

高热可见于多种疾病之中，应根据患儿发病季节、发热程度、持续时间、热型，及伴随的临床症状、体征、实验室检查等明确病因诊断，包括病变系统、部位、性质，区别感染性或非感染性疾病。根据临床表现特点、指纹及舌脉辨别表、里、虚、实，并注意有无兼夹证。

1. 外感高热

常因感受六淫邪毒所致，发热及鼻塞流涕、咳嗽等肺卫表证为其共有症状表现，但由于风、寒、暑、湿、燥、火等病邪特性及致病特点不同，临床表现亦各有不同。

2. 但热不寒

是指热性病过程中，病邪入里化热，出现发热而无恶寒的症状。此为病邪亢盛，正气御邪，邪正交争，多属实证。临床上可因病位不同表现为邪热蕴肺、热炽阳明、热结肠道、湿热郁蒸、暑热伤气及热入营血等证候。

3. 日晡潮热

一般多在下午 3 ～ 5 时（即申时）出现发热，或热势加重，常见于阳明腑实证，故亦称阳明潮热。由于胃肠燥热内结，阳明经气旺于申时，正邪斗争剧烈，故在此时热势加重。

4. 寒热往来

指恶寒时不发热、发热时不恶寒，恶寒与发热交替出现，定时或不定时发作的情况。此为少阳病，由邪入半表半里、枢机不利而致。除发热外，常伴有口苦咽干、目眩、胸胁苦满、心烦喜呕等少阳枢机不利症状。

（四）治疗原则

小儿高热为儿科急症，治疗应以及时退热治标为先，辨病辨证论治其本为后。因病势易于传变，可中西医结合、针药结合、内外结合救治。

（五）辨证论治

1. 外感风热

症状：高热，微恶风，头身疼痛，鼻流浊涕，喷嚏咳嗽，口渴，咽红或喉核赤肿，舌苔薄黄，脉浮数，指纹浮紫。

症状分析：风热犯于肺卫，卫表失和，则见发热重，微恶风；邪客肌表，络脉失和，故头身疼痛；风热上攻咽喉，则咽红或喉核赤肿；风热犯肺，肺失宣肃，则鼻流浊涕，喷嚏咳嗽；舌苔薄黄、脉浮数或指纹浮紫均为外感风热之象。

辨证要点：高热，鼻流浊涕，咽红，舌苔薄黄，脉浮数或指纹浮紫。

治法：辛凉解表。

主方：银翘散（《温病条辨》）加减。

常用药：金银花、连翘、荆芥、大青叶、石膏、黄芩、薄荷、桔梗、牛蒡子、芦根、甘草。

加减：咽喉肿痛者，加玄参、岗梅；烦躁哭闹者，加淡竹叶；伴惊厥者，加僵蚕。

2. 温热炽盛

症状：高热，头痛，面赤气粗，大汗出，烦渴，神昏谵语，斑疹透露，舌质红或绛，苔黄，脉洪大。

症状分析：邪热炽盛，充斥内外，故见高热、头痛、面赤气粗；热炽迫津外泄则大汗出、烦渴；邪热扰心则神昏谵语；热入营血，灼伤血络故斑疹透露；舌质红或绛、苔黄、脉洪大为里热炽盛之象。

辨证要点：高热，大汗出，烦渴，神昏谵语，斑疹透露。

治法：清气凉营。

主方：清瘟败毒饮（《疫疹一得》）加减。

常用药：水牛角、黄芩、黄连、连翘、石膏、地黄、知母、赤芍、玄参、淡竹叶、栀子、牡丹皮、桔梗。

加减：大便秘结者，加大黄、玄明粉，并注意中病即止。

3. 胃肠积热

症状：日晡潮热，腹胀拒按，呕吐酸腐，大便秘结，小便短赤，烦躁不安，舌质红，苔黄燥，脉沉大。

症状分析：胃肠燥热内结，阳明经气旺于申时，正邪斗争剧烈，故在此时热势加重；燥热内结，胃失和降，气逆于上则呕吐酸腐，气滞不行则腹胀拒按；热结大肠，传导失司，故便秘；烦躁、舌红、苔黄燥均为燥热之象。

辨证要点：日晡潮热，腹胀便秘，舌质红，苔黄燥，脉沉大。

治法：通腑泄热。

主方：大承气汤（《伤寒论》）加减。

常用药：大黄、芒硝、厚朴、枳实、甘草。

加减：口渴者，加芦根、粉葛；呕吐者，加竹茹、麦冬。

4. 邪郁少阳

症状：寒热往来，胸胁苦满，心烦喜呕，不思饮食，口苦咽干，目眩，舌边红，苔薄白，脉弦数。

症状分析：邪入少阳则往来寒热，胸胁苦满，兼有心烦喜呕，不思饮食，口苦咽干，目眩。

辨证要点：寒热往来，胸胁苦满，心烦喜呕，口苦咽干。

治法：疏解少阳。

主方：小柴胡汤（《伤寒论》）加减。

常用药：柴胡、黄芩、半夏、生姜、大枣、甘草。

加减：胸胁疼痛者，加白芍、川楝子；食少纳呆者，加六神曲、广藿香；小便短赤者，加通草。

（六）李军茹教授对该病的运气病机分析

热病多见于三阳：太阳、阳明、少阳。太阳病发热是正邪交争于表，阳气、津液被表邪郁遏，欲汗不得汗所致，只需要辛温发汗解表，把郁遏的状态打破，体若燔炭，汗出而散。半表半里阳证少阳病，是半表半里的郁热，表现为人体上半部孔窍为主，如口苦、咽干、目眩、胸胁苦满、心烦等，同时存在血弱气尽的病机，治法为和解半表半里，并不是单纯清热。阳明病的基础是里热，需要清热。在里热的基础上，伴见邪实。

【古籍选录】

《素问·热论》云："帝曰：热病已愈，时有所遗者，何也？岐伯曰：诸遗者，热甚而强食之，故有所遗也。若此者，皆病已衰而热有所藏，因其谷气相薄，两热相合，故有所遗也。"

《伤寒明理论·发热》云："若热先自皮肤而发者，知邪气之在外也；若热先自里生而发达于表者，知邪气之在里也；举斯二者，为邪气在表在里而发热也。唯其在表在里，俱有发热，故邪在半表半里者，亦有发热之证。"

《保婴撮要·发热》云："小儿之热，有心、肝、脾、肺、肾五脏之不同，虚、实、温、壮四者之不一及表、里、血、气，阴、阳、浮、陷，与夫风、湿、痰、食，各当详之。"

九、小儿口疮

（一）定义

以口腔黏膜、舌体及齿龈等处出现大小不等淡黄色或灰白色溃疡，局部灼热疼痛，或伴发热、流涎为特征的口腔疾病。若溃疡面积较大，甚至满口糜烂者，称为口糜；若溃疡发生在口唇两侧，称为燕口疮。本病属西医学口炎范畴，最常见者为细菌感染性口炎及疱疹性口炎。（小儿多发）

（二）辨证论治

1. 风热乘脾

症状：唇、舌、口颊、上腭、齿龈溃烂，也可先见疱疹，继则破溃形成溃烂，周围焮红，灼热疼痛，流涎拒食，伴发热，咽喉红肿疼痛，小便短赤，大便秘结，舌质红，苔薄黄，脉浮数，指纹浮紫。

辨证要点：多为外感引起，疱疹溃烂，灼热疼痛，流涎拒食，舌质红。

治法：疏风散火，清热解毒。

主方：银翘散（《温病条辨》）加减。

2. 心火上炎

症状：疱疹、溃疡以舌面、舌边尖为多，红肿灼热，疼痛明显，进食困难，面赤唇红，心烦尿赤，舌边尖红，苔薄黄，脉细数，指纹紫滞。

辨证要点：舌面、舌边尖溃烂，色赤疼痛，心烦尿赤，舌尖红赤，苔薄黄。

治法：清心凉血，泻火解毒。

主方：泻心导赤散（《医宗金鉴》）加减。

3. 脾胃积热

症状：唇、口颊、上腭、齿龈溃疡糜烂，色白或黄，溃疡较深，大小不一，有的融合成片，甚则满口糜烂，边缘鲜红，疼痛拒食，口臭流涎，或伴发热，面赤口渴，大便秘结，小便短赤，舌红，苔黄，脉数，指纹紫滞。

治法：清热解毒，通腑泻火。

主方：凉膈散（《太平惠民和剂局方》）加减。

4. 虚火上浮

症状：口腔溃烂点少，表面黄白色，周围色不红或微红，疼痛不甚，反复发作或迁延不愈，神疲颧红，手足心热，口干不渴，舌红少苔或花剥，脉细数，指纹淡紫。

辨证要点：反复发作，口舌溃疡稀疏色淡，神疲颧红，舌红少苔。

治法：滋阴降火，引火归原。

主方：六味地黄丸（《小儿药证直诀》）加肉桂。

【古籍选录】

《素问·热论》云："帝曰：热病已愈，时有所遗者，何也？岐伯曰：诸遗者，热甚而强食之，故有所遗也。若此者，皆病已衰而热有所藏，因其谷气相薄，两热相合，故有所遗也。"

《伤寒明理论·发热》云："若热先自皮肤而发者，知邪气之在外也；若热先自里生而发达于表者，知邪气之在里也；举斯二者，为邪气在表在里而发热也。唯其在表在里，俱有发热，故邪在半表半里者，亦有发热之证。"

《保婴撮要·发热》云："小儿之热，有心、肝、脾、肺、肾五脏之不同，虚、实、温、壮四者之不一及表、里、血、气，阴、阳、浮、陷，与夫风、湿、痰、食，各当详之。"

十、儿科医案

医案 1

龙某，男，7岁4个月（2016年11月21日生），2024年4月2日初诊。

咳嗽1个月余，咳白色黏痰，痰多难咳。舌淡胖，苔白腻，脉浮紧。

辩病辨证：咳嗽—寒湿阻肺证。

运气病机：太阳寒水、厥阴风木。

治法：止咳化痰，散寒祛湿。

方剂：敷和汤合静顺汤加减。

法半夏6g，南五味子3g，炒枳实6g，茯苓16g，干姜3g，炙甘草3g，炒酸枣仁6g，诃子3g，附片3g（先煎），牛膝6g，木瓜6g，防风6g，浙贝母10g，炙枇杷叶10g。7剂，水煎服，附片先煎40～60分钟，每日1剂，浓煎取汁200mL，分2次温服，早、晚各100mL。并嘱患者清淡饮食，避风寒。

二诊：2024年4月9日，患者诉现咳嗽明显减轻，咳痰较前变稀变少，舌脉较前好转，鉴于患者病情好转，守方同前，临证加减，继续巩固疗效，嘱其药毕后来院复查，而后随访中患者诉现症状无复发，咳痰较前明显缓解，纳食可，二便正常。

【按语】

司天：就诊时间为 2024 年甲辰年，司天之气为太阳寒水，在泉之气为太阴湿土。司人：该患者出生于 2016 年 11 月 21 日，结合患者的出生时的运气，当年为丙申年，岁运为太水（太羽），司天之气为少阳相火，在泉之气厥阴风木，患者出生在 11 月 21 日，为丙申年的终之气，厥阴风木加临太阳寒水，基础体质考虑与太阳寒水、厥阴风木相关。司病证：患者咳嗽，是为太阳之寒导致，而其咳痰不畅，则交由厥阴所主，故予以敷和汤合辰戌岁静顺汤加减，其中茯苓、牛膝补肝肾而助水液代谢；木瓜和胃化湿，兼化其痰。干姜附子温上而助阳气。辅以敷和疏通肝木之气，全方共奏止咳化痰、散寒祛湿之功。

医案 2

刘某，男，12 岁（2011 年 10 月 8 日生），2024 年 2 月 6 日初诊。

泄泻、纳呆半年。患者诉腹泻半年，伴纳呆，出汗多，咳嗽咽干。舌淡胖，苔白腻，脉弱。

辨病辨证：泄泻—寒湿蕴脾证。

运气病机：太阳寒水、水不及。

治法：散寒化湿，温脾止泻。

方剂：五味子汤合静顺汤加减。

茯苓 30g，木瓜 10g，附片 3g，牛膝 10g，防风 10g，干姜 6g，炙甘草 6g，巴戟肉 10g，炒杜仲 10g，制南五味子 6g，制山茱萸 10g，诃子 10g，桑枝 30g，白芍 16g，浮小麦 30g，黄芪 50g。7 剂，水煎服，每日 1 剂，浓煎取汁 200mL，分 2 次温服，早、晚各 100mL。并嘱患者清淡饮食。

二诊：2024 年 2 月 13 日，患者诉现腹泻较前减轻，咳嗽咽干症状较前明显好转，出汗较前减少，舌象较前好转，转为淡红色，鉴于患者病情好转，守方同前，临证加减，继续巩固疗效，嘱其药毕后来院复查，而后随访中患儿诉现症状无复发，食纳可。

【按语】

司天：就诊时间为 2024 年甲辰年，司天之气为太阳寒水，在泉之气为太阴湿土。司人：该患者出生于 2011 年 10 月 8 日，结合患者的出生时的运气，当年为辛卯年，岁运为少水（少羽），司天之气为阳明燥金，在泉之气为少阴君火，基础体质考虑与水运不及相关。司病证：患者腹泻半年，伴纳呆，出汗多，是为不能收藏之证，结合患者辛卯年出生，故予以六辛年水运太过之五味子汤合辰戌静顺汤加减，五味子一味药是为收肾水之妙，本方中尤为适合，方中熟地黄滋腻，舍去，配合静顺汤中茯苓、牛膝补肝肾、利水渗湿，木瓜、干姜和胃化湿，附片大热，补火助阳，再以李教授敛汗小方桑枝、黄芪、浮小麦、防风、白芍共用，补气固表敛汗。

医案 3

殷某，男，12 岁（2010 年 10 月 28 日生），2023 年 8 月 6 日初诊。

咳嗽 3 个月余。患者诉现咳嗽咽痒，无明显咳痰，晨起、夜间咳嗽加重。舌淡红，体胖大，舌尖宽，舌下红略瘀。

辨病辨证：咳嗽（痰湿阻肺证）。

运气病机：阳明、太阳。

治法：燥湿化痰，降气止咳。

方剂：牛膝木瓜汤合静顺汤加减。

木瓜 16g，牛膝 16g，白芍 10g，炒杜仲 16g，枸杞子 10g，松节 10g，炒菟丝子 16g，天麻 16g，茯苓 20g，防风 10g，炙甘草 6g，附片 6g，浙贝母 16g，炒莱菔子 30g，白前 16g，炒苦杏仁 10g，炙枇杷叶 16g。7 剂，水煎服，每日 1 剂，浓煎取汁 200mL，分 2 次温服，早、晚各 100mL。并嘱患者清淡饮食。

二诊：2023 年 8 月 13 日。患者诉现咳嗽咽痒症状较前好转，偶有受风后咳嗽加重，舌象较前好转，转为淡红色，鉴于患者病情好转，守方同前，临证加减，继续巩固疗效，嘱其药毕后来院复查，而后随访中患儿诉现咳嗽症状无复发，食纳可，大便较前稀软。

【按语】

司天：就诊时间为 2023 年癸卯年四之气，火运不及兼阳明燥金司天，四之气为太阳寒水加临太阴湿土。司人：该患者出生于 2010 年 10 月 28 日，结合患者的出生时的运气，当年为庚寅年，岁运为太金（太商），司天之气为少阳相火，在泉之气为厥阴风木，患者出生在 10 月 28 日，为庚寅年的五之气，太阳寒水加临阳明燥金，基础体质与阳明燥金与太阳寒水相关。司病证：患者咳嗽咽痒，无明显咳痰，是为燥金受损，晨起、夜间咳嗽加重是为寒邪所伤，故予以六庚年牛膝木瓜汤合辰戌静顺汤加减，牛膝木瓜汤中用白芍补厥阴之阴，且制肺金之横；杜仲养风木之气，自无辛烈之偏，同为气血交补义，仍重取肝阴，最为有见。松节通利血中之湿，且治关节诸痛，牛膝、菟丝子益肝润下，复以枸杞甘平润肺，不用泻金而金自宁，此则柔克之法也。合之木瓜舒筋，天麻息风，牛膝达下，顾虑缜密，虽有火气来复，喘咳气逆，总可无忧矣。辅以静顺汤中利水祛湿兼温补肝肾，同时诃子、木瓜可敛摄肺金，共奏温寒收金之功。

医案 4

纳某，女，3 岁 8 月（2020 年 6 月生），2024 年 2 月 6 日初诊。

纳呆便秘 1 个月余。纳呆，便秘，三四日 1 解，大便干结，发热时容易抽搐，舌红，苔薄白。

辨病辨证：便秘—饮食积滞证。

运气病机：阳明、太阴。

治法：健脾消食，润肠通便。

方剂：小儿开胃散加减（颗粒）。

瓜蒌 6g，枳壳 5g，郁金 4g，桔梗 3g，陈皮 4g，焦山楂 2g，茯苓 5g，法半夏 4g，莱菔子 5g，淡豆豉 4g，紫苏子 5g。10 剂，水冲服，每次 1 袋，1 日 2 次，饭后温服。

二诊：2023 年 2 月 13 日。患者诉现便秘症状较前减轻，胃口较前好转，鉴于患者病情好转，守方同前，临证加减，继续巩固疗效，嘱其药毕后来院复查，而后随访中患儿诉现大便 1～2 日 1 解，食纳可，大便较前稀软。

【按语】

司天：就诊时间为甲辰之年，土运太过，太阳寒水司天，太阴湿土在泉，司人：患者出生于 2020 年 6 月，运气基本格局为金运太过，少阴君火司天、少阳相火在泉；司病证：分析金运太过，故便秘之证从阳明着手。又结合与土运、寒湿关系密切，因此选择自拟方剂小儿开胃散，从太阴、阳明着手。方中瓜蒌、桔梗润燥滑肠，枳壳行滞消胀，消胃中之食积；郁金行气解郁，清心凉血，清血分之热；陈皮理气健脾，燥湿化痰；山楂消食健胃；茯苓利水渗湿，健脾宁心；半夏燥湿消痰，降逆止呕，莱菔子消食除胀，降气化痰；淡豆豉解表除烦，宣发郁热，紫苏子降气化痰，止咳平喘，润肠通便。全方共奏健脾消食、润肠通便之功。

医案 5

洪某，男，2 岁，2020 年 3 月 26 日初诊。

代诉反复咳嗽 1 个月余，以夜间（凌晨 2～3 点）及晨起为著，咳嗽清脆无痰，纳食欠佳，纳乳可，大便干，2～3 日 1 解，舌淡红，苔薄白，指纹淡沉。

辨病辨证：咳嗽—寒热错杂。

运气病机：厥阴。

治法：舒和厥阴。

方药：乌梅丸加减。

乌梅 5g，细辛 1g，干姜 3g，附片 1g，当归 3g，桂枝 2g，太子参 5g，黄柏 3g，黄连 1g。3 剂，每晚睡前炒川椒 2 粒，煮水 25mL 冲服 2 格，睡前服；黄芩 3g，干姜 3g，半夏 2g，五味子 10g，柴胡 10g。每日 1 次，水冲服。

二诊：患儿家属代诉，服药 3 日，尤以夜间咳嗽缓解较为明显，晨起偶咳，咳声清脆，纳食欠佳，纳乳可，夜眠尚可，大便干，2～3 日 1 解。

【按语】

本案从"欲解时"理论出发，《伤寒论》六经病各有"欲解时"，但临床上经常欲解不解，而在欲解时又往往发生一些病症，历代学者莫明所以，成为《伤寒论》中的疑文。龙砂医学代表性传承人顾植山教授从五运六气开阖枢演绎欲解时，把六经病欲解时释为"相关时"，解开了千古疑团。例如厥阴病的欲解时是从丑至卯上，凡在丑时（1～3 时）发作或加重的疾病，都与厥阴有关，用厥阴病代表方乌梅丸常能取得奇效。

医案 6

患儿张某，女，7 岁，于 2020 年 3 月 11 日就诊。

反复口唇及手心、手臂伸侧可见皮肤发红，脱皮 3 年，于 2018 年 3 月上述症状逐渐加重，此次口唇皮肤再次发红脱皮，遂来我院，纳食夜眠可，大便干，2～3 日行 1 次。舌淡红，苔薄白，脉细。

辨病辨证：口疮—热毒炽盛。

运气病机：少阴热化。

治法：清泄心火。

方药：正阳汤加减 6 剂。

陈旋覆花 6g（包），杭白芍 9g，大川芎 6g，白薇 3g（姜汁拌炒，先煎），炙桑白皮 12g，西当归 6g，润玄参 12g，生姜片 6g，炒甘草 3g。每日 1 剂，水冲服，1 次 25mL，1 日 2 次。

二诊：2020 年 3 月 16 日，患儿服前方 3 日后，12 日夜间口唇红肿加重、结痂脱皮。余症状同前。处理：守方加减，继续服药 6 天。

三诊：服前方症状明显好转，口角及眼周红色糠麸样脱皮症状改善尤为明显，纳食可，大便正常，1 日 1 解。舌淡红苔薄白，脉沉细。诊断：口疮，方用正阳汤加减，6 剂，水冲服，1 次 25mL，1 次 1 格，1 日 2 次（彩图 2-4、彩图 2-5 治疗前后对比）。

【按语】

司天：2020 年 3 月 10 日初诊时运气格局为少阴君火司天，阳明燥金在泉。岁运为太金。主气为厥阴风木，客气为太阳寒水。2018 年太阳寒水司天，太阴湿土在泉，岁运太火。司人：患者出生于 2013 年 3 月，厥阴风木司天，少阳相火在泉。司病证：反复口唇及手心、手臂伸侧可见皮肤发红，对于脱皮，《素问·至真要大论》云："诸痛痒疮，皆属于心。"

心主血脉，通于夏气而为火脏，属阳中之太阳。痛者，经脉气血不通也，不通则痛；痒者，皮表之疾也，心为阳而部于表；疮者，营血运行失调，壅滞逆乱，瘀而化热所致也。疮、痒、痛皆与心脏有联系。《素问·六节脏象论》云："肺者，气之本，魄之处也，其华在毛，其充在皮，为阳中之太阴。"辰戌之岁，太阳寒水司天，太阴湿土在泉。初之气，少阳相火加临厥阴风木，木火相生，寒湿困脾，故民病瘟病，身热，头疼、呕吐，肌腠疮病。少阴司天之岁，经谓热病生于上，清病生于下，寒热固结而争于中。病咳喘，血溢泄，及目赤心痛等症。

医案 7

汪某，女，1 岁，7 个月 21 天。

以"走路不稳、持物手抖 20 余天"入院。入院前 20 余天，患儿咳嗽、流涕及腹泻后出现走路不稳，未予诊治。间隔 2～3 天后持续出现头部不自主晃动、持物不稳、自己拿东西吃困难，夜间刚入睡时出现双下肢抖动，持续数分钟后缓解，深睡状态下双下肢抖动消失，患儿情绪激动，夜间烦躁不安明显，后症状逐渐加重，严重时出现眼球震颤、独坐不稳。患儿症状开始加重，目前仍持续出现头部不自主晃动、持物不稳、眼球震颤等症状，患儿情绪易激惹，夜间烦躁不安，睡眠较少，入睡时出现双下肢抖动，持续数分钟停止后再次出现，深睡眠时消失。入院前2天，患儿出现咳嗽、咳痰、流涕，无发热，无腹痛及腹泻等不适。今为求进一步诊治，就诊于我院门诊，完善下腹部CT及胸部CT未见明显异常，门诊拟诊"眼阵挛肌阵挛共济失调综合征"入院。

诊断：眼阵挛肌阵挛共济失调综合征。

治疗：治疗上予ACTH静点28天调节免疫治疗。

辨证论治：肝肾亏虚。

运气病机：水运不及，土运不及。

治法：补益肝肾，滋阴清热。

方药：六味地黄丸合五子衍宗丸及资生汤加减（膏方）。

鹿胶30g，鳖甲胶30g，东阿胶30g，大熟地黄100g，盐杜仲100g，菟丝子100g，盐车前100g，覆盆子100g，肉桂30g，人参100g，砂仁30g，黄芪150g，草果60g，茯苓100g，白术100g，炙甘草80g，法半夏40g，青皮60g，厚朴60g，桂枝100g，牡丹皮60g，干姜60g，鸡内金100g，生姜60g，玄参60g，泽泻60g，山药200g，枸杞150g，山茱萸150g，山楂100g，肉苁蓉100g，大枣100g，薏苡仁200g，紫河车80g，全蝎、蜈蚣各60g打粉（另包）（不入膏方，冲服）。辅料：冰糖100g，蜂蜜250g，麦芽糖250g。

【按语】

患者2021年就诊，水运不及，太阴湿土司天，太阳寒水在泉，患者2019年出生，2019年为土运不及之年，厥阴风木司天，岁土不及，风乃大行，化气不令，草木茂荣，飘扬而甚，秀而不实，患者出现生长不行、风气大行的疾病，考虑"诸暴强直，皆属于风；诸痉项强，皆属于湿"，可以从土气之化与木气之风考虑。

痿证是因外感或内伤，使精血受损，肌肉筋脉失养，以致肢体筋脉弛缓，软弱无力，不能随意运动或伴有肌肉萎缩的一种病证。结合2021年运气格局为水运不及、太阴湿土司天，太阳寒水在泉，需壮补肾水。考虑患者需要长期服药，因此选择膏方治疗，其中以六味地黄丸、五子衍宗丸壮其肾水，合资生汤祛湿扶土以健脾胃助肢体化而为用，共奏祛风强壮之功。

医案 8

路某，男性，6 岁（2018 年生），2024 年 3 月 8 日初诊。

家属代诉注意力不集中伴冲动焦躁 1 年余。患者于 1 年多前无明显诱因出现多动多语，烦躁不安，性格冲动难以制止，注意力不集中，便秘尿赤等症状。于其他医院确诊"小儿多动症"。2024 年 3 月 8 日来青海省中医院就诊。现患者注意力不集中，烦躁不安，不分场合过度活动。平素烦躁任性好动，制止后稍停片刻即又过度活动，兴趣多变，胸中烦热，纳少口苦，舌质红，苔黄腻，脉滑数。

辨病辨证：注意力缺陷多动障碍—痰火内扰、湿热蕴结证。

运气病机；木运不及。

治则：清热祛湿泻火，化痰宁心安神。

方药：苁蓉牛膝汤加减。

炙甘草颗粒 2g，茯苓颗粒 8g，制远志颗粒 3g，盐车前子颗粒 6g，法半夏颗粒 2g，黄芩颗粒 5g，桂枝颗粒 3g，炒白术颗粒 8g，泽泻颗粒 8g，猪苓颗粒 8g，生姜颗粒 3g，麸炒苍术颗粒 8g，黄芪颗粒 10g，赤芍颗粒 15g，水牛角颗粒 20g，淡竹叶颗粒 8g。6 剂，水冲服，每日 1 剂，早晚两次餐后温服，分 2 次温服，早、晚各 200mL。

二诊：4 月 2 日。服药后冲动焦躁、过度活动、注意力不集中较前好转，其余症状均减轻。二诊复用苁蓉牛膝汤加减，9 剂继续巩固疗效，嘱其药毕后来院复诊。

三诊：5 月 17 日。患者冲动暴躁、注意力不集中、过于好动的症状较前大为好转，已无胸中烦热、纳少口苦等症状，于原方苁蓉牛膝汤方的基础稍作加减，运用风药，平肝潜阳、息风止痉。而后随访家长告知患儿情绪冲动、注意力不集中等症状均已消失，情绪稳定，二便正常，嘱患者清淡饮食，注意休息，劳逸结合。

【按语】

就诊时间为 2024 年 3 月 8 日，甲辰年，岁运为：太土（太宫），司天之气为太阳寒水，在泉之气为太阴湿土。司人：该患者出生年月日是 2018 年 1 月 7 日，结合患者出生时的格局，当年为丁酉年，岁运为少木（少角），司天之气为阳明燥金，在泉之气为少阴君火，患者出生在 1 月 7 日，为丁酉年的终之气，少阴君火加临太阳寒水，基础体质与木运不及密切相关。司病证：患者的主要症状表现为注意力不集中、性格冲动焦躁、不分场合过度活动，结合患者的运气体质及发病时间，考虑与风木之气相关，小儿多动症可归属于中医"脏躁""躁动"，病因主要为先天禀赋不足造成，关键为脏腑阴阳失调。阴失内守、阳躁于外。《素问·气交变大论》云："岁木不及，燥乃大行。"治疗以抑木扶土为主，患者年幼，以苁蓉牛膝汤为基础加减进行治疗。李军茹教授又考虑患者心神被邪热所扰动，又加水牛角、淡竹叶等药物清邪火以安心君，结合患者的运气体质与发病时间，以此方为基础加减应用，药到病除。

第四节　其他专科杂病医案

肺癌属于癌症的一种，而实际上，古代中医文献中并没有肺癌的病名，但有不少记录与肺部肿瘤类似。如《素问·咳论》曰："肺咳之状，咳而喘息，甚至唾血……而面浮气逆也。"《素问》中"玉机真脏论"一篇曰："大骨枯槁，大肉陷下，胸中气满，喘息不便，内痛引肩项，身热，脱肉破䐃，真脏见，十月之内死。"《难经·五十六难》言："肺之积名曰息贲，在右胁下，覆大如杯。久不己，令人洒浙寒热，喘咳，发肺壅。"《太平圣惠方》上尚有治疗息贲上气咳嗽、喘促咳嗽、咳嗽见血、痰黏不利、结聚胀痛……坐卧不利、咳嗽胸痛、食少乏力、呕吐痰涎、面黄体瘦等症的药方记载。

而金元时期的李东垣亦创息贲丸治疗肺积。在我国，肺癌的发病率和死亡率位于各恶性肿瘤之首，男性肺癌发病率和死亡率排名第一，女性发病率仅次于乳腺癌，死亡率居第一位。肺癌作为一种内伤疾病，疾病的发生发展必然与先天体质有关，而体质的形成，从西医学角度讲，可与父母的遗传因素相关，而从中医学角度讲，则可出生与胎孕时所禀受的天地之气组成相关。"人以天地之气，生四时之法成"，故人生于天地之间，人的体质禀赋及疾病的罹患倾向与出生时气候及生化之气的变化有着很大的关系，而气候及生化之气的变化都和出生时的运气因素密切相关。故李教授以为肺癌的罹患与患者出生时的运气特点存在一定的相关性。

医案 1：肺癌调理

李某，女，51 岁，出生日期：1971 年 9 月 25 日，2022 年 2 月 15 日初诊。

体检发现右肺结节 10 余天，伴咳嗽、咯血 1 次。患者 10 天前因体检发现右肺结节，伴咳嗽、咯血 1 次，遂于 2020 年 1 月 21 日我省肿瘤专科医院诊治，入院后查胸部 CT（2020 年 1 月 23 日）示：右肺上叶小结节，考虑肺癌，伴淋巴结肿大，建议结合临床进一步检查。2020 年 2 月 1 日在全麻下行右肺上叶切除术。术后予积极抗炎祛痰治疗，恢复良好。术后病理报告：右肺上叶尖端高分化腺癌。术后积极行化疗具体方案未知。刻下症见：阵发性咳嗽，无咳痰，咽干舌燥，潮热，盗汗，皮疹，瘙痒，无恶心呕吐，夜眠欠佳，二便正常，舌红苔薄白，脉细。

辨病辨证：肺岩—阴虚内热证型。

运气病机：水运不及、少阳相火。

治则：养阴生津，解毒消肿。

方药：麦门冬汤合四君子汤加减。

党参 10g，白术 10g，茯苓 10g，天冬 13g，麦冬 13g，芦根 30g，生地黄 10g，熟地黄 10g，白鲜皮 12g，牡丹皮 10g，地骨皮 12g，白花蛇舌草 15g，夜交藤 15g。14 剂，水煎 150mL，日 1 剂，早晚餐后温服。

2022 年 3 月 1 日二诊，患者服药 14 剂后，潮热、盗汗明显改善，皮疹、瘙痒减轻，仍有阵发性咳嗽、咽干舌燥。双下肢轻度水肿，晨起加重，活动后缓解。纳食尚可，夜眠欠安，二便如常，舌红苔薄白，脉细。辨证同前，佐以利水消肿、镇静安神。原方加车前子 10g，薏苡仁 20g，珍珠母 20g，酸枣仁 15g，14 剂，水煎至 150mL，日 1 剂，早晚餐后温服。

2022 年 3 月 15 日三诊，服药后，双下肢水肿基本消失，皮疹瘙痒症状明显改善，偶有咳嗽，无口干，纳食可，夜眠佳，二便如常，舌红苔薄白，脉细。证治同前，原方去车前子，加川贝 10g，百合 10g，14 剂，水煎至 150mL，日 1 剂，早晚餐后温服。

2022 年 3 月 30 日四诊，患者病情平稳，纳食正常，夜眠佳，二便正常，舌红苔薄白，脉细。原方去珍珠母，加七叶一枝花 15g，14 剂，水煎至 150mL，日 1 剂，早晚餐后温服。

【按语】

司天：壬寅年，初之气，中运：木运太过，少阳相火司天，厥阴风木在泉；司人：该患者出生于辛亥年五之气，岁运：水运不及。司天 – 在泉：厥阴风木 – 少阳相火，患者发病时间与运气体质类型与少阳相火关系密切。司病证：患者体质由于水运不及，水气匮乏，脏气不司。生于该年，禀水气不足，易形成肾气不充、肾水不足体质，加之主气为阳明燥金，客气为太阴湿土，患者初诊时木运太过，同时存在少阳相火干扰，因此为易出现津液耗伤的肺部疾病。患者患病时间较久，同时脾胃为气血生化之源。李军茹教授在补气养阴的同时，亦注意健脾。

中医学认为：肺为娇脏，为华盖，主宣发肃降，为水之上源。娇脏则不耐寒热，更不耐燥，性喜清肃柔润。癌毒侵肺，耗伤肺阴，津不上承，咽喉失于濡润，更因咽喉乃肺之门户，故见口干咽燥；阴虚内热，虚火内炽，则见五心烦热、口渴、潮热；阴虚则内热，阳浮于外，虚热扰营，津液外泄，又因夜晚阳入于阴，故为盗汗；肺主宣发与肃降，虚热内灼，肺失润降，气机上逆，宣降失司，故见咳嗽，肺积乃有形之实邪，阻滞气机，亦可引起肺气不降而发为咳嗽；虚火灼津，炼液为痰，虚火灼络，肺损络伤，则痰少甚或痰中带血；肺热阴虚，虚火外灼，《素问·五脏生成》说："肺之合，皮也。"发之为疹；虚火扰神，故夜寐难安；舌质红，舌红苔薄白、脉细均为阴虚内热之证，因此选择以麦冬汤加减。

二诊时双下肢水肿，夜眠欠佳，故对症施治，在原方基础上加车前子利水消肿。车前子中含车前子甙、车前子酸等，具有较强的利尿作用和抗病原微生物作用。薏苡仁健脾利湿，佐以珍珠母、酸枣仁镇静安神。故"患者服药后，双下肢水肿基本消失，瘙痒症状明显改善，无口干，夜眠佳"。三诊时双下肢浮肿消失，原方去车前子，加百合、川贝养阴润肺、化痰止咳。四诊时夜眠佳，二便正常，故去珍珠母，加七叶一枝花。七叶一枝花清热解毒、止痛、止血，具有抗肿瘤的作用，七叶一枝花、茯苓、麦冬均有抗癌或增强抗癌作用。诸药为伍，养阴生津、化痰止咳、益气健脾、解毒消痈，提高了机体免疫功能，起到了抑制癌肿的作用，故病情明显好转。

医案 2：膏方治疗

患者高某，男，62岁，出生于1959年2月，2022年5月25日初诊。

因反复胃脘部疼痛不适2个月余就诊。刻下：胃脘部胀满、隐痛不适，进食后为甚，喜温喜按，食少纳呆，神疲乏力，少气懒言，夜眠差，大便1～2

日/行，质软，小便调。形体消瘦，面色晦暗，舌质暗，舌下络脉紫黑扩张，舌边有齿痕，有瘀点瘀斑，脉细涩。2022年5月22日于我院行胃镜检查示：慢性萎缩性胃炎伴糜烂（C₃型），病理提示：（胃窦）轻度慢性活动性胃炎伴糜烂，小灶出血；（胃体）中度慢性萎缩性胃炎伴糜烂，淋巴滤泡形成，中度肠上皮化生，中度活动。（贲门）中－重度慢性萎缩性胃炎伴糜烂，淋巴细胞灶状浸润，中度肠上皮化生，轻度活动。西医诊断：慢性萎缩性胃炎伴糜烂，肠上皮化生。

辨病辨证：胃脘痛—脾胃虚弱兼瘀血阻络。

运气病机：土运不及、木运太过。

治则：健脾益气，活血化瘀。

方药：六君子汤加减。

党参10g，炒白术16g，茯苓15g，陈皮10g，法半夏10g，柴胡10g，甘草6g，黄芪30g，白芷10g，三七粉5g（冲服），白及16g，醋乳香6g，醋没药6g，麸炒枳壳16g，煅瓦楞子30g（先煎），神曲15g，红景天10g。7剂，每日1剂，水煎至300mL，早、晚餐后温服。

复诊：2022年6月3日，患者诉胃脘部隐痛得到缓解，纳食改善。大便日1～2行，质中，夜尿2～3次。舌暗，有瘀点，脉细涩。予以膏方：党参100g，白术150g，茯苓30g，陈皮150g，法半夏150g，枳壳100g，黄芪300g，三七粉30g，白芷100g，白及100g，醋乳香100g，醋没药100g，浙贝母150g，蒲公英300g，当归150g，乌贼骨300g，柴胡100g，砂仁100g，焦三仙各100g，甘草100g，阿胶200g，红糖300g。一贴收膏。

三诊：2022年8月10日。纳食增加，夜眠改善，体重增加，偶有胃脘部隐痛，口干，嗳气明显，二便调。舌淡红稍暗，苔薄白，瘀斑明显减退，脉弱。证属：脾胃虚弱。

予以膏方：党参100g，白术150g，茯苓300g，陈皮150g，法半夏150g，枳壳100g，黄芪300g，白芷100g，白及100g，浙贝母150g，蒲公英300g，当归150g，乌贼骨300g，砂仁100g，焦三仙各100g，沙参200g，沉香100g，甘草100g，阿胶200g，红糖300g。一贴收膏。

随访：2023年4月5日，患者精神佳，胃脘部隐痛消失。2023年3月25日于我院行胃镜检查示：慢性萎缩性胃炎（C₂型）。病理检查示：（胃窦）中度慢性萎缩性胃炎，轻度肠上皮化生。轻度活动，灶状淋巴细胞。（胃角）中度慢性萎缩性胃炎，中度肠上皮化生，轻度活动，灶状淋巴细胞。（胃底）轻度慢性活动性胃炎，轻度肠上皮化生。

【按语】

司天：患者就诊时间为壬寅年，中运木运太过，少阳相火司天，厥阴风木在泉。壬寅年中运与在泉同气。司人：患者出生于1959年2月19日，己亥年初之气，中运：土运不及，司天：厥阴风木，在泉：少阳相火，主气：厥阴风木。司病证：亦存在木克土的运气时机。《素问·气交变大论》讲："岁木太过，风气流行，脾土受邪。民病飧泄，食减体重，烦冤、肠鸣、腹支满。"《素问·至真要大论》讲："岁厥阴在泉，风淫所胜，则地气不明……两胁里急，饮食不下，膈咽不通，食则呕，腹胀善噫，得后与气，则快然如衰，身体皆重。"

木气过于旺盛，会导致严重的木克土情况，加之患者出生于己亥年，土运不及，脾胃系统最容易产生一系列疾病，如腹胀、腹痛、胃痛等。青海地区具有中高海拔的地理特征、长冬凉夏的气候特点，高寒缺氧，清气不足，宗气生成乏源，气虚血瘀、血络瘀阻贯穿疾病发病过程。脾气虚弱、失于健运，肝失疏泄，胃气失和而发为本病，本病病位在胃，与肝脾密切相关，因此治疗以益气化瘀、疏肝健脾、和胃止痛，以六君子汤加减。

气为血帅，气能生血、行血，故以大剂量黄芪益气建中，促进血液运行；三七祛瘀消肿生新；白芷、白及、乳香、没药为我们临床治疗慢性萎缩性胃炎常用药对，其中白芷、白及、三七可消肿、生肌、敛疮，祛腐生肌、止血宁络，是胃病消肿止痛、生肌敛疮的良药；乳香性温，没药性平，二者皆味辛、苦，气芳香，入心、肝经，具有活血化瘀、消肿止痛之功效，瓦楞子制酸止痛；柴胡、枳壳疏肝解郁。结合青海地区高寒缺氧的地理气候特征，在方中加入红景天以抗缺氧、益气活血化瘀。以上诸药合用，各司其职，共同达到治疗慢性萎缩性胃炎的目的。脾胃乃后天之本，纳运失司则气血生化乏源，机体失于充养，形体消瘦。复诊时患者症状缓解，病机基本同前，予以膏方长期调理。

李军茹教授治病强调"先其所因，伏其所主"，慢性萎缩性胃炎发病的关键是脾胃虚弱，不能转化精微，脾胃受到的损伤多且修复慢，所以治病的关键在于恢复其功能。复诊膏方以香砂六君子汤为基础，加陈皮、法半夏、白术，意在益气健脾，消痞除满，消食导滞。浙贝母可软坚散结，减轻糜烂，促进炎症修复。蒲公英、浙贝母抗肠上皮化生。益气化瘀生肌方加浙贝母、乌贼骨，可以促进胃黏膜修复。当归养血活血，并入阿胶血肉有情之品养阴补血。加砂仁行气运脾，以防滋腻碍胃，焦三仙亦为转运中焦之意，赋予全方以动力。红糖作为辅料，改善口味，温中补虚。三诊症状均有所好转，偶见脘中隐痛，口干，嗳气，舌淡红稍暗，苔薄少，脉弱，考虑气阴不足，脾胃虚弱，整体思路延续前诊，方药中柴胡、陈皮共用，加枳壳增强疏肝行气之效，加沙参增强益胃生津、养阴敛阴的功效。

医案 3：术后调理

患者王某，男，1990 年 7 月 28 日出生，初诊：2019 年 6 月 16 日。

反复右上腹疼痛半年。患者自诉于入院半年前因进食大量油腻之品后出现右上腹剧烈绞痛，阵发性加剧，可放射至后背部，伴发热畏寒、汗出及恶心呕吐，当时无腹胀腹泻等，我院门诊彩超提示"①胆总管及左肝管内多发结石。②胆总管及肝内左胆管扩张。③胆囊炎，胆囊泥沙样结石"，诊断为"胆石症、胆囊炎"，予消炎镇痛等输液治疗（具体不详）后腹痛得到明显缓解。近 1 个月来感右上腹疼痛频繁发作，伴头晕，无恶心呕吐，全身疼痛及乏力，巩膜及全身皮肤无黄染，无腹胀腹泻、怕冷发热等症状，今为进一步诊治，我院门诊拟"胆石症，慢性胆囊炎"收住入院。于 2019 年 6 月 19 日行腹腔镜下胆囊切除术，术后患者感全身乏力，神疲倦怠，少气懒言，纳差，腹胀。舌质淡，舌苔白，脉细弱。

辨病辨证：胆石症—脾气亏虚。

运气病机：土运不及、厥阴风木。

西医诊断：胆囊结石、慢性胆囊炎。

方药：四君子汤加减。

党参 10g，白术 10g，茯苓 10g，炙甘草 6g，炙黄芪 20g，法半夏 10g，陈皮 10g，炒山药 10g，柴胡 10g，夏枯草 6g，枳壳 10g，木香 10g，焦山楂 15g，焦六神曲 15g。7 剂。每日 1 剂，水煎，分早晚 2 次温服。

2019 年 6 月 27 日二诊：患者诉服药后乏力症状减轻，纳食增加，纳食后腹胀减轻，术后感疼痛，未诉其他不适，睡眠一般，舌淡，苔薄，脉沉细。予初诊方去山楂、木香，加延胡索 16g，7 剂。

2019 年 6 月 30 日三诊：患者无明显特殊不适，嘱患者继续口服药毕。

【按语】

就诊时间为己亥年三之气，土运不及之年，司天为厥阴风木，在泉为少阳相火。司人：庚午年，岁运金运太过，少阴君火司天，阳明燥金在泉。司病证：该患者出生于 1990 年 7 月 28 日，结合患者出生时运气，当年为庚午年，岁运金运太过，少阴君火司天，阳明燥金在泉，金旺克木，木运不及，易出现肝部不适，出现肝胆管疾病。且患者全身乏力，神疲倦怠，少气懒言，纳差，腹胀，符合己亥年土运不及兼厥阴风木司天的运气特点。脾土不足，气血生化乏源。"凡遇六己年，卑监之纪，岁土不及，风气盛行，民病飧泄……善太息，不嗜食。"患者症状与之有诸多契合，故选用四君子汤加减。

李军茹教授认为胆囊疾病中发病率较高的是慢性胆囊炎、胆囊结石，均为慢性疾病，病程日久，消耗人体元气，脾脏失养，后天气血生化受阻，故患者出现术后疲劳症状。患者术后脾气亏虚，运化失职，肢体失养，故神倦乏力；水谷内停，故纳少，脘腹胀满；中气不足故少气懒言。因此确立了健脾益气法为治疗腹腔镜胆囊切除术后疲劳综合征的治疗原则，并依据运气病机提示土运不及与木气太过之意，以四君子汤及四逆散拟定了四君子汤加味作为基本治疗方药。"四君子汤加味"源于经典方剂四君子汤，李军茹教授在临床上经常应用这一方剂，她在长期的临床观察中发现，胆囊切除术后患者易出现体倦乏力、神疲、纳差、腹胀、便溏、气短少言等脾气亏虚型临床症状，由此确立了益气健脾的基本治则。

通过多年的临床观察和理论研究，选用了由四君子汤化裁的经验方。《景岳全书》阐述：虚损的病因，或先伤其气，气伤必累及精；或先伤其精，精伤必累及气；《黄帝内经》指出"正气存内，邪不可干""邪之所凑，其气必虚"，可见正气亏虚是疾病的发病原因，故当注重补气。四君子汤加味以"健脾益气，固本培元"为治则。考虑到本疾病发病病位在胆，故加用柴胡、夏枯草等胆经药物加强疏肝利胆功效。

医案 4

田某，男，74 岁（1949 年 12 月生），2024 年 3 月 29 日初诊。

心慌半个月。患者诉于半个月前感心慌、胸闷，眼睑水肿，头部昏沉，双下肢烧灼感，大便 3～5 日 1 解，先干后稀。舌暗，下焦舌苔白厚腻，舌体胖大，边有齿痕，舌上裂纹，舌下脉络紫黑扩张，脉弦。结合患者舌脉症状，辨为心悸—脾虚湿阻证。

辨病辨证：心悸—脾虚湿阻证。

运气病机：土运不及、太阳寒水。

治法：健脾祛湿，温经散寒。

方药：己白术厚朴汤合辰戌静顺汤加减。

制厚朴 10g，肉桂 3g，广藿香 10g，炒青皮 10g，干姜 6g，炙甘草 6g，木瓜 16g，附片（先煎）6g，防风 10g，牛膝 10g，茯苓 30g，诃子 6g，桂枝 10g，炒白术 16g，炒苍术 16g，炒莱菔子 30g。10 剂，水煎服，每日 1 剂，早晚 2 次餐后温服。浓煎取汁 400mL，分 2 次温服，早、晚各 200mL。

【按语】

司天：就诊时间为 2024 年 3 月 29 日，甲辰年，岁运为太土（太宫），司天之气为太阳寒水，在泉之气为太阴湿土。司人：该患者出生于 1949 年 12 月，结合患者的出生时的格局，当年为己丑年，岁运为少土（少宫），司天之气为太阴湿土，在泉之气为太阳寒水，患者出生在 12 月，为己丑年的终之气，太阳寒水加临太阳寒水，基础体质可能与太阳寒水与土运不相关。司病证：患者主要病症为心慌、胸闷、眼睑水肿、头部昏沉，结合患者的运气体质及发病时间，考虑与寒湿之气相关，心慌、胸闷为寒湿之气阻滞心脉，眼睑水肿为湿困脾，以致脾胃虚弱，运化失职，头部昏沉为寒湿之气上扰清窍，因此治疗当健脾祛湿为主，以健脾祛湿之白术厚朴汤为基础，辅以静顺汤加减。全方共奏健脾祛湿、温经散寒之功。

医案 5

韩某，男，38 岁（1984 年生），2023 年 3 月 28 日初诊。

胸闷、气短半月余。患者诉胸闷、气短，咳嗽，咳痰，大便稀溏，2 ～ 3 次 / 日，平素易过敏。舌红，下焦舌苔黄厚腻，脉弱。结合患者舌脉症状，辨为胸闷—脾虚湿阻证。

辨病辨证：胸闷—脾虚湿阻证。

运气病机：土运太过。

治法：散寒除湿祛风、益气健脾。

方药：甲附子山茱萸汤合四君子加减。

附片（先煎）6g，山茱萸 16g，肉豆蔻 10g，木瓜 10g，乌梅 16g，丁香

6g, 木香 6g, 大枣 6g, 干姜 6g, 清半夏 10g, 党参 16g, 茯苓 30g, 炒白术 16g, 炒苍术 16g, 防风 10g, 陈皮 16g。15 剂, 水煎服, 日 1 剂, 分早晚两次饭后温服。浓煎取汁 400mL, 分 2 次温服, 早、晚各 200mL。

二诊: 2023 年 4 月 11 日。患者诉现胸闷、气短明显改善, 偶有咳嗽, 咳痰, 大便较前成形, 1～2 次 / 日, 鉴于患者病情好转, 故效不更方, 继续巩固疗效, 嘱其药毕后来院复查, 而后随访中患者诉现无胸闷、气短, 无咳嗽、咳痰, 大便质软, 1 次 / 日。

【按语】

司天: 就诊时间为 2023 年 3 月 28 日, 癸卯年, 岁运为少火（少徵）, 司天之气为阳明燥金, 在泉之气为少阴君火。司人: 该患者出生于 1984 年, 结合患者的出生时的格局, 当年为甲子年, 岁运为太土（太宫）, 司天之气为少阴君火, 在泉之气为阳明燥金。基础体质可能与土运太过相关。司病证: 患者主要病症为胸闷、气短、咳嗽、咳痰, 结合患者的运气体质及发病时间, 考虑与寒湿之气相关, 胸闷、气短、咳嗽、咳痰为寒湿之气困脾, 脾失健运, 津液凝聚成痰, 阻塞气机, 因此治疗当以健脾祛湿为主。

方中: 患者气短而大便稀溏, 是为土湿与肾寒同在, 附子山萸汤合四君子汤是为太阴脾土的基础方, 可化湿而健运脾土, 党参甘温, 补益脾胃之气, 茯苓健脾渗湿, 炒白术、炒苍术燥湿健脾, 全方共奏散寒除湿祛风、益气健脾之功。

医案 6

陈某, 男, 61 岁（1961 年 11 月 29 日出生）, 2023 年 4 月 4 日初诊。

失眠日久。患者诉失眠, 入睡困难, 甚至彻夜难眠, 头晕, 晨起口干、口苦, 自汗多, 活动后尤甚, 夜间手脚心热, 大便质稀, 1～2 次 / 日。既往有高血压病、糖尿病病史。舌红, 舌体胖大, 苔燥, 舌上有裂纹, 舌下红, 舌下脉络紫黑扩张, 脉弦滑。结合患者舌脉症状, 辨为不寐—湿热蕴结证。

辨病辨证: 不寐—湿热蕴结证。

运气病机: 水运不及、少阳证。

治法: 和解少阳、平肝息风、养阴清热、除湿敛汗。

方药: 辛五味子汤合小柴胡汤加减。

天麻（先煎）16g, 山茱萸 10g, 柴胡 26g, 炙甘草 6g, 附片（先煎）6g,

炒杜仲 20g，黄芩 16g，炒苍术 16g，钩藤（后下）20g，川芎 20g，清半夏 10g，炒白术 16g，炒蒺藜 16g，防风 10g，五味子 6g，巴戟肉 10g。15 剂，水煎服，每日 1 剂，早晚两次餐后温服。浓煎取汁 400mL 分 2 次温服，早、晚各 200mL。

二诊：2023 年 4 月 18 日。患者诉现入睡困难明显改善，头晕减轻，口干、口苦明显减轻，大便较前成形，1～2 次 / 日，仍有自汗多，故在原方基础上加黄芪 50g、浮小麦 30g，15 剂，继续巩固疗效，嘱其药毕后来院复查，而后随访中患者诉现睡眠明显改善，平均睡眠时间为 5～6 小时 / 晚，无头晕、口干、口苦，出汗正常，偶有夜间手脚心热，大便质软，1 次 / 日。

【按语】

司天：就诊时间为 2023 年 4 月 4 日，癸卯年，岁运为少火（少徵），司天之气为阳明燥金，在泉之气为少阴君火。司人：该患者出生于 1961 年 11 月 29 日，结合患者的出生时的格局，当年为辛丑年，岁运为少水（少羽），司天之气为太阴湿土，在泉之气太阳寒水，患者出生在 11 月 29 日，为辛丑年的终之气，太阳寒水加临太阳寒水，基础体质可能与太阳寒水与水运不及相关。司病证：患者主要病症为失眠、头晕，晨起口干、口苦，结合患者的运气体质及发病时间，考虑与湿浊相关，失眠、头晕为湿浊之气上扰清窍，晨起口干、口苦为少阳枢机不利。

《素问·气交变大论》云："岁水不及，湿乃大行。"因此治疗当以补肾除湿为主，以补肾除湿之五味子汤为基础，辅以小柴胡汤加减。五味子汤专为肾虚水之收藏不足而立，以附子补肾助阳，五味子收敛固涩、补肾宁心。巴戟、杜仲、山茱萸补肝肾。小柴胡中柴胡条畅胸胁气机；黄芩苦寒，清泄少阳之热。半夏和胃降逆；李军茹教授又借炒白术、炒苍术燥湿健脾，防风祛风胜湿，甘草调和诸药。川芎活血行气，天麻甘平，专入肝经，功擅平肝息风，钩藤轻清而凉，既能平肝风，又能清肝热，炒蒺藜平肝祛风。黄芪补气升阳，益卫固表，浮小麦益气敛汗。全方调整少阴、少阳双枢，共奏和解少阳、平肝息风、养阴清热、除湿敛汗之功。

医案 7

李某，男，53 岁（1970 年 7 月 14 日出生），2023 年 4 月 4 日初诊。

腰背发凉半月余。患者诉腰背发凉半月余，现腰背发凉，双下肢疼痛，头晕、头昏，心烦着急，夜眠差。舌暗，舌体胖大，边有齿痕，苔白腻，舌尖有瘀点，舌下红，舌下脉络紫黑扩张，脉弦滑。结合患者舌脉症状，辨为寒湿瘀阻证。

辨病辨证：寒湿瘀阻证。

运气病机：金运太过、太阳病。

治法：祛风散寒止痛、通利关节。

方药：牛膝木瓜汤合静顺汤加减。

木瓜 16g，杜仲 16g，白芍 10g，枸杞 10g，诃子 6g，菟丝子 16g，大枣 6g，防风 10g，炙甘草 6g，茯苓 30g，怀牛膝 16g，川牛膝 16g，松节 10g，赤芍 50g，淡竹叶 20g，天麻（先煎）16g，炮姜 10g，细辛 5g，制附片（先煎）6g。15 剂，水煎服，日 1 剂，浓煎取汁 400mL，分 2 次温服，早、晚各 200mL。

二诊：2023 年 4 月 18 日。患者诉现腰背部发凉、双下肢疼痛改善，头晕、头昏减轻，心烦着急、夜眠改善。鉴于患者病情好转，故效不更方，15 剂，继续巩固疗效，嘱其药毕后来院复诊。

三诊：2023 年 5 月 5 日。患者诉现腰背部发凉、双下肢疼痛明显改善，无头晕、头昏，心烦着急、夜眠明显改善。仍时有腰背部发凉，故原方基础上减炮姜，赤芍减至 30g，淡竹叶减至 16g，制附片加至 10g，加生姜 10g，15 剂，以巩固疗效，嘱其药毕后来院复查，而后随访中患者诉现偶有腰背部发凉，无双下肢疼痛，无头晕、头昏等症状，心情平和，夜眠可。

【按语】

司天：就诊时间为 2023 年 4 月 4 日，癸卯年，岁运为少火（少徵），司天之气为阳明燥金，在泉之气为少阴君火。司人：该患者出生于 1970 年 7 月 14 日，结合患者的出生时的格局，当年为庚戌年，岁运为太金（太商），司天之气为太阳寒水，在泉之气太阴湿土，基础体质与太阳寒水相关，结合患者庚年出生，燥火夹寒湿，故予以庚金之牛膝木瓜汤合太阳之静顺汤加减。司病证：患者主要病症为腰背发凉、双下肢疼痛，头晕、头昏、心烦着急，结合患者的运气体质及发病时间，考虑与寒湿之气相关，腰背发凉为寒湿之气瘀阻太阳经，经气不利，头晕、头昏为寒湿之气上扰清窍，心烦着急为寒湿郁久化热。

本方中以牛膝、木瓜、白芍味酸性敛内通于肝，以降肝逆，与甘草酸甘化阴以补肝血，杜仲、枸杞、菟丝子补益肾精，松节祛风除湿、通络止痛，天麻祛风通络、平抑肝阳，附子、炮姜温阳散寒，茯苓健脾祛湿，牛膝补肝肾、引热下行，防风祛风胜湿，诃子酸能醒胃，细辛散寒祛风止痛，赤芍清热凉血、散瘀止痛；淡竹叶清热泻火。

医案 8

唐某，女，57 岁（1966 年 6 月出生），2024 年 3 月 5 日初诊。

大小便失禁感半月余。患者诉骨盆骨折后有大小便失禁感，大便干，3～5 日 1 解，腰痛，心烦急躁。舌暗，舌上焦宽大，舌上焦凸起，舌体胖大，边有齿痕，苔白腻，舌中有裂沟，舌下红，舌下脉络紫黑扩张，脉弱。结合患者舌脉症状，辨为湿热蕴结证。

辨病辨证：湿热蕴结证。

运气病机：水运太过、太阳病。

治法：清热祛湿、补肝肾、强腰膝。

方药：黄连茯苓汤合静顺汤加减。

炙甘草 6g、黄连 6g、茯苓 30g、车前子（包煎）16g、小通草 10g、远志 10g、黄芩 16g、赤芍 30g、淡竹叶 16g、木瓜 16g、怀牛膝 16g、附片（先煎）6g、诃子 6g、防风 10g、白术 30g、桂枝 10g、制狗脊 16g、细辛 3g、炒紫苏子 30g、川牛膝 16g。15 剂，水煎服，日 1 剂，浓煎取汁 400mL 分 2 次温服，早、晚各 200mL。

二诊：2024 年 3 月 19 日。患者诉现大小便失禁感较前好转，大便质软，1～2 日 1 解，腰痛明显好转，心烦急躁明显好转，鉴于患者病情好转，故效不更方，继续巩固疗效，嘱其药毕后来院复查，而后随访中患者诉现大小便失禁感明显好转，腰痛明显好转，二便调，心情趋于平和，故自行购买上述药物间断口服。

【按语】

司天：就诊时间为 2024 年甲辰年，岁运为太土（太宫），司天之气为太阳寒水，在泉之气为太阴湿土。司人：该患者出生于 1966 年 6 月，结合患者的出生时的格局，当年为丙午年，岁运为太水（太羽），司天之气为少阴君火，在泉之气为阳明燥金，运气体质与水运太过相关。司病证：患者主要病症为大小便失禁感，大便干，3～5 日 1 解，腰痛，心烦急躁，结合患者的运气体质及发病时间，考虑与寒湿之气相关，大小便失禁感、腰痛为寒湿之气侵及脾肾，大便干、心烦着急为寒湿郁久化热，《素问·气交变大论》云："岁水太过，寒气流行。"因此治疗当以通利寒湿为主，以通利寒湿之黄连茯苓汤为基础，辅以静顺汤加减。

李军茹教授又予以狗脊，善祛脊背之风湿而强腰膝，细辛散寒祛风止痛，二药合用以治寒湿之腰痛。兼以赤芍清热凉血、散瘀；淡竹叶清热泻火、除烦止渴。酌加桂枝温通经脉，紫苏子降气润肠通便，川、怀牛膝通用以增强补肝肾、强筋骨的功效。全方共奏清热祛湿、补肝肾、强腰膝之功。

医案9

郭某，女，32岁（1991年7月2日出生），2024年1月19日初诊。

胸闷、气短1个月余。患者自诉自新冠后出现胸闷、气短，咽痒，干咳。舌淡胖，边有齿痕，苔白腻，舌上焦凸起，脉滑。结合患者舌脉症状，辨为咳嗽—痰湿蕴肺证。

辨病辨证：咳嗽—痰湿蕴肺证。

运气病机：水运不及、太阴。

治法：宣肺止咳、散寒祛湿。

方药：辛五味子汤合丑未备化汤加减。

巴戟天16g，杜仲16g，干姜10g，覆盆子16g，炙甘草6g，茯苓30g，熟地黄16g，牛膝16g，大枣6g，五味子6g，枇杷叶16g，浙贝母16g，白前16g，苦杏仁10g，桑白皮16g，附片（先煎）6g，木瓜16g，山茱萸16g。10剂，水煎服，每日1剂，浓煎取汁400mL，分2次温服，早、晚各200mL。

二诊：2024年1月30日。患者诉现胸闷、气短明显减轻，咽痒明显缓解，咳嗽次数明显减少，鉴于患者病情好转，故效不更方，10剂继续巩固疗效，嘱其药毕后来院复查，而后随访中患者诉现无胸闷、气短，无咽痒、咳嗽。

【按语】

司天：发病时间为2024年甲辰年，岁运为太土（太宫），司天之气为太阳寒水，在泉之气为太阴湿土。司人：该患者出生于1991年7月2日，结合患者出生时的格局，当年为辛未年，岁运为少水（少羽），司天之气为太阴湿土，在泉之气为太阳寒水，患者出生的7月2日为辛未年的三之气，太阴湿土加临少阳相火，基础体质考虑与水运不及、太阴湿土相关。司病证：患者主要病症为胸闷、气短、咽痒、干咳，结合患者的运气体质及发病时间，考虑与寒湿相关，胸闷、气短、咽痒、干咳为寒湿之气阻滞太阴之气机，肺失宣肃，《素问·气交变大论》云："岁水不及，湿乃大行。"因此治疗当以除湿为主，以除湿之五味子汤为基础，辅以备化汤加减。

患者肾水不收兼见寒湿，以附子、五味温肾而收。巴戟天、杜仲、山茱萸补肝肾，兼备化汤中覆盆强阳益阴而助茯苓利水渗湿。李军茹教授以白前、苦杏仁、枇杷叶、桑白皮、浙贝母宣肺止咳，助金生水。全方共奏宣肺止咳、健脾祛湿之功。

医案 10

安某，男，22 岁（2001 年 12 月 19 日出生），2024 年 1 月 26 日初诊。

腹泻 1 个月余。患者自诉大便次数增多，大便量少，3～4 次 / 日，平素易流鼻血，心烦着急，夜眠差。舌红，舌尖点刺，苔腻，苔剥，舌中有裂沟，舌下红，脉滑数。结合患者舌脉症状，辨为湿热蕴结证。

辨病辨证：湿热蕴结证。

运气病机：水运不及、少阳。

治法：清热泻火除烦，健脾祛湿止泻。

方药：五味子汤合升明汤加减。

车前子（包煎）16g，炒青皮 10g，法半夏 10g，炙甘草 6g，白薇 3g，生姜 10g，巴戟天 10g，五味子 6g，山茱萸 16g，炒杜仲 16g，木蝴蝶 16g，酸枣仁 16g，赤芍 50g，淡竹叶 20g，柴胡 23g，黄芩 13g，石榴皮 16g，芡实 16g。10 剂，水煎服，每日 1 剂，浓煎取汁 400mL，分 2 次温服，早、晚各 200mL。

二诊：患者于 2024 年 2 月 6 日前来复诊，患者诉现大便质软，1～2 次 / 日，心烦急躁明显改善，仍有流鼻血，故原方基础上减芡实，加石膏 30g，15 剂，继续巩固疗效，嘱其药毕后来院复查，而后随访中患者诉现大便质软，1 次 / 日，无心烦急躁，近 1 个月无流鼻血情况。

【按语】

司天：发病时间为 2024 年甲辰年 1 月 26 日，土运太过，太阳寒水司天，初之气少阳相火加临厥阴风木。司人：该患者出生于 2001 年 12 月 19 日，结合患者的出生时的格局，当年为辛巳年，岁运为少水（少羽），司天之气为厥阴风木，在泉之气为少阳相火，患者出生在 12 月 19 日，为辛巳年的终之气，少阳相火加临太阳寒水，基础体质与水运不及合少阳相火体质相关。司病证：患者主要病症为大便次数增多，大便量少，3～4 次 / 日，平素易流鼻血，心烦着急，夜眠差，结合患者的运气体质及发病时间，是为肾水受邪不能收藏，而易流鼻血为热迫血妄行，心烦着急，夜眠差为少阳之火妄动，因此治疗当以补肾水收阴气之五味子汤为基础，辅以清少阳火之升明汤加减。

李军茹教授用赤芍、淡竹叶助清少阳热而凉血散瘀；木蝴蝶清肺疏肝和胃；柴胡条畅胸胁气机；黄芩、石膏苦寒，借阳明之降清泄少阳相火之热，石榴皮、芡实祛湿补脾止泻，清热泻火除烦、止血。全方共奏清热泻火除烦、健脾祛湿止泻之功。

医案 11

患者，女，出生于 1975 年 8 月 25 日。2020 年 11 月 12 日就诊于其他医院。

双手麻木、疼痛 10 年余。患者 10 余年前因 2 次妊娠大出血后出现双手麻木、疼痛，劳累后或冬季加重，伴自汗、盗汗、反酸，月经量少、色暗淡，每日下午腹胀感明显，多次诊治无效。2019 年行畸胎瘤手术后停经至今。刻下症：双手麻木、疼痛，反酸，纳食可，睡眠欠佳，舌暗紫，苔白腻，舌面可见裂纹，脉左关沉细、右关弦。

辨病辨证：痹证——气血亏虚证。

运气病机：双枢，双阖。

治疗原则：调节双枢，养血通络。

开阖六气针法：双枢，双阖。

【按语】

庚子年就诊，金运太过，少阴君火司天，阳明燥金在泉；司人：出生于 1975 年 8 月 25 日，乙卯年，四之气，阳明燥金司天，少阴君火在泉，太阳寒水加临太阴湿土；司病证：麻木不仁当属痹证中"血痹"范畴，《灵枢·九针论》载："邪入于阳则为狂，邪入于阴，则为血痹。"《素问·逆调论》言："营气虚，则不仁。"血痹多因风寒之邪入侵，留于血分，耗伤人体之气，发为麻木、疼痛。患者以手指麻木、疼痛为主诉，加之有明确的产后及术后元气亏虚病因，一诊诊疗思路偏重于患者气血不足及麻木、疼痛之症，故选取双枢、双开。"诸痛痒疮，皆属于心"（《素问·至真要大论》），故取少阴。少阴、少阳枢机相通，故取少阳助力少阴。脾胃为后天之本、气血生化之源，脾主四肢，患者先后两次产后大出血，刻下腹胀、舌苔白腻，考虑为太阴病，故取太阴治疗。

当下五之气，燥气流行，金克木，"见肝之病，知肝传脾，当先实脾"

（《金匮要略》），与顾植山教授所说"肝虚遇岁气"的理论相符。据顾氏开阖枢时相图所述，太阴、太阳相通，故取太阳生发阳气，助脾胃生化气血，濡养四肢。留针 30min 后，患者除双手拇指及无名指外，余指麻木、疼痛消失。考虑"脏腑、经络别通"，未对厥阴、阳明给予足够重视，故二诊时运用六气针法刺双枢、双阖。

分析思路如下：①《医学入门·脏腑条分》言："心与胆相通，肝与大肠相通，脾与小肠相通，肺与膀胱相通，肾与三焦相通，肾与命门相通。"顾植山教授根据开阖枢理论对"脏腑别通"进行解释，认为手厥阴心包经与足阳明胃经相通，患者下午出现规律性腹胀，无名指麻木、疼痛，故取双阖。②手太阴经及手阳明经交接于拇指，手厥阴经及手少阴循经交接于无名指，故取双阖。③刻下为庚子年五之气，阳明燥金之气在泉，且少阳相火加临阳明燥金，燥气流行，金克木严重，故取厥阴生发阳气，扶木抗金。④患者出现下午规律性腹胀，考虑为阳明不降，故取阳明。⑤《素问·阴阳应象大论》曰："天不足西北，故西北方阴也，而人右耳目不如左明也；地不满东南，故东南方阳也，而人左手足不如右强也。"当地金气更重，故厥阴升发不足更加明显，故取双阖。通过针刺双枢、双阖，使阴阳开阖有度、气机升降出入有序，故而取得了良效。

医案 12：调双枢、降阳明、百会透少阴治疗高血压病案

患者，男，生于 1965 年 5 月 25 日，2020 年 11 月 13 日就诊。

高血压病 10 余年。患者 10 余年来最高血压达 200/100mmHg，平素口服硝苯地平片及厄贝沙坦片降压，血压控制较差，偶有头痛、头晕不适。刻下症：血压 187/101mmHg，伴头晕、颠顶刺痛、双眼胀痛不适，纳食可，睡眠欠佳，舌尖红，苔白、舌面偏燥、中有裂纹，脉左关沉细、右关弦。

辨证论治：眩晕—肝阳上亢。

运气病机：少阴、厥阴、少阳、阳明。

治疗原则：平肝息风。

开阖六气针法：双枢，双阖。

【按语】

司天：庚子年就诊，金运太过，少阴君火司天，阳明燥金在泉；司人：患者生于 1965 年 5 月 25 日，乙巳年，三之气，厥阴风木司天，少阳相火在泉，厥阴风木加临少阳相火。司病证：高血压病属中医"眩晕"范畴。《黄帝内经》对该病涉及的脏腑、病性归属等已有记述，如《素问·至真要大论》载：

"诸风掉眩，皆属于肝。"指出眩晕与肝关系密切。《灵枢·卫气》言："上虚则眩。"《灵枢·口问》载："上气不足，脑为之不满，耳为之苦鸣，头为之苦倾，目为之眩。"《灵枢·海论》载："髓海不足，则脑转耳鸣。"均提示眩晕以虚为主。故运用六气针法选取少阴、厥阴、少阳、阳明治疗。思路如下：①患者出现头晕，脑为髓海，肾主骨生髓，故取少阴。②《素问·至真要大论》言："诸风掉眩，皆属于肝。"故取厥阴。③ 2020 年为庚子年，《素问·气交变大论》云："岁木不及，燥乃大行，生气失应，草木晚荣，肃杀而甚。"厥阴风木升发不足，故取厥阴。④少阴、少阳枢机相通，故取少阳助力少阴。⑤刻下五之气，阳明燥金在泉，金克木，金气流行，取阳明意在抑金扶木。然治疗后血压不降反升，故调整治疗思路取少阴、少阳、阳明、百会透少阴。《素问·六微旨大论》载："少阳之上，火气治之，中见厥阴。"刘完素认为，风属木，木能生火，故"火本不燔，遇风冽乃焰"，反之，病理上的风，又每因热甚而生，"风本生于热，以热为本，以风为标，凡言风者，热也，热则风动"，风与火热在病变过程中，多为兼化关系。刻下五之气为少阳相火加临阳明燥金，再取厥阴有风从火化之象，故血压不降反升。百会别名"三阳五会"，《针灸甲乙经》云："顶上痛，风头重，目如脱，不可左右顾，耳鸣。"高血压病为阳浮于外，取百会透少阴，意在引火归原，将浮游之火引入坎中，故取百会透少阴后，患者感觉一股清凉之气自百会流向少阴经。通过针刺双枢、阳明、百会，透少阴，使气机升降出入有序、阴平阳秘，故而取得了很好的疗效。

顾植山教授认为，三阴三阳开阖枢理论可阐释万物阴阳变化及其机制，顾氏太极时相图融合了太极八卦图中"八卦"空间思想、"洛书"六律思想，阐述了脏腑、经络别通思想架构。"脏腑别通"理论以三阴三阳经同气相求，作手足相配，构成"心与胆相通，肝与大肠相通，脾与小肠相通，肺与膀胱相通，肾与三焦相通，胃与心包相通，此合一之妙也"。正如《灵枢·根结》所述："太阳为开，阳明为阖，少阳为枢。""太阴为开，厥阴为阖，少阴为枢。"太阳与太阴通，则肺与膀胱通、脾与小肠通；阳明与厥阴互通，则胃与心包通、肝与大肠通；少阳与少阴互通，则心与胆通、肾与三焦通。同时，顾植山教授强调要注意患者的 3 个时间点（出生时间、发病时间、就诊时间）和六象（天象、物象、病象、脉象、舌象、治象）。

上述两则验案充分体现了医者在处方、施治时考虑患者出生时间、发病时间、就诊时间及当下庚子年五之气少阳相火加临阳明燥金的天象，患者表现出的病象、舌象、脉象及运用开阖六气针法施治的治象，正如刘完素《素问玄机原病式·序》所言："识病之法，以其病气归于五运六气之化，明可见矣。"这要求在疾病诊治过程中要将"因天、因人、因地"的三因制宜与"辨天－辨人－辨病证"相结合，从五运六气角度出发，"握机于先"，把握疾病表现出的病象，从而处方、施治。龙砂开阖六气针法是基于开阖枢理论创立的，通过调整三阴、三阳开阖枢的功能，使机体阴阳开阖有度、气机升降出入有序、阴平阳秘、五脏协调、形神俱安。因此，对开阖枢时相、时机的把握，更能体现中医天人相应的特色，从而有效提高开阖六气针法的临床疗效，值得深入探索和实践。

第三章

名中医李军茹五运六气学术思想撷菁

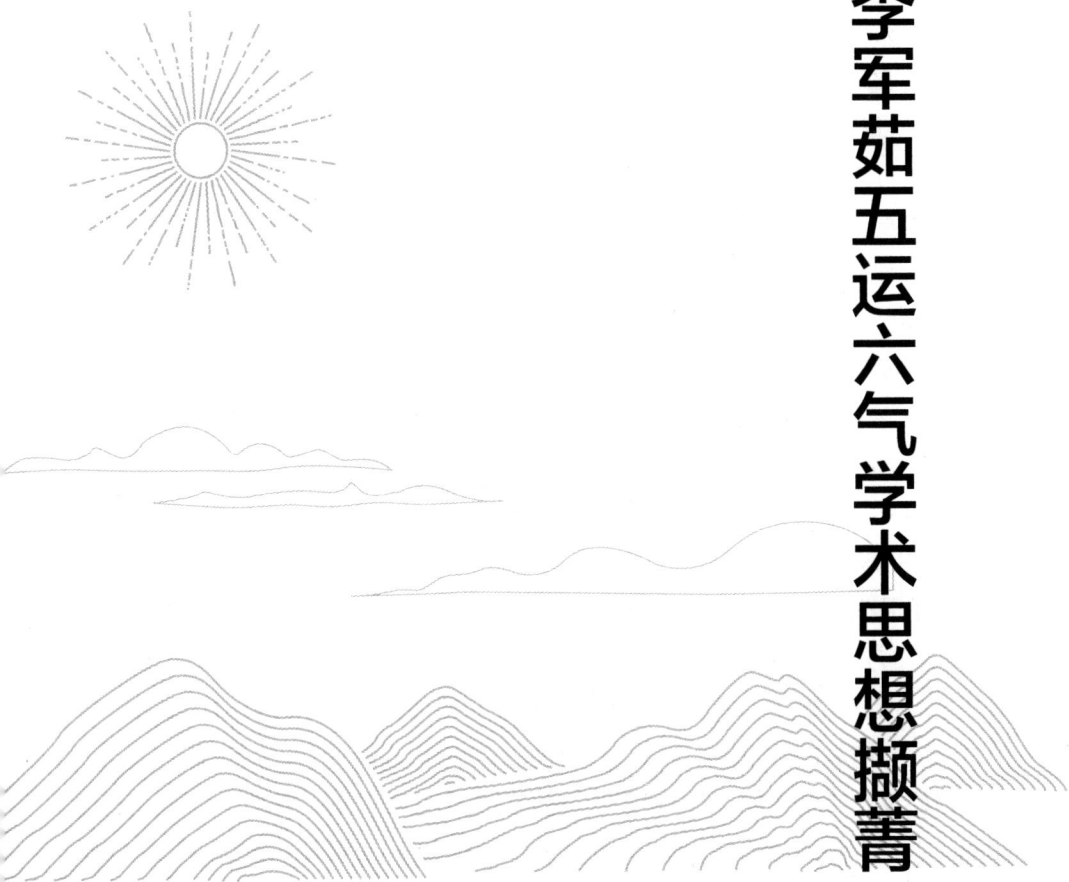

第一节　李军茹常用验方

一、胃炎痞满方

方药：川芎16g，败酱草16g，煅瓦楞子30g，乳香6g，没药6g，陈皮10g，白芷10g，甘草6g，柴胡20g，三七4g，炙延胡索10g，槟榔10g，青皮10g，建曲20g，炒鸡内金16g，炒苍术16g，枳壳16g，白及10g。水煎服，日1剂，分早晚两次饭后温服。

李军茹教授长期在高原（高海拔地区）从事慢性萎缩性胃炎的研究，她认为该病属于中医"胃脘痛""胃痛"等范畴，临床上多表现为上腹胀满疼痛、反酸、烧心、嗳气、恶心呕吐、纳差等症状。现代社会工作生活压力导致的情绪过激、熬夜、恣食辛辣及肥甘厚腻，使得该病多发且病情反复。《素问·至真要大论》说："厥阴司天，风淫所胜，民病胃脘当心而痛。"说明胃痛与木气偏胜、肝胃失和有关；青海地区具有中高海拔的地理特征、长冬夏凉的气候特点，高寒缺氧，清气不足，宗气生成乏源，气虚血瘀，血络瘀阻贯穿疾病发病过程。脾气虚弱，失于健运，肝失疏泄，胃气失和而发为本病。本病病位在胃，与肝脾密切相关，因此，立法益气化瘀，生肌健脾和胃治疗本病。

气为血帅，气能生血，行血，故以大剂量黄芪益气建中，促进血液运行；三七祛瘀消肿生新；白芷、白及、乳香、没药为常用药对，其中白芷、白及、三七可消肿生肌、敛疮、祛腐生肌、止血宁络，是胃病消肿止痛、生肌敛疮的良药。乳香性温，没药性平，二者皆味辛、苦，气苦香，入心、肝经，具有活血化瘀、消肿止痛之功效。瓦楞子制酸止痛；柴胡、枳壳疏肝解郁。结合青海地区高寒、缺氧的地理气候特征，有时可在方中加入红景天以抗缺氧、益气活血化瘀。以上诸药合用，各司其职，共同达到治疗的目的。建曲、鸡内金消食化积，合苍术燥湿健脾，对脘痞腹胀，食欲不振者疗效极佳；槟榔消积行气导滞，偏实证者可用；败酱草、川芎合用，清热解毒，祛瘀止痛。

医案

马某，女，35岁，2023年3月21日初诊。

胃痛半月余。患者每遇饭后出现胃痛，空腹时不明显，反酸，烧心，嗳气。3月27日行胃镜：慢性萎缩性胃炎。口服质子泵抑制剂，胃黏膜保护剂，效果改善，但未完全治愈。此次为求中医中药治疗，特来门诊就诊。刻下症：胃痛，按之加甚，自觉胃脘部有一包块，纳食一般，但食多后伴有恶心症状，未呕吐，胸闷，胃胀，自觉不消化，大便7日1行，咳嗽，少痰，舌红，苔黄腻，脉弦滑。

辨病辨证：胃痛—肝胃不和，痰热互结。

治法：疏肝和胃，清热化痰。

方药：胃炎痞满汤合小陷胸汤加减。

川芎16g，煅瓦楞子30g，乳香6g，没药6g，白及16g，陈皮10g，白芷10g，甘草6g，柴胡10g，三七粉4g（冲服），延胡索10g，槟榔10g，青皮10g，法半夏10g，竹茹10g，瓜蒌40g，黄连6g，枳实16g。7剂，水煎服，日1剂，取汁400mL，分两次饭后温服。嘱：①忌食辛辣刺激之品。②避免暴饮暴食，按时吃饭，七分饱。③少食含淀粉及含糖量较高食物，如：土豆，红薯，蛋糕，蜂蜜。④保持心情舒畅。

二诊2023年3月28日：胃痛次数减少，胃痛程度减轻，反酸，烧心有改善，咳嗽有痰症状有好转。患者诉服药3剂后泻下大便上附有很多黏液，效不更方，继服上方15剂以巩固疗效。

【按语】肝气犯胃者，肝郁化火，横逆犯胃，肝胃气机不畅，则胃脘胁肋胀闷疼痛；气郁化火，胃失和降，则嗳气吞酸，呃逆反胃；肝失条达，肝失疏泄，气机壅滞在上焦，故见胸闷；舌红，苔黄，脉弦为肝气郁而化火之象。《伤寒论》说："小结胸病，正在心下，按之则痛，脉浮滑者，小陷胸汤主之。"小结胸证是由于痰热邪气凝聚于胃中，阻塞气机所引起。"正在心下，按之则痛"是本证的诊断依据。舌红，苔黄，脉滑，为痰热互结之象。

西医学研究表明，小陷胸汤具有祛痰、止咳和抗溃疡作用。该方剂对病原微生物有一定抑杀作用，特别是能抑杀幽门螺杆菌。方中以瓜蒌为君，清热化痰，理气宽胸，通胸膈之痹。黄连为臣，助瓜蒌清热降火，开心下之结。半夏为佐，降逆化痰，助瓜蒌消痰散结，散心下之痞。黄连、半夏合用，一苦一辛，苦降辛开。半夏与瓜蒌相伍，润燥相得，清热涤痰，如此则清热化痰、宽胸散结之功益著。三药相合，使痰去热除，结开痛止，为治胸脘痞痛之良剂。

二、李氏定眩方

方药：白术 16g，陈皮 10g，炒六神曲 16g，炒蒺藜 16g，丹参 16g，桂枝 6g，炒鸡内金 13g，泽泻 16g，天麻 10g，钩藤 16g，茯苓 20g，猪苓 20g。水煎服，日 1 剂，分早晚两次温服。

在眩晕患者中，李军茹教授常采用自拟方——李氏定眩方加减治疗。李教授认为高原地区眩晕多与虚、痰、瘀有关。《灵枢·卫气》认为"上虚则眩"，《灵枢·口问》说："上气不足，脑为之不满，耳为之苦鸣，头为之苦倾，目为之眩。"《灵枢·海论》认为"脑为髓海"，而"髓海不足，则脑转耳鸣"，认为眩晕一病以虚为主；《丹溪心法·头眩》则偏主于痰，有"无痰则不作眩"的主张。脾胃虚弱或脾胃不和，致使脾之升清降浊功能受损，使清气不升，浊阴不降，久而炼液为痰，痰浊上蒙清窍，故而引发眩晕。

另外，《素问·至真要大论》有"诸风掉眩，皆属于肝"，指出眩晕与肝气舒畅与否、即情绪关系密切。由于当今社会生活压力较大，许多就诊患者存在长期紧张，焦虑或情绪不畅等情况，临证时常可见到患者存在心烦、急躁、易怒、头面红赤等肝阳上亢之表现，此类患者常合并高血压、失眠等情况，以致肝阳上亢、肝胃不和、肝风内动而诱发眩晕。

基于以上病理基础，李军茹教授特拟定"李氏定眩方"，从肝、胃、脾、肾入手，以"健脾和胃，化痰降浊，平肝息风"为治则。此方中白术、陈皮健脾化痰，六神曲、鸡内金和胃化浊，天麻、钩藤平肝息风，蒺藜在平肝息风的同时有疏肝解郁、清肝明目之功效，丹参活血化瘀，祛瘀血而生新血，同时可清热除烦；此方中更是暗含"五苓散"，对湿浊、痰饮上犯、阻遏清阳、吐涎沫而头晕者疗效奇佳。

由此组方，此方精妙之处在于通补并用，疏导中焦同时，使"邪"有出路，先化痰降浊，消积导滞，使上犯清窍之痰浊下降，再健脾化湿，行气和胃，使用气药"陈皮"之推动作用使脾气健运，恢复脾之运化功能，使清阳得升，浊阴得降；其次，平肝息风，调和肝脾，风去而眩动自止；最后以"五苓散"将湿浊痰邪排出体外，重用泽泻，以其甘淡，直达肾与膀胱，利水渗湿，以茯苓、猪苓之淡渗，增强其利水渗湿之力，白术、茯苓健脾以运化水湿。

三、李氏高枕无忧方

方药：竹茹 10g，炒酸枣仁 16g，甘草 3g，龙眼 10g，麦冬 16g，党参 10g，炒枳实 16g，茯苓 20g，陈皮 10g，石膏 20g。水煎服，浸泡 30 分钟，先煎石膏 30 分钟，再加入其他药材大火烧开后，小火煎 20 ～ 30 分钟，取出药汁 150 ～ 200mL，再加水完全浸没药材，大火烧至沸腾后改小火煎煮 15 ～ 20 分钟，取出药汁，两次药汁混合一起有 400mL，分 2 ～ 3 次口服，每日 1 剂。

明代医家龚廷贤所著《万病回春》中有一张名方叫高枕无忧散：陈皮、半夏（姜制）、白茯苓（去皮）、枳实（麸炒）、竹茹，麦门冬（去心）、龙眼肉、石膏（各一钱半），人参（五钱）、甘草（一钱半），上锉一剂，水煎服，专治心胆虚怯、昼夜不睡者。

李军茹教授将此方改良为汤剂，效专力宏，在此方基础上随症加减，对顽固性失眠的治疗疗效显著。李教授认为本方益气养阴，化痰清热，宁心安神，方中石膏清热泻火，党参、麦冬益气生津，酸枣仁、龙眼肉养心安神，取温胆汤理气化痰、和胃利胆之功。本方妙在于石膏，可缓解失眠常见的烦躁不安。石膏为清热泻火之良品，用于失眠，大家多虑其寒凉伤脾，实际上控制好石膏的用量完全不必担心。

综合全方，扶正祛邪兼顾，用于病情复杂、本虚标实、心胆虚怯、痰火扰心的顽固性失眠。表现：夜间一般浅睡，2 ～ 3 小时，易醒，醒后难再睡，甚至整夜不寐，白天神疲乏力，头晕目眩，烦躁易惊，心虚胆怯，胸闷脘痞，有很好疗效。

四、李氏鼻炎方

方药：黄芩 10g，荆芥 10g，细辛 3g，辛夷 10g，炒苍耳子 6g，炒苦杏仁 10g，炙乌梅 6g，白芷 10g，黄芪 50g，藁本 20g，甘草 6g，干姜 6g，粉葛 20g，薄荷 6g。水煎服，日 1 剂，分早晚两次饭后温服。

苍耳子散出自《济生方》，为辛夷仁半两，苍耳子二钱半，香白芷一两，薄荷叶半钱，上为细末，每服 6g，用葱、茶调下。

李氏鼻炎方为李军茹教授潜心研究，在苍耳子散基础上加减化裁而成。苍耳子散具有散风热、通鼻窍之功效，主治头面感受风寒之邪，鼻渊多浊涕，痛连及头，不闻香臭者，可用于鼻炎、鼻窦炎舌苔薄白或白腻、脉浮者。李氏鼻炎方经李教授加减化裁后应用范围更加广泛，对急慢性鼻炎、鼻窦炎、过敏性鼻炎疗效均显著。荆芥、薄荷，一温一凉，辛散解表，祛在表之风邪，祛风解表，且可止痒；苍耳子、白芷宣通鼻窍；藁本肃降肺气，祛风散寒，除湿止痛，入膀胱经、肝经，治头目颠顶痛；苦杏仁性温、味苦，降泄，肃降并宣发肺气，使肺气功能恢复；细辛入心、肾经，又入肺经，入心经可治头痛，入肾经可温肺化饮，入肺经可祛风散寒，通窍止痛，为治鼻塞鼻渊、痰饮喘咳之要药；乌梅敛肺固表；黄芩清热燥湿，泻火解毒，对于急性期，鼻流浊涕，黄稠如脓样，嗅觉差者疗效佳；葛根甘辛，性凉、轻扬升散，可解表，亦可升清降浊；甘草、干姜同用，对脾胃阳虚，涕多，痰唾多者，有温阳燥湿固表之效，尤其遇冷喷嚏不止者效佳；黄芪甘温，补脾肺之气、益气固表止汗，补气升阳，利水消肿，行滞通痹，托毒排脓。李教授善用黄芪，常大剂量使用以补养脾肺之气，在治疗急慢性鼻炎、鼻窦炎过程中，以固护脾肺之气为根本，以肃肺排邪毒、解表除湿为标，标本同治，临证中因效宏而此类患者慕名来诊。

🌀 五、李氏甲状腺结节方

方药：枳壳10g，郁金13g，三七4g，柴胡10g，夏枯草10g，法半夏10g，厚朴13g，苏叶13g，橘核15g，香附10g，芦根30g，白芷10g，川芎16g，黄芪30g。水煎服，日1剂，分早晚2次饭后温服。

李军茹教授治疗甲状腺结节常从肝脾入手，认为气滞痰凝或气虚痰凝为本病主要病机，临床中亦可多见气虚、气滞、痰凝并见者，由此化生病理产物为湿、热、瘀，久而积聚不散，故而形成瘿肿。方中枳壳、柴胡、香附，疏肝行气止痛，使结节得"散"；法半夏调整中焦气机，使脾胃得以运化，清气得升，浊阴得降；夏枯草、橘核软坚化痰散结、清热消肿；郁金疏肝行气、清热祛瘀；厚朴行气化滞；苏叶理气宽中，行气和胃；白芷祛风燥湿，消肿止痛；三七、川芎活血化瘀，祛瘀血而生新血；黄芪补气升阳，利水消肿，推动一身之气，气行则血行。李教授善大量使用黄芪以补肺脾之气，气充则生化有源，推陈出新，使互结之疾瘀消散而病得以愈；综合全方，理气化痰，软坚散结，消肿止痛。

对于结节较重患者，李教授常加用王不留行16g、路路通16g、皂角刺

16g、土鳖虫 10g、山慈菇 10g，此类药物破血消滞，行而不守，有搜风通络之效，可治癥瘕积块，对结节病，包括甲状腺结节、乳腺结节、肺结节等均有奇效。

李教授特别擅用山慈菇，该药清热解毒，消痈散结，味甘，微辛，性凉，归肝、脾经，可治痈疽疔毒、瘰疬痰核，本品味辛能散，寒能清热，故有清热解毒、消痈散结之效，又治癥瘕痞块，有解毒散结消肿之功，且有很好的化痰作用，对结节病常见奇效。

六、李氏降压方

方药：煅赭石 30g，桑葚 16g，牡蛎 30g，天麻 12g，牡丹皮 10g，夏枯草 30g，牛膝 16g，丹参 10g，炒蒺藜 16g，钩藤 20g。水煎服，日 1 剂，分早晚 2 次饭后温服。

李教授此方是针对肝阳上亢型高血压而自创的一张降压方，该方以求更高效地为患者解除病痛，适用于有"高血压"病史、舌红、苔黄、舌体胖大，甚至边缘凸起、脉弦数的患者。

全方配伍以平抑肝阳为主，选用的煅赭石、牡蛎、天麻、夏枯草、炒蒺藜、钩藤等均为平抑肝阳药味，主要发挥降肝阳的功效。患者舌红、苔黄、舌体胖大，甚者边缘凸起，一般表明机体气机阻滞、气郁化热，佐以牡丹皮清热活血。根据阳亢伤阴的机制，故在原方制阳的机制基础上选用桑椹滋阴补血、生津润燥。

李教授用方时除了针对病机，个别药味的加减上也会考虑现代药理学相关研究：如现代药理显示，牡蛎有预防高血压、动脉硬化的药理作用；天麻有降血压、扩血管的药理作用；夏枯草有降血压、抗凝血的药理作用；牛膝有改善血液循环、降血压的药理作用；丹参有改善循环、改善血液流变性、抗纤维化的药理作用；炒蒺藜、钩藤有降血压的药理作用。目前此方多次运用于临床，均取得显著疗效。

该方为天麻钩藤饮之变方，是李教授多年在高原地区临证研究的成果，该方适用于高原地区高血压，尤其对肝阳上亢型高血压疗效显著。李教授在临证中常望诊而知其病，治疗中注重气机的调整，关注机体的气化运行规律。气对人体具有十分重要的作用，它既是构成人体的基本物质之一，又是推动和调控脏腑功能活动的动力之所在，从而起到维系生命进程的作用。气具有激发和促进的功能，气机逆乱时，机体内环境亦紊乱、功能障碍，故而发病。

七、李氏抗过敏茶

方药：枸杞子 30g，黄芪 30g，当归 20g，大枣 30g，麦冬 30g，菊花 10g，炙乌梅 20g，紫苏叶 20g，细辛 10g。水煎服，日 1 剂，分早晚 2 次饭后温服。

李军茹教授根据气血两虚体质引起的过敏性疾病，如过敏性鼻炎、咳嗽变异性哮喘、过敏性皮炎、荨麻疹、湿疹等自创抗过敏茶，患者用以上药方每日泡服冻饮即可。在临床中反复应用，疗效可靠。

黄芪、当归、大枣益气补血；枸杞子滋补肝肾，增强体质；菊花、紫苏叶、细辛皆入肺经，解表祛邪、巩固卫气。过敏性疾病多以气血两虚为本，湿邪夹风、夹燥为标，本方益气养血，疏散风湿，对气血亏虚、血燥生风、阴虚风动、内风上扰、金鸣异常的过敏性疾病疗效甚佳。本方治气血，同调肺、脾、肾三脏，标本兼治，相得益彰。

现代研究显示，黄芪、当归、枸杞子有增强机体免疫功能的药理作用。菊花能增强毛细血管的抵抗力，可延缓衰老，增强体力；乌梅可以提高人体的新陈代谢，达到滋养皮肤和改善皮肤的效果，且乌梅的营养成分比较丰富，含有丰富的儿茶酚、氨基酸成分、糖和黄酮等物质，可以起到补充身体所需营养物质的作用。细辛具有抗变态反应、松弛支气管平滑肌等多种药理作用。本方主要针对体质弱而频繁过敏的疾病，全方以补益气血、增强正气、提高机体免疫力为主，佐以解表祛邪药味、扶正祛邪，共奏抗过敏原的功效。

八、咽炎茶

方药：木蝴蝶 10g，西青果 20g，麦冬 20g，桔梗 10g，甘草 10g，芦根 30g，金银花 20g，胖大海 20g。每味药取其 1/10 放入茶杯中，开水冲泡，代茶饮。

李军茹教授自创咽炎茶，药方泡茶饮即可，多次临床应用均取得明显的效果。木蝴蝶入肺、肝、胃经，具有清肺利咽、疏肝和胃的功效。西青果具有清热、利咽、生津的功效。麦冬入肺、胃、心经，具有养阴生津、润肠通便、润肺止咳的功效。桔梗入肺经，具有宣肺、利咽、祛痰、排脓的功能。

甘草入心、肺、脾、胃经，具有益气补中、祛痰止咳、解毒、缓急止痛，缓和药性的功能。芦根入肺、胃经，具有清热泻火、生津止渴、除烦、止呕、利尿的功效。金银花入肺、胃、大肠经，具有清热解毒、疏散风热的功效；胖大海入肺、大肠经，具有清热润肺、利咽开音、润肠通便的功效。麦冬能濡养肺阴，木蝴蝶、西青果、桔梗、胖大海都具有清肺利咽的功效。金银花、芦根发挥清热解毒、止呕的功效。除桔梗外，药方所有药味皆入肺、胃两经，针对咽炎的症状发挥利咽、止呕的功效，缓解咽炎的不适感。药方以清热为主，适用于风热侵袭的病机，对于舌红、苔黄舌象的咽炎患者，运用此方效果尤佳。

九、溃结方（颗粒）

方药：苦参 6g，肉桂 3g，土茯苓 20g，甘草 6g，葛根 30g，黄柏 10g，乳香 6g，白芷 10g，三七粉 5g，地榆炭 16g，仙鹤草 10g，黄芩 10g，黄连 6g，没药 6g，白及 10g。开水冲服，日 1 剂，分早晚 2 次饭后冲服。

溃疡性结肠炎，可能是由于环境因素及肠道微生态出现异常，导致自身免疫失衡而引起的一种疾病，会出现腹泻、黏液脓血便、胃痛、恶心呕吐等症。一般溃结属于慢性疾病，但会由于饮食、情绪等各种原因而反复发作，很难彻底治愈。该病因反复腹泻、黏液脓血便，故中医辨病属于"久痢"范畴，或"泄泻"范畴。李教授认为本病久泻、久痢、面黄体瘦、纳差乏力，溃疡即疮疡破溃，是血瘀肠络、湿热内蕴之象，急性期以"湿、热、瘀、毒"内阻为主，慢性期合并脾胃虚弱、气血亏虚之象。中医对此认识较早，如《诸病源候论》曰："脏虚热气内结，则疮生肠间。"清代唐容川曰："诸疮既溃属于虚损。""疮者，血所凝结而成者也。"故其病情虚实并见，寒热错杂，病在脾虚，在于六淫邪毒、湿热邪毒壅滞大肠，导致肠道气化失司，膜脂受伤。

李教授治疗此类疾病以清热化湿、活血化瘀、敛疮生肌为基本治则，提倡先祛邪，后扶正，必须将体内"湿、热、瘀、毒"均清理之后，再进行补益治疗，以免闭门留寇。该方中主方为葛根黄芩黄连汤，李教授认为下焦肠道内湿必须以葛根黄芩黄连汤方可清之，肠道湿热者可见舌根部苔黄厚腻，此时必用葛根汤，外疏内清，表里同治。重用葛根解表退热，升发清阳治下利；黄连、黄芩清热燥湿，厚肠止利；甘草甘缓和中，调和诸药；黄柏清热燥湿，泻火除蒸，解毒疗疮；土茯苓清热除湿，泄浊解毒，通利关节；苦参清热燥湿，祛风杀虫。黄连、肉桂相配，黄连苦寒善于清心火、泻心热；肉桂温营血、通血脉，散寒凝；黄连清里热，泻火毒，燥内湿，肉桂温热擅长和血气，补命火，二药合用，寒热并用，相辅相成，泻南补北，交通心肾，引火归原。地榆炭、仙鹤草收敛止血，止痢，解毒疗疮；三七配白及，三七活血散瘀止血，消肿止痛，白及补肺生肌，收敛止血，三七以"散"为主，白及以"收"为要，二药配伍，一散一收，相互制约，补肺生肌，增强消炎止血之功效；白芷祛风止痛，消肿排脓；乳香、没药活血定痛，消肿生肌；石榴皮止泻，收敛止血。全方共奏清热化湿、活血化瘀、敛疮生肌之功效。

十、除热安更方

方药：知母 10g，淫羊藿 20g，女贞子 20g，当归 20g，黄柏 10g、仙茅 13g，巴戟肉 15g，炒栀子 3g，炙香附 10g、炒酸枣仁 30g、炒六神曲 20g，茯苓 20g，川芎 16g，淡豆豉 13g，黄芪 30g，五味子 6g，紫菀 13g，麦冬 16g。水煎服，日 1 剂，分早晚 2 次饭后温服。

更年期综合征，又称围绝经期综合征，是指妇女在绝经前后出现性激素水平波动或减少所造成的一系列躯体、精神症状，典型症状为月经不规律、情绪波动、失眠、疲倦乏力、肌肉骨关节痛、头晕、头痛、烘热汗出、心烦急躁、抑郁等。围绝经期综合征，中医称之为绝经前后诸证，在古代医籍中，散见于"年老血崩""脏躁""百合病"等病证。如《素问·阴阳应象大论》曰："年四十，而阴气自半也，起居衰矣"即人过四十，肾中精气开始衰减;《素问·上古天真论》载："女子七岁，肾气盛，齿更发长……七七，任脉虚，太冲脉衰少，天癸竭，地道不通，故形坏而无子也。"女子七七四十九之时，冲任二脉亏虚，天癸竭，肾水不足，而出现潮热、盗汗等，不能制约上焦心火，故心烦而失眠，无以滋养中焦肝木，而致肝阴不足，虚火内生，则易发为本病。另外，情志因素与本病的发生密切相关。肝藏血，肾藏精，肝肾同源，肝血化生肾精，肝之疏泄功能可影响肾之封藏功能，因此在辨证此病时，不仅以"肾"为辨，同时以"肝"为切入点，进行辨证施治。

为此，李军茹教授特创"除热安更方"，该方从滋补肝肾之精入手。围绝经期妇女激素水平紊乱，从中医讲为肾阴、肾阳均亏虚，该方滋补肾精，阴阳双补，以阴阳互根互用，阴中求阳，阳中求阴。淫羊藿与女贞子并用，一动一静，淫羊藿温补肾阳，性辛温，入肝肾经；女贞子滋补肝肾，味甘苦，性凉，归肝肾经。仙茅、巴戟天补肾阳，壮筋骨，祛除寒湿，专治肾阳不足，命门火衰。为避免阳热太过，使用益气生津、补肾宁心之五味子，阴阳互补，散中有收。黄芪、茯苓益气健脾，利水消肿，茯苓又有健脾宁神之功效，一补一泻，运化中焦水湿；当归甘、辛，温，入肝、心、脾经，补血，活血，调经润肠；川芎味辛、性温，归肝、胆、心包经，行气活血，祛风止痛，两药合用补血活血，使气血运行通畅。内含栀子豉汤，具有清热、泻火、凉血的功效。

对于胸闷、烦热扰心患者疗效甚佳，栀子清热，可凉胸膈郁热；淡豆豉轻宣透热，能把里热宣散出来。知母与黄柏同用，知母长于清热泻火、滋阴润燥，黄柏清热燥湿、除骨蒸、泻火解毒，二者同用，可清热除烦、滋阴降火。紫菀配麦冬，能润肺下气、利咽、生津止渴、润肠通便。香附疏肝解郁、理气宽中、调经止痛。诸药合用，全方共奏滋补肝肾、清热除烦、通调气血之功。

医案

吴某，女，59岁，2023年3月21日初诊。

心烦汗出3个月。患者诉3个月前无明显诱因出现心烦、汗出、急躁、潮热，多处就诊口服中草药均未缓解，外院住院治疗也未见改善。心电图：窦性心律，心率77次/分，电轴无偏，ST-T变化。冠脉CTA未见明显异常（2023年3月10日）。52岁绝经。刻下症见：心烦、急躁、汗出、潮热、乏力、夜眠差，纳食一般，自觉患新冠后上述症状明显。舌脉：舌红，少苔，舌下脉络迂曲扩张色紫，左寸弱，尺脉弱。

辨病辨证：经断前后诸证—肝肾阴虚，心肾不交。

治法：滋补肝肾，交通心肾。

方药：除热安更方加减。

知母10g，淫羊藿10g，女贞子16g，当归10g，黄柏10g，仙茅10g，巴戟天10g，炒栀子10g，炙香附10g，浮小麦30g，酸枣仁16g，茯苓30g，川芎16g，淡豆豉16g，淮小麦30g，远志10g，珍珠母30g（先煎），炒白术16g，黄芪60g，桑枝30g，防风10g，白芍20g，赤芍30g，淡竹叶16g。10剂，水煎服，日1剂，取汁400mL，分2次饭后温服。

二诊（2023 年 3 月 31 日）：心烦改善，汗出减少，伴有五心烦热，仍乏力，上方去桑枝、防风，加生地黄 20g、山茱萸 16g、泽泻 16g 以加强滋阴补肾功效。上方 14 剂。

三诊（2023 年 4 月 14 日）：心烦改善明显，稍有汗出，五心烦热改善，舌红改善，上方去炒栀子、淡豆豉、淡竹叶、远志、珍珠母。

知母 10g，淫羊藿 10g，女贞子 16g，当归 10g，黄柏 10g，仙茅 10g，巴戟天 10g，炙香附 10g，浮小麦 30g，酸枣仁 16g，茯苓 30g，川芎 16g，淮小麦 30g，炒白术 16g，黄芪 60g，白芍 20g，赤芍 30g，生地黄 20g，山茱萸 16g，泽泻 16g。20 剂，水煎服，日 1 剂，取汁 400mL，分 2 次，饭后温服。

【按语】更年期综合征是肾气不足、天癸衰少，以至阴阳平衡失调。因此在治疗时，以补肾气、调整阴阳为主要方法。患者由于年老体衰，肾气虚弱或受产育、精神情志等因素的影响，使阴阳失去平衡，引起心、肝、肾等脏腑功能紊乱。患者素体阴虚，房劳多产，致肾气虚衰、精血不足，肾精无力化血，肝血来源不足，水不涵木，导致肝肾阴虚，故见心烦易怒、阵阵烘热、汗出、五心烦热、舌红苔少。

由于肝肾亏虚，肾水不足，不能上济于心，心火过旺不能下降于肾，出现心肾不交，神失所养而见心悸、虚烦不寐、腰酸腿软、脉弱。方中淫羊藿、女贞子、仙茅、巴戟天补肝肾、强筋骨；知母、黄柏；桑枝、白术、防风、浮小麦、黄芪、白芍取名敛汗方，具益气固表止汗功效；酸枣仁、远志、珍珠母养心安神；患者舌红、心烦失眠，予以炒栀子、淡豆豉清热除烦以安神；加用淮小麦增加养阴清热、敛汗除蒸之效；患者舌下脉络迂曲、色紫，加用赤芍、淡竹叶、川芎、当归，以活血清热通络。全方共奏滋补肝肾、交通心肾的功效。

十一、祛斑养颜方

方药：炒桃仁 10g，白芷 10g，炙桑白皮 16g，炙香附 10g，炒枳壳 16g，红花 10g，丝瓜络 16g，黄芪 30g，太子参 20g，白芍 10g，柴胡 13g，炒白果仁 6g，川芎 16g，当归 6g。水煎服，日 1 剂，分早晚 2 次饭后温服。

《素问·上古天真论》中述"五七，阳明脉衰，面始焦，发始堕"，是指女子在 35 岁左右，阳明脉开始衰弱，经脉中气血自此不足，可出现面色日渐焦黄、憔悴，皮肤失却濡养、逐渐干燥，生长皱纹、色斑等临床表现。中医古籍中对此多有描述，李军茹教授认为女子长斑多是因气血亏虚引起，血能滋润皮肤，一旦气血不足，皮肤抵抗力差，继而容易出现色斑、蜡黄等现象。滋养皮肤是血的重要功能之一，血可以滋润皮肤，血气充盈则面色红润，血虚容易出现面色蜡黄、肌肤干燥、面部黄褐斑等，故李教授自创"祛斑养颜"方，旨在补气养血、活血通络、美白养颜。

方中黄芪具有补中益气、补表明目、止汗功效，川芎具有活血行气、祛风止痛的作用，两药合用，气行则血行。黄芪配当归，益气生血、活血化瘀，润肠通便，特别当黄芪：当归=5：1时，为补气生血之良方。柴胡、枳壳、白芍取四逆散之意，具有透解郁热、疏肝理脾的功效。桃仁苦甘而平，入心、肝、大肠经，有破血祛瘀、润燥滑肠之功；红花辛温，主入心、肝经，有活血通经、祛瘀止痛之功。《本草汇言》称其为"破血，行血，和血，调血之药"，二药皆有活血化瘀之力，且擅入心、肝二经。然红花质轻升浮，走外达上，通经达络，长祛在经在上之瘀血；而桃仁质重沉降，偏入里善走下焦，长破脏腑瘀血，二药合用，活血祛瘀，载药上行，使气血上荣头面部。太子参对气阴两伤者疗效好，可治阴虚肺燥；肺主皮毛，长斑亦与肺气亏虚、皮毛不荣有关。白芷味辛、性温，归肺、胃、大肠经，能解表散寒、祛风止痛、美容养颜；桑白皮味甘、性降，可利水消肿、泻肺平喘，二者均入肺经，且色白有美容养颜之功效。白果仁同样色白敛肺，丝瓜络祛风、通络、活血；香附疏肝解郁、理气宽中、调经止痛。综合上述，该方调气养血、活血化瘀、祛斑养颜，临床中多见佳效。

十二、降脂颗粒

方药：虎杖20g，石菖蒲16g，杜仲20g，何首乌20g，大黄10g，丹参30g，山楂30g，炒苍术20g，茵陈30g，葛根30g，茯苓30g，泽泻30g，牡丹皮20g，当归20g，白术20g。水冲服，日1剂，分早晚2次饭后温服。

李军茹教授认为高脂血症多是因为肝脾肾虚、消化吸收不良、脏腑通降功能下降、排泄减少导致的痰湿积聚，所以使用一些健脾消滞、补肝肾、祛湿清热、通便的药物，抑制脂肪的吸收和生成，促进脂肪的代谢和排泄。

方中虎杖活血祛瘀、清热利湿、解毒；石菖蒲祛痰开窍、安神定志、醒脾开胃，二者芳香清热、化湿祛瘀。何首乌具有化浊降脂、补肝肾、强筋骨等功效，能够治疗高脂血症，可清理体内秽浊物质，减少体内多余脂肪。泽泻具有化浊降脂、泄热、利水渗湿的功效，可治血脂偏高。山楂具有化浊降脂、行气散瘀、消食健胃的功效，能够治疗高脂血症，可促进食物消化、强健胃腑功能。

茵陈味苦而性凉，功专清热利湿；大黄苦寒，通下泻火，二者相配，利下兼施，使湿热同时从二便中排出，且清热之力得以加强。牡丹皮、当归搭配，活血、散瘀、定痛；丹参还具有除烦安神、凉血消痈的功效。白术、苍术同用，增强补脾益气、燥湿运脾的功效。茯苓可利水渗湿、健脾宁心。葛根甘辛、性凉，轻扬升散，西医研究能扩张血管，使外周阻力下降，发挥降压、降脂、降糖作用。杜仲温煦肾阳，推动瘀毒外出。综合该方，清热利湿、活血祛瘀、解毒利浊，长期冲服不仅可降脂，同时可用于减肥，使体内瘀毒排出，增强代谢循环。

十三、结肠癌效方

方药：熟地黄 16g，紫菀 13g，炙桑白皮 16g，浙贝母 16g，白及 15g，北沙参 15g，白花蛇舌草 30g，半枝莲 30g，猪爪草 16g，鱼腥草 30g，郁金 16g，芦根 40g，桔梗 6g，炒六神曲 30g，羚羊角粉 0.6g（冲），半边莲 30g，黄芪 30g。水煎服，日 1 剂，分早晚 2 次饭后温服。

李军茹教授在治疗结肠癌时注重益气养阴，且以"肺与大肠相表里"为理论指导治疗，临床上常可见神效，自拟结肠癌方，临床应用中挽救无数患者，常有许多患者慕名而来。

李教授认为肿瘤患者，特别是结肠癌患者，多属"久病"，肿瘤本身、放疗、化疗或手术治疗均可致耗伤气血、气阴而致气血、气阴亏虚，所以治疗中要顾护患者之正气，养护气阴、气血，常选"参，芪"二味药。太子参温润不燥，健脾益肺、补气生津，多用于脾气虚弱、胃阴不足、热病后期、气阴两伤、阴虚肺燥、干咳少痰等，对脾、肺均有益。黄芪甘、温，入脾经，为补益之要药，可益气固表、利水消肿、托毒排脓。李教授常用且擅用黄芪，常用量为 30 ～ 100g，根据患者情况调整用量，生、炙可同用。

第一步为顾护正气，第二步为排邪外出。排邪时注重"肺与大肠相表里"，临证中李教授常常观察患者舌象，发现结肠癌或结肠病变之人，在舌之"上焦"或"肺"对应的相应区域可看到舌苔壅滞厚腻、痰湿瘀固之象，或舌体宽大、凹凸不平，或该区域有裂纹、异形舌苔等，由此李教授总结出该类患者当从"肺"来治疗。中医基础理论中指出：手太阴经属肺络大肠，手阳明经属大肠络肺，通过经脉的相互络属，肺与大肠构成表里关系。肺与大肠的生理联系，主要体现在肺气肃降与大肠传导功能之间的相互为用关系。肺气清肃下降，气机调畅，并布散津液，能促进大肠的传导，有利于糟粕的排出；大肠传导正常，糟粕下行，亦有利于肺气的肃降，两者配合协调，从而使肺主呼吸及大肠传导功能均归正常。肺与大肠在病变时亦可相互影响，肺气壅塞、失于肃降，气不下行，津不下达，可引起腑气不通、肠燥便秘；若大肠实热，传导不畅，腑气阻滞，也可影响到肺的宣降，出现胸满咳喘。

由此，李教授也经常会在临证中见到"肺"区域有异常，且排便异常的患者进行肠镜检查，通常可发现问题。治疗上常选用"清肺、肃肺"之品，如桑白皮可泻肺平喘、利水消肿；紫菀润肺下气、化痰止咳、利咽；浙贝母清热化痰止咳、解毒散结消痈；北沙参调理肺虚、抗炎平喘、生津益胃，且现代药理研究其可预防癌症，提高人体内免疫球蛋白活性，而且能促进身体淋巴细胞再生，提高白细胞数量。

鱼腥草清热解毒、消痈排脓，可消除痈肿，排出脓液，清除体内热毒邪气；芦根性寒，入肺经，能止渴除烦、清热排脓；桔梗可清热祛痰、润肺止咳且可载诸药上行入肺经。同时，注重调肝、脾、肾，郁金清肝利胆、祛瘀止血；羚羊角粉平肝息风、散血解毒，适用于肿瘤毒热炽盛者；六神曲归脾、胃经，健脾和胃、消食导滞；熟地黄入肾经，补血滋阴、益精填髓；白及收敛止血、消肿生肌，且对肿瘤有抑制作用，对糜烂或溃疡型肿瘤有益。另外，李教授在肿瘤患者中常用"白，半，半"即白花蛇舌草、半枝莲、半边莲，此药对具有清热解毒、活血化瘀、利水消肿的作用，现代药理研究发现有较好的消炎、抗肿瘤的作用，对各种脓毒、溃疡、肿瘤、淋巴结等效果较好。猪爪草化痰散结、解毒消肿、抗肿瘤。全方共奏益气养阴、清肺排毒、消痈散结之效，而在结肠癌治疗中疗效较佳。

十四、李氏温阳定喘方

方药：法半夏13g，南五味子6g，细辛10g，赤芍10g，蝉蜕10g，炙甘草6g，干姜10g，桂枝10g，茯苓10g，炙紫菀10g，炙款冬花10g，炒白果仁

6g，炙麻黄 10g（先去沫），附片 10g（先煎 2 小时以上），紫苏子 30g。水煎服，附片先煎 2 小时以上，入麻黄先煎半小时，去沫；纳入余药同煎 25～30 分钟，再煎 20 分钟，两煎纳入同一器皿中混合后分每日 2～3 次温服。

"李氏温阳定喘方"由李军茹教授所创，在"定喘汤"基础上加减化裁而来，该方宣肺降气、温阳散寒、清热化痰、平喘止嗽，用于风寒外来、痰热内蕴之哮喘及咳、痰、喘，以哮喘咳嗽、痰多气急、质稠色黄、微恶风寒、苔黄腻、脉滑数或微恶风寒为证治要点。临床对支气管哮喘、慢性支气管炎、肺气肿、喘息性支气管炎属风寒外闭、痰热蕴肺者疗效甚佳。麻黄宣肺平喘、解表散寒；白果敛肺定喘、祛痰止咳，二药一散一收。苏子、款冬花、杏仁、半夏降气平喘、祛痰止咳；桑白皮、黄芩清热泻肺、止咳平喘；炙甘草清热化痰止咳、调和诸药；附片可温阳散寒，助麻黄之散邪、发阳之力。

李氏温阳定喘方也暗含"小青龙汤"之意，桂枝化气行水以利里饮之温化，与麻黄相合而发汗散寒以解表邪；干姜、细辛温肺化饮，助麻桂解表祛邪；五味子敛肺止咳，芍药（→赤芍，养血凉血和营）和法半夏燥湿化痰、和胃降逆；蝉蜕疏散风热、利咽开音，对咽痒咳嗽者疗效佳。全方散中有收，开中有合，散不伤正，收不留邪，有宣肺解表、降气平喘、祛痰止咳之功效，对外感风寒或风寒束表、内有痰浊、痰热蕴结之咳、痰、喘疗效显著。

医案

张某，女，60 岁，咳嗽反复发作 2 个月余，咳痰色黄，时为白色清稀痰，咽痒，受凉后咳嗽加重，于多家医院就诊，使用抗生素、止咳平喘药治疗，疗效均不佳，现伴有胸闷、气喘，稍感咽痒即咳嗽。舌淡胖大，舌中裂纹，舌下瘀。李教授指出，该患者寒、痰、瘀蕴结，使用李氏温阳定喘方，内含小青龙汤之意；开阖六气针法：少阴（上下并排 2 针）、太阴、阳明。拟方如下：

制南五味子 6g，细辛 3g，赤芍 15g，蝉蜕 6g，炙甘草 6g，桂枝 10g，茯苓 30g，紫菀 15g，款冬花 16g，白果仁 6g，炙麻黄 10g（先煎去沫），附片 6g（先煎 2 小时以上），清半夏 10g，炙枇杷叶 16g，浙贝母 6g，炒苦杏仁 10g，白前 16g。

附片先煎 1.5 小时，入麻黄先煎半小时，去浮沫。纳入余药煎 30 分钟，二煎 25 分钟，两煎混合，分 2～3 次饭后温服。

十五、李氏止嗽颗粒

方药：桔梗 6g，炙甘草 6g，前胡 16g，炙紫菀 13g，荆芥 10g，陈皮 10g，炙百部 10g，浙贝母 16g，芦根 30g，玄参 10g。水煎服，日 1 剂，分早晚 2 次，饭后温服。

李教授常将李氏止嗽颗粒用于治疗小儿咳嗽，或久咳不愈，该方是李教授根据《笔花医镜》之止嗽散加减化裁而来，止嗽散本来只有 7 味药：百部、紫菀、白前、桔梗、荆芥、陈皮、甘草，煎药时可以加入生姜。上述歌诀讲"不必煎"，是因为把几味药研成粉状，可以直接冲调了！止嗽散主治风寒咳嗽，李教授发现该方对于久治不愈、寒凉之药滥用，西药滥用，闭门留寇类型的久咳不愈，或咳嗽变异性哮喘者效果非常好。

小儿过敏性咳嗽是以顽固性咳嗽为主要症状的儿科常见病，临床上易误诊为反复呼吸道感染和急慢性支气管炎而长期应用各种抗生素及止咳剂无效。西医认为其发病机制与哮喘相同，以气道持续性炎反应与气道高反应性为特点，支气管黏膜充血肿胀和平滑肌痉挛，加上炎性分泌物增多、黏稠。李教授从长期的临床观察中发现，本病咳嗽虽迁延日久，但无其他伴随症状。

由于本病主要系过敏体质所致，治疗上应考虑抗过敏，然肺为娇脏，治必温润平和，不寒不热，止嗽散为"去其鸣肺之具"，治疗咳嗽效果优良。故选止咳名方止嗽散为基础方，加清热化痰止咳、解毒散结消痈之浙贝母，浙贝母苦寒，归肺、心经，长于清化热痰、降泄肺气、苦泄清热解毒、化痰散结消痈，可治疗风热咳嗽、痰热郁肺之咳嗽、痰火瘰疬等。

再加清热泻火、生津止渴、除烦、止呕、利尿之芦根，该药性味甘寒，既能清透肺胃气分实热，又能生津止渴、除烦，可治疗热病伤津、烦热口渴者，又能清胃热而止呕逆；入肺经善清透肺热，用治肺热咳嗽、因热咳嗽，肺痈吐脓，亦可清热利尿，可用治热淋湿痛、小便短赤，加清热凉血、滋阴、降火、解毒散结之玄参，该药入肺、肾经，咸寒入血分，甘寒质润，既能清热凉血，又能泻火解毒；"芦根＋玄参"也是李教授擅用之"对药"，药理研究表明芦根与玄参配伍能够有效地提高玄参的药效，两药一清一补，一上一下相得益彰，该方经李教授加减化裁后不仅治疗风寒咳嗽，对风热咳嗽或其他原因引起的咳嗽均有疗效，对扁桃体增大引起的咳嗽、咽痒咳嗽、过敏性咳嗽或咳嗽变异性哮喘均有良好的疗效。

十六、李氏痰湿死血痹证方

方药：法半夏10g，甘草6g，大枣10g，干姜10g，炒僵蚕10g，蜈蚣2条，全蝎10g，黄芪60g，炒芥子10g，党参13g，川芎16g，白芍15g，当归13g，鸡血藤30g，桂枝15g。水煎服，日1剂，分早晚2次饭后温服。

该方为李教授自创方，意在益气、温阳、化痰、活血、通痹，本方是在黄芪桂枝五物汤基础上加减化裁而来。"血痹，脉阴阳俱微，寸口关上微，尺中小紧，外证身体不仁，如风痹状，黄芪桂枝五物汤主之。"该方证治要点为：①肢体无力沉重，活动不灵，麻木不仁，酸痛或肌肉萎缩。②浮肿，自汗，恶风，舌质暗淡。李教授常将该方用于肢体麻木不仁、感觉减退或感觉异常为主症的疾病，或肢体疼痛、无力、僵硬、阵挛、运动障碍及肌肉萎缩为特征的疾病，也用于产后诸症，凡是辨证为痰湿死血痹于经者均使用该方加减化裁。

另，李教授常在该方中配合使用虫类药材，取其走窜之性，如全蝎可息风镇痉，攻毒散结，通络止痛；僵蚕可息风止痉、祛风止痛，化痰散结；蜈蚣具有息风镇痉、攻毒散结、通络止痛的作用，白芥子可温肺祛痰，通络止痛，鸡血藤活血补血，舒筋活络，党参健脾益肺、补气，川芎活血行气，祛风止痛，当归活血补血，调经止痛，法半夏燥湿化痰、消痞散结，全方共奏温阳化痰、散结活血、通痹止痛之效。

十七、李氏耳鸣方

方药：制女贞子10g，五味子30g，炒苍耳子10g，炙山茱萸6g，茯苓20g，炒白术16g，桂枝10g，石菖蒲10g，柴胡10g，郁金10g，山药20g，炙香附10g，怀牛膝10g，墨旱莲10g，炒杜仲16g。水煎服，日1剂，分早晚2次，饭后温服。

该方为李教授自创方，对耳鸣、耳聋及耳朵不舒服，甚至伴有烦躁、头晕等症状疗效佳，该方旨在宣肺益肾，《灵枢·脉度》说："肾气通于耳，肾和则耳能闻五音矣。"人体的听觉功能属肾所主，肾精充盈，能不断地产生骨髓，脑髓充足，则听觉灵敏。反之，肾虚精亏，髓海空虚，脑失所养，则听力减退。所以，老年人随着肾精的亏虚听力会逐渐减退。《明医杂著》说："若肾虚而鸣，其鸣不甚，若人多欲，当见劳怯等证。"因肾精亏损，不能上充于清窍，以致耳鸣、耳聋日渐加重。

肾主骨而生髓，脑为髓海，肾亏则髓海空虚，故头晕目眩，耳鸣耳聋，肾受五脏六腑之精而藏之，肾亏相火妄动，干扰耳窍，故可见头晕目暗，耳鸣耳聋。虽肾开窍于耳及二阴，但除了肾，耳与肺亦有一定的关联。"《外感温热篇》云："温邪上受，首先犯肺。"《素问·气交变大论》云："肺金受邪……益燥，耳聋。"在临床上耳病初起、往往出现邪气在表的肺金症状。李教授以为头面部七窍均属于清窍，清气的升清与疏布与肺的宣发密切相关，故该病的治疗侧重于滋补肾精、抑制相火妄动并辅以宣肺通窍，女贞子、五味子、怀牛膝滋补肾精，墨旱莲滋阴降火，石菖蒲、苍耳子、宣肺通窍，石菖蒲化湿开胃、开窍化痰、活血止痛，石菖蒲+生甘草治疗耳鸣为一绝，苍耳子通窍散寒可助肺之宣发。茯苓、白术、桂枝健脾化湿，以助脾胃运化而升清阳之气；山药、杜仲滋补肝肾，柴胡、郁金、香附疏肝解郁，肝气条达，则听力聪敏，全方以补肾宣肺为主，健脾疏肝为辅，通调五脏，治疗耳鸣，疗效甚佳。

第二节　李军茹教授诊疗特色或学术经验阐释

李军茹教授从事中医临床、教学已30余年，在长期临床观察中发现高原地区气虚血瘀证贯穿高原地区常见病、多发病进展的始终。结合高原地区地理气候、植物药物特点，提出"急性高原病气虚血瘀证发病学说"，倡导"急危重症治疗采用中西医结合、内外同治"的学术观点。临证中采用中西医结合、经方时方结合，治疗内科系统危急重症及疑难病；在"运气学说、三因学说"指导下，采用"依天时—辨体质—辨病证—辨病症"结合的方式，先别阴阳，形成了"谨观阴阳之变而调之，以平为期""正气尚存，祛邪为先"的诊疗理念。

一、诊病特色

注重"辨天－辨人－辨体质"相结合

"辨天－辨人－辨病证"即中医学的三因制宜思想，其源于《黄帝内经》，三因制宜即因时、因地、因人制宜。该思想强调临证时需要将疾病的外在病证与患者的发病时间、居住环境、生活习惯及年龄、体质等因素相结合，然后制定适宜的治疗方法。

李军茹教授强调人与天地、自然、万物相互通应、相互协调统一，三因制宜思想是中医在临床治疗疾病时需要遵循的基本准则，并强调疾病的发生、发展与转归受时令气候、地理或居住环境及人体体质等多种因素的影响。《素问·生气通天论》云："夫自古通天者，生之本，本于阴阳。"《素问·气交变大论》云："五运更治，上应天期，阴阳往复……"

人是自然界的产物，先天禀赋的遗传首先来源于父母阴阳交合的生殖之精，可将其称之为"先天之精"，其次每个生命个体又是自然界的产物，个人的生长壮老已又受自然影响，每个人在出生那一刻的天地之气是一个重要运气构成因素，它是构成每个人先天独特体质参数的重要时空要素，生命个体的体质参数与其出生时的运气格局是密切相关的，很大程度上是决定是否罹患某一个脏腑的疾病的基础，因此每个生命个体对于五脏六腑的疾病会表现出不同的的易感性。故在治疗疾病时，可以根据疾病的发病季节、就诊前后的气候变化及患者所处的地理或居住环境，及患者个体体质的变化和差异等多种因素辨证施治，制定适合本地居民的中医防治方案。

1. 因时制宜

《素问·八正神明论》强调了疾病治疗与四季的对应关系："四时者，所以分春夏秋冬之气所在，以时调之也。"一年之中，春夏秋冬四季相互更迭，对应也就有寒、热、温、凉不同的气候变化，而南北方春夏秋冬有很大差别，因此就形成了各自不同的致病因素。李东垣云："凡用药，若不本四时，以顺为逆。"

由于疾病不同时期会有不同的病机变化，故在疾病防治的过程中，应重视各阶段的用药规律，要根据其不同分期进行辨证施治，治疗需随患者病情的发展而变化，及时变更处方，《素问·六元正纪大论》有云："用寒远寒，用凉远凉，用温远温，用热远热。"此外，昼夜、四时节律均会影响人体内神经—内分泌—免疫的生物节律变化，并且人体的阳气在一日里亦有与昼夜往复相同步的自然盛衰节律。如心衰病多发于夜间，春季多发流感，夏季多发腹泻。

因此重视昼夜、四时的不同，这对于提高临床防治疾病的效果，具有重要的现实指导意义。李教授在临证中，注重"早补肾，晚补脾"，一年四季用药也不同，如春季善用桂枝、桑枝等药，取春气调达之性，顺应自然阳气生发之势；夏季多用藿香、佩兰等芳香化湿之品以应对酷暑逼人之气；秋气燥火，易凌害肺金，多予润肺止咳之品如川贝、枇杷叶、紫菀、款冬类；冬季干寒，善用杜仲、巴戟天、淫羊藿类以补阳，尤以重视五运六气"冬至一阳生"的顺时养生用药之道。

2. 因地制宜

人参与天地自然万物的组成，而不同地域的生存环境有所差异，人体的生理及病理变化也必然与自然条件、生活环境密切相关，这些环境上的差异形成了人体体质的差别，同时也致使各地域的病邪、病证与发病的特点及遣方用药也有所不同。正如谢观《中国医学源流论》所言："中国地大物博，跨有寒温热三带，面积之广，等于欧洲，是以水土气候，国民体质，各地不同，而全国医家之用药，遂亦各适其宜，而多殊异。"

不同地区邪气致病特点具有差异性，因而疾病的产生、发展及治疗应各具不同特色，故重视地域的差异性对于疾病的预防和治疗具有特殊意义。《素问·异法方宜论》云："黄帝曰：医之治病也，一病而治各不同，皆愈何也？岐伯对曰：地势使然也。北方者，天地所闭藏之域也，其地高岭居，风寒冰凛。南方者，天地所长养，阳之所盛处也，其地下，水土柔弱，雾露之所聚也。"说明不同的地域有寒、热、湿等不同的属性特点，在不同地域不同属性的影响下，疾病会向对应的属性发展。

北方地区，由于所处地理位置的原因，气候寒冷，人体在外易受寒邪侵袭；南方气候偏热，多伤津耗液，加之南方地区气候普遍偏湿润，故湿热多互相夹杂为病。由于在同一时期、不同地域感染的患者所受的病邪性质不尽相同，因此也就决定了其治法和用药也有所差别。基于各地地域之不同、地势高低之异，必然造成各地不同的气候条件、水质、土质等，也就形成了各自不同的生活方式、饮食习惯等，这些都与人体生理、病理，及病证性质、特点及对病邪的临床易感性高度相关。

《素问·五常政大论》有"西北之气散而寒之，东南之气收而温之"的说法，指出西北方地区天气比较寒冷，患者多表现为外有寒而内生热，故治疗时宜外散其寒，内清里热；东南方天气多温热，患者阳气泄于外，而寒从内生，故治疗时宜收敛阳气的同时，兼以温其内寒。唐代孙思邈指出："凡用药，皆随土地所宜。江南岭表，其地暑湿，其人肌肤薄脆，腠理开疏，用药轻省。关中河北，土地燥刚，其人皮肤坚硬，腠理闭塞，用药重复。"

青海省境内呈东低西高的地理走势，全省区域内平均海拔在 3000m 以上，各族同胞主要居住在海拔 1750m 至海拔 4715m，当地居民喜食牛羊肉，饮食具有高脂、高蛋白、高盐的特点。青海地区海拔跨度大、地理环境复杂，具有干燥、寒冷、缺氧的气候特点，其自然界先天清气不足，对宗气的生成具有很大影响，人体宗气生成不足，影响全身血液运行，气不足则血行滞缓，进而出现气虚血瘀，因此青海地区人群体质多偏气虚血瘀，李教授在临证用药时，喜用黄芪、红景天、葛根等药以补气化瘀。

3. 因人制宜

《素问·宝命全形论》云："天覆地载，万物悉备，莫贵于人，人以天地之气生，四时之法成。"个体因为有性别、长幼之不同及所处的生活环境、情感经历的差别，也就必然形成了各自不同的体质类型和特点，体质的形成与发展秉承于先天，又得益于后天的培育而具有不同的特点。中医学对体质的认识起源于中医经典著作《黄帝内经》，该书对体质生理、体质病理、体质与疾病防治、体质养生等内容均有较多的论述，为中医体质学的形成与发展奠定了理论基础。

现代中医体质学说最具代表性的是以王琦院士为代表确立的中医体质学说，将人的体质分为平和质、阳虚质、阴虚质、气虚质、痰湿质、湿热质、血瘀质、气郁质、特禀质九种。中医体质学认为体质的偏颇是各种疾病发生、发展及其转归的"土壤"，个体体质的偏颇和疾病的性质及疾病的发展密切相关，甚至直接影响疾病治疗的疗效、疾病的转归及预后，因此重视体质的调节是防治疾病的一个重要方面。

一般来讲，北方人一般都较为刚劲壮实，多嗜食肥甘厚腻之品，久则内生湿热，且多从火化，"阳常有余，阴常不足"，故而用药多取相对寒凉攻下之品治疗。南方人体质多柔弱，治病多用滋阴降火之法，常获良效。朱丹溪认为人体的阴气先天难成而又后天易损，常人多"阳常有余，阴常不足"，并且人体常处于"阳动"的状态中，精血阴气最易损耗，同时朱丹溪还提出"人受天地之气以生，天之阳气为气，地之阴为血，故气常有余，血常不足"，《灵枢·五音五味》云："妇人之生，有余于气，不足于血，以其数脱血也。"

妇人多阴虚、血虚，故妇人感邪及其传变有别于男性，此因体质不同所致。《医学源流论·病同人异论》曰："天下有同此一病，而治此则效，治彼则不效，且不唯无效而反有大害者，何也？则以病同而人异也。"即使同处一地，不同年龄阶段和性别的人体气血盛衰不同，其所表现的症状也具有差异性，发病特点、疾病预后皆有所不同，故治法上不能一概而论，应有所区别。因此在治疗某种系统疾病时，要考虑到不同个体的年龄阶段和性别，从而制定个体化治疗方案，即"个体化的同病异治"。李教授常言"男子以气为主，女子以血为主，小儿稚阴稚阳"，临证用药时，男子多从肾入手，女子多从肝入手。

李教授常告诫我们，疾病的外在病证与患者的发病时间、居住环境、生活习惯及年龄、体质等因素存在相关性，若在遣方用药时，将辨天－辨人与辨体质相结合，并抓住患者的病象、舌象、脉象、治象进行施治，可在一定程度上拓宽临床思维。

二、重视调气的升降出入

我国古代哲学认为，"气"是最原始的物质，是构成自然界万物包括人类的本原。《素问·宝命全形论》云："人以天地之气生，四时之法成。"人是自然界的产物，人的形质躯体由气聚合而成，气是不断运动和变化着的，气的基本运动形式即是"升降出入"，气的运动称为气机。自然界万物的化生和变化都是气升降出入运动的结果。无论自然界还是人体，都存在升降出入的气机循环运动。

《素问·阴阳应象大论》曰："故积阳为天，积阴为地……故清阳为天，浊阴为地；地气上为云，天气下为雨；雨出地气，云出天气。"这是讲自然界的气机运动。《仁斋直指方·诸气方论》云："阴阳之所以升降者，气也；血脉之所以流行者，亦气也；营之所以转运者，气也；五脏六腑之所以升降者，亦此气也。"这是讲人体的气机升降。《素问·六微旨大论》总结说："出入废则神机化灭，升降息则气立孤危，故非出入，则无以生长壮老已；非升降，则无以生长化收藏。是以升降出入，无器不有。"即升降出入是万物存在的条件，是生命活动的重要表现形式，气的运动一旦停止，便意味着生命活动的终止。

李教授重视人体气机升降出入的平衡，认为气为人身之根本，气在人体内的运动称为气机，气机的升降出入活动是人体生命活动的重要表现。气之在人，和则为正气，不和则为邪气，凡病之寒热虚实，症之胀满疼痛，无不因气所致。

人体气机调畅则脏腑和谐，气血冲和，百病不生；气机一旦失调，则致气血壅滞，经脉不通，内外闭阻，功能紊乱，此为疾病发生的重要环节。所以调畅气机是治病之大要，李教授极赞前人所谓"气机不转，苛疾难除"之说。《素问·生气通天论》曰："苍天之气，清净则志意治，顺之则阳气固……失之则内闭九窍。"此言人气通乎天气，顺天之气能养一身之阳气，逆天之气则人气亦逆，导致自伤。人体阴阳之气的升降出入与自然界之气升降消长密切相关，并受其影响表现为规律性变化。

五脏之气与时令相通，在不同时令季节中，邪气首先影响主时之脏气，从而影响人体气机运动。这种天人相应的关系主要反映在四时之气、昼夜之气的变化对人体气机的影响。《灵枢·顺气一日分为四时》曰："春生，夏长，秋收，冬藏，是气之常也，人亦应之。"指出四时阴阳之气随季节变迁，表现出规律性的升降变化，春夏阳气生发，秋冬则收敛、内藏。人体的阳气随之出现相应改变，春夏气血趋向体表，秋冬气血趋向体内。人体内阴阳之气的升降出入与四时阴阳之气的升降出入相对应，保持了机体与外环境的统一性与协调性，四时阴阳之气生长收藏，化育万物，故为万物之根本。所以圣人推崇春夏养阳气，秋冬养阴气，此皆顺应四时阴阳之气的体现。

气机调畅是维持人体生理功能的基本形式，气的升降出入正常是人体气血津液正常代谢的前提，《素问·经脉别论》云："饮入于胃，游溢精气，上输于脾。脾气散精，上归于肺，通调水道，下输膀胱。水精四布，五经并行。"《灵枢·营卫生会》又云："中焦亦并胃中，出上焦之后，此所受气者，泌糟粕，蒸津液，化其精微，上注于肺脉，乃化而为血。"正是通过中焦脾胃之气的升清降浊，才能将饮食水谷中的精微上输于心肺，在心肺之气的推动下气化生成血液；同时肺气下降，通调水道，精气和水液得以环流不息，布散周身。由此可见，气机升降出入运动是机体气血津液代谢的基础，维持着人体正常的生命活动，气的升降出入也是人体脏腑功能和生命活动的基本形式。

根据"所谓五脏者，藏精气而不泻也，故满而不能实。六腑者，传化物而不藏，故实而不能满也"（《素问·五脏别论》）的基本特征，要保证五脏正常生理功能的运行，就需要气机升降出入运动的协调平衡。肾气以潜藏内守为主，不可向外耗泻太过。"肾者，主蛰，封藏之本，精之处也"（《素问·六节脏象论》）。而肾气充盈到一定程度时，又会向脏腑不断疏泄，激发推动人体的生命活动，使人具备生殖能力。肺气宣降，直接调节和影响全身气机的升降出入，《灵枢·决气》曰："上焦开发，宣五谷味，熏肤、充身、泽毛，若雾露之溉，是谓气。"精气如雾露一般熏肤充身，正是由于心肺之气的宣发才能实现，肺位上焦，通调水道，与肾气的蒸腾气化作用升降相因，共同维持水液代谢平衡。脾胃为气机升降出入的枢纽，脾主升清，为胃行其津液，胃主降浊。

《素问·阴阳应象大论》云："故清阳出上窍，浊阴出下窍；清阳发腠理，浊阴走五脏；清阳实四肢，浊阴归六腑。"脾气升则清阳之气得以宣发疏布，胃气降则浊阴之气得以传导排泄。脏腑的气机升降运动与脏腑生理特性一致，脏腑气机升降有序、出入平衡，是人体正常生命活动得以维持的前提条件。

李军茹教授认为，要调畅气机，首先要明了人体气机的升降规律。脏腑气机的升降出入运动，既维持着人与外界环境的和谐统一，又维持着体内各脏腑之间的动态平衡。前人有"肝宜升则疏，肺宜降则肃，脾宜升则健，胃宜降则和"等精辟论述，明确指出了气机升降对维持脏腑正常功能的重要性。如肝气升则疏达气血，肺气降则治节有序，脾气升则疏布精微，心火降则水火相济等。

而由于脏腑表里相连，经络贯通，它们之间的气机活动又相互密切相关。因肝气升发，肺气肃降，肝肺之间功能协调，可使气机调畅，气血相贯；心肾之间，由于心火下交肾水，肾水上济心火，维持人体阴阳水火的平衡；又因脾气主升，胃气主降，脾胃之间升降有序，水谷精微才得以升清降浊。人体脏腑正是通过气机的升降运动实现气血的冲和平衡。所以说，疾病的发生，除了"邪之所凑，其气必虚"这一正不胜邪的因素外，主要还是人体气机运动失调，导致脏腑功能障碍而产生病变，故明代医家张景岳指出："凡病之为虚，为实，为热，为寒，至其变态，莫可名状，欲求其本，则止一'气'字足以尽之。"所以他发出"行医不识气，治病从何据"之慨叹。气机调畅为人体生理功能的正常表现形式，而气机失调则会导致疾病发生。

《素问·举痛论》云："寒则气收，炅则气泄……寒则腠理闭，气不行，故气收矣。炅则腠理开，荣卫通，汗大泄，故气泄"。《素问·阴阳应象大论》"风胜则动，热胜则肿，燥胜则干，寒胜则浮，湿胜则濡泻。"寒冷之气侵袭人体会使腠理密闭，荣卫之气不得畅行而收敛于内，热气侵袭则相反，气随津泄。风邪太过会导致机体出现痉挛动摇，湿气太过会导致泄泻等。这都是自然界之气升降失常导致六气太过或不及，外感于人体导致人体气机升降出入失常而出现不同病理表现，一切致病因素首先引起人体气机紊乱，然后衍生出各种病理变化。情志过极也会导致人体气机紊乱。

《素问·举痛论》云："怒则气上，喜则气缓，悲则气消，恐则气下，惊则气乱，思则气结。"《素问·生气通天论》云："阳气者，大怒则形气绝，而血菀于上，使人薄厥。"指出大怒使肝气上逆，喜则荣卫之气通利，悲伤则伤肺使得上焦闭塞不通，恐惧使得气郁于下而下焦胀满，受惊则气紊乱，思虑过度则气郁结。由此可知，情志过极直接影响脏腑气机，使气机失调，气血逆乱，导致各种病理变化。脏腑病机方面，脾胃升清降浊失调则会出现"清气在下，则生飧泄；浊气在上，则生䐜胀"（《素问·阴阳应象大论》）。

脾气不升，则运化无权，出现腹胀、肠鸣、便溏、泄泻等症。胃不降浊，则出现脘胀、食少等症。水液代谢过程中，若肾失蒸腾，津液不升，停留为浊，上犯于肺，或肺失肃降，影响肾的蒸腾气化，都会导致浊水内蓄，水液代谢失常。正如《素问·水热穴论》云："故其本在肾，其末在肺，皆积水也。"

此外，李军茹教授认为人体气机的调理，绝不仅限于七情郁结之病变，气机升降出入失常会导致人体出现种种病势趋向，常表现为向上，如呕吐、喘咳；向下，如泄利、脱肛；向外，如自汗、盗汗；向内，如表证不解。针对不同的病势趋向，治疗上必须遵守升降平衡的治疗原则，选择能针对特定病势趋向、逆其病势、消除症状的治法和药物。

《素问·气交变大论》提出："高者抑之，下者举之。"《素问·阴阳应象大论》提出："其高者，因而越之；其下者，引而竭之；中满者，泻之于内，其有邪者，渍形以为汗；其在皮者，汗而发之；其慓悍者，按而收之；其实者，散而泻之。"指出病在上焦，可用吐法；病在下焦，可疏引之；病在胸腹胀满的，可用泻下之法；邪在皮肤的，可解表发汗；病势慓悍急暴的，可用抑收法；病实证，可用散法或泻法，以上皆为平衡升降的治法，在临床实践中，调气之法几乎贯穿于治疗各种疾病的过程中。

三、临床重视调护脾胃

"脾胃为后天之本"是脾胃学说中一条至关重要的理论，强调脾胃功能在人体后天生命活动中的重要地位。该理论源于《黄帝内经》，成型于《脾胃论》，后天之本"脾胃"与先天之本"肾"相对应。"先天"指人在出生以前的胚胎形成与胎儿发育时期，"本"即本源、根本之意。《素问·六节脏象论》云："肾者，主蛰，封藏之本，精之处也。"肾所藏之精由父母之精气相搏而成，主管着人体的生长发育与生殖，是使肾成为"先天之本"的物质基础。"后天"是相对"先天"而言的。

"脾胃为后天之本"是指人在出生之后，依靠脾胃的纳谷运化，生气育血，条达气机，荣养全身。若脾胃虚弱，水谷精微不能化生气血津液，正常生命活动便难以维系，源涸根枯则命将绝矣。生理上，肾所藏之精，必赖脾所化生的水谷精气充养，脾得阳气而健运，故必赖肾阳之温煦才能运化不息。此谓先天养后天，后天滋先天，两者从根本上维持着人体一切生命活动，互为因果，缺一不可。因此"脾胃为后天之本"不仅完美诠释了脾胃是生命活动和病理机制的中心环节，还在临床上发挥着重要的指导作用。

1. 化生气血

《素问·灵兰秘典论》云："脾胃者，仓廪之官，五味出焉。"《素问·经脉别论》又云："食气入胃，散精于肝……留于四脏。"《灵枢·营气》曰："谷入于胃，乃传于肺，流溢于中，布散于外。"后天之本化生的气血是构成人体和维持人体生命活动的最基本最重要的物质，《素问·八正神明论》曰："血气者，人之神。"血液是行于脉中、遍及全身、具有丰富营养和滋养作用的红色液态物质。血液由营气、津液组成，而两者均来自脾胃所化生的水谷精微，故《灵枢·决气》说："中焦受气取汁，变化而赤是谓血。"《灵枢·营卫生会》说："人受气于谷，谷入于胃，以传于肺，五脏六腑皆以受气，其清者为营，浊者为卫，营在脉中，卫在脉外。"

《灵枢·营气》亦有："营气之道，内谷为宝，谷入于胃，乃传于肺，流溢于中，布散于外，精专者行于经隧，常营无已，终而复始，是谓天地之纪。"《灵枢·邪客》又指出："营气者，泌其津液，注之于脉，化以为血，以荣四末，内注五脏六腑……"阐明了营卫气血的物质基础是脾胃化生的水谷精微。《慎斋遗书》说："人以血为主，胃乃生血之源。"《难经·八难》又云："气者，人之根本。"

气是一种不断运动着的具有超强活力的精微物质。人体之气包括先天之精气、后天吸入的自然界清气及脾胃之气，而脾胃之气的盛衰，直接决定人体元气之盛衰。元气藏于肾，由肾之精气化生，继之得脾胃化生的水谷精气不断充养，经三焦运行周身，故《灵枢·刺节真邪》说："真气者，所受于天，与谷气并而充身也。"李东垣亦在《脾胃论》中云："……元气之充足，皆由脾胃之气无所伤，而后能滋养元气。若胃气之本弱，饮食自倍，则脾胃之气即伤，而元气亦不能充。"

又云："真气又名元气，乃先身生之精气也，非胃气不能滋之。胃气者，谷气也，荣气也，运气也，生气也，清气也，卫气也，阳气也。又天气、人气、地气，乃三焦之气。分而言之则异，其实一也，不当作异名异论而观之。""盖人受水谷之气以生，所谓清气、营气、运气、卫气，春升之气，皆胃气之别称也。"可以看出，气的生成与后天脾胃密切相联。《素问·平人气象论》云："人以水谷为本，故人绝水谷则死。"《灵枢·五味》云："故谷不入，半日则气衰，一日则气少矣。"可见，水谷是生命活动的主要来源，受纳、运化水谷则是脾胃的生理功能。正如《素问·六节脏象论》曰："脾胃……仓廪之本，营之居也。"《灵枢·营卫生会》说："营出于中焦，卫出于下焦。"《灵枢·本神》云："脾藏营。"《素问·玉机真脏论》则云："脾为孤脏，中央土以灌四旁，其不及，则令九窍不通。"以上论述皆进一步说明脾胃为气血化生之源。

2. 气机升降之枢纽

气的升、降、出、入有维持机体新陈代谢和生命活动的作用。早在《内经》中就有如此描述来论述脾胃为气机升降之枢，《素问·经脉别论》曰："饮入于胃，游溢精气，上输于脾，脾气散精，上归于肺，通调水道，下输膀胱，水精四布，五经并行。"脾气升清，将水谷精微源源不断输至心肺，心得之则血运正常，肺得之则才能行其主气司呼吸的功能；胃气降浊，则小肠可泌别清浊，大肠可传导糟粕，水谷得以正常消化吸收。

《灵枢·营卫生会》亦云："中焦亦并胃中，出上焦之后，此所受气者，泌糟粕，蒸津液，化其精微，上注于肺脉，乃化而为血。"这其中也暗含了脾胃之气升清降浊的功能。李东垣对脾胃气机升降理论进一步论述，在其《脾胃论·天地阴阳生杀之理在升降浮沉之间论》曰："盖胃为水谷之海，饮食入胃，而精气先输脾归肺，上行春夏之令，以滋养周身，乃清气为天者也；升己而下输膀胱，行秋冬之令，为传化糟粕，转味而出，乃浊阴为地者也。"说明脾胃在输布水谷精微的同时也排泄糟粕，充分体现其枢纽作用。

脾之于胃，同居中焦，属性为土。脾为脏，属阴，喜燥恶湿，得阳始运；胃为腑，属阳，喜润恶燥，得阴始安。两者以膜相连，互为表里，叶氏《临证指南医案》中有"纳食主胃，运化主脾，脾宜升则健，胃宜降则和"之说，升者，升水谷之精微，降者，降饮食之糟粕。二者共同完成饮食物的消化、吸收与转输。

3. 五脏之本，濡养他脏

（1）脾与心：心属火，主血脉，藏神；脾属土，主运化，藏志。心与脾的关系主要体现在血液的生成及运行方面。气血充足，血脉通利，方可内濡脏腑，外充肌腠，发挥濡养滋润的作用。要使心的此功能正常发挥，必须有充足的气血作为物质基础。脾为气血化生之源，兼可统血，脾气健旺，化源充足，统摄血液行于脉中；若脾气虚弱，不能统血，血溢脉外，心血不足，则出现"心脾两虚"之证。

（2）脾与肝：脾主运化，司统血；肝主疏泄，司藏血。肝主疏泄，可调达全身之气机，肝属木，木克土，木气和，则脾胃之气和；脾主升清，胃主降浊，脾胃升降和顺，调畅一身之气，亦调畅肝气，正如《素问》所云："土得木而达。"再者，肝体阴而用阳，疏泄与藏血的功能均以脾胃化生的气血为基础，脾胃健运，则肝血充足，疏泄正常，气机调畅，血充足则目得之濡能视，爪得之养能握，正如《素问·经脉别论》云："食气入胃，散精于肝，淫气于筋。"

（3）脾与肺：肺属金，脾属土，两者为母子关系。肺主气司呼吸，肺主之气为宗气，由自然界之清气及脾胃化生的水谷之气合成，再由肺朝百脉之功转输至全身以濡养脏腑组织、四肢百骸，宗气赖于脾气的运化功能将水谷输送，其运化水液亦是如此。若是脾气虚弱，水谷精气化源不足，宗气不足则肺气虚；若肺气虚损，宣降失常，水湿内停，形成痰饮，可见"脾为生痰之源，肺为贮痰之器"。治之可选用"培土生金"法。

（4）脾与肾：脾为后天之本，肾为先天之本，二者在生理上的关系主要表现为后天资先天，先天促后天。脾气健运，精微化生，有赖于肾阳的温煦，因此有"脾阳根于肾阳"之说；而肾中藏先天之精，全赖脾胃化生的后天水谷的不断滋养充盈，水谷精微充足，则肾中精气充足，人体的生长、发育和生殖等功能正常。另外，脾主运化水液，肾主水液，若二者功能失常，则出现小便频数、失禁，或尿少、水肿、腹水等。《内经》中早有提及脾胃之气可温煦其他四脏，《素问·玉机真脏论》指出："五脏者，皆禀气于胃，胃者，五脏之本也。"《素问·太阴阳明论》说："脾与胃以膜相连。"《素问·五机真脏论》云：

"脾脏者，土也，孤脏，以灌四旁者也。"《素问·厥论》曰："脾主为胃行其津液也。"《金匮要略》首篇指出"四季脾旺不受邪"，其含义即中焦脾土旺则人体健。

《周慎斋医学全书》说："土为中州，贯乎四脏，而为阴阳气血之所赖也。""脾胃一伤，四脏皆无生气。"《杂病源流犀烛》写道："脾气充，四脏皆赖煦育，脾气绝，四脏安能不病……凡治四脏者，安可不养脾哉。"《医方考·脾胃证治》云："盖中气者，脾胃之气也。五脏六腑，百骸九窍，皆受气于脾胃而后治。"脾运化功能的正常与否，直接影响着人体气血的盛衰及各脏腑的功能，调理脾胃可以达到调治其余四脏病变的目的。

李军茹教授在辨证和治疗疾病过程中十分重视后天之本，认为疾病的发生和传变与脾胃密切相关，在立法处方时应注重脾胃，在煎煮方法上提倡保胃气，判断预后时以胃气盛衰为依据，在调养护理阶段也应注重培护后天。李教授常言"阳明居中土，万物所归……无犯胃气及上二焦，令胃气和则愈"等治疗原则和服用方法。李教授时常言《伤寒论》中白虎汤之与粳米同煎、大黄黄连泻心汤之浸渍与别煮取汁及小柴胡汤等方的去滓重煎都在体现着保护胃气这一核心理念。

《金匮要略·脏腑经络先后病脉证》云："见肝之病，知肝传脾，当先实脾。"又言："四季脾旺不受邪，即勿补之。"阐明了脾胃之气在疾病的预防和治疗等方面的重要作用。仲景"分而论治脾胃"的独到思想，也被后世医家继承和发展。《伤寒论》中将脾胃分属为阳明和太阴二经，"阳明病，胃家实是也""太阴之为病，腹满而吐，食不下，自利益甚，时腹自痛"，阳明胃经病多实热证，当清热通下，而太阴脾经病多见虚寒证，应温中健脾。两者的病因病机、临床症状、治则治法和遣方用药全然不同，正是基于此思想，叶天士才正式提出并细化了"脾胃异治"理论。

《伤寒杂病论》通过临床实践证明了在辨证、论治、预后和调养方面均不可忽视脾胃，为"脾胃为后天之本"的提出提供了强有力的佐证，并确立了脾胃病的基本治法，即补气、温阳、清热、养阴、消积、除痞、祛痰、解郁、升清降浊法及具体方药。

李东垣在临证中尤其重视五运六气理论，在《脾胃论》等著作中多有发挥。"脾主五脏之气"首见于其《脾胃论·阴阳寿夭论》，李氏认为"内伤脾胃，百病由生"，李东垣明确指出了脾胃是滋养元气之根本，人体气机升降的枢纽，气血生化之源泉。《脾胃论·饮食劳倦所伤始为热中论》曰："人受水谷之气以生，所谓清气、荣气、运气、卫气、春升之气，皆胃气之别称也。"《脾胃论·脾胃虚实传变论》云："元气之充足，皆由脾胃之气无所伤，而后能滋养元气。"合而参之，可知李东垣认为胃气可以代表全身所有由水谷化生的气，而元气的充盛依赖着胃气的滋养。

《脾胃论》卷下中有云"胃虚则五脏、六腑、十二经、十五络、四肢皆不得营运之气，而百病生焉""胃气一虚，脾无所禀，则四脏经络皆病"。通过以上病机分析可知"胃虚元气不足，诸病所生"。故治疗基本观点即为通过调养脾胃来补充元气。此外，李东垣还认为人体精气的升降运动是靠脾胃来完成的。《脾胃论》曰："饮食入胃，而精气先输脾归肺……升已而下属膀胱……乃浊阴为地者也。"

脾胃居中属土，灌溉四方，调助气机，升至上焦心肺，降于下焦肝肾，如此才能"清阳出上窍，浊阴出下窍；清阳发腠理，浊阴走五脏；清阳实四肢，浊阴归六腑"，脾胃健运，升清降浊功能正常，才可气机畅达，阴平阳秘。东垣在论治内伤百病及遣方用药中均以补气升阳为主，"补中益气，升发清阳"法广泛地应用于内伤热中、气虚麻木、心悸怔忡、暑伤元气、半身不遂、妇人崩漏等其他病症中。《脾胃论》曰："胃气下溜，五脏气皆乱。""饮食失节，寒温不适脾胃乃伤……所以病也。"阐释了"内伤脾胃，百病由生"的具体病机，代表方为补中益气汤，以益气补中药和升发阳气药为主，反映了益气温中的治法。《脾胃论》共列方剂59首、药物103味，其中用过20次以上的药物，为炙甘草、当归、白术、黄芪、柴胡等，全是李东垣著名方剂补中益气汤中的主要药物。李东垣，从物质和功能角度论证了脾胃对人体生命活动的重要性与主导性。

现代人生活压力较大，不良生活习惯较多，容易导致身体处于亚健康状态，从"脾胃为后天之本"角度出发，防止疾病的发生，是十分有效且必要的。李军茹教授强调"后天之本是健康之本，五脏六腑皆赖胃气以司其职"。认为人体胃气旺盛，则生化无穷，精神充沛；若胃气一衰，则元气渐弱，百病丛生。临床善用陈皮、建曲、山楂、藿香、生姜、黄芪等助脾运化，调和升降之药，常常告诫我们要慎用大苦大寒、大辛大热及攻伐峻烈之药，若苦寒过用，攻伐过猛，均有伤脾败胃之虞，凡滞脾碍胃之滋腻药物亦要慎用，若乱投滋腻，必碍胃气，胃失受纳，脾失健运，则又多致脾虚体弱，用药应多从畅脾胃，护胃气，消积滞为旨。

四、重视舌诊

（一）察舌观脉，临证有数

舌为心之苗、脾胃之外候，五脏皆禀气于胃，《黄帝内经》当中有论述："足太阴脾经之脉连舌本、散舌下。"这说明舌与气血津液、经络脏腑关系密切，李军茹教授在临床诊病过程中格外注重辨舌质、舌苔、舌下脉络，认为观察舌质变化可以了解患者气血津液变化的规律、脏腑功能的强弱、判断病邪的性质、邪气到达病所的深浅程度、病情进展的病理产物，甚至对疾病的预后转归有一定的预判。中医有"舌为胃之镜，苔乃胃之明征""舌为脾之外候，苔为胃气之熏蒸"之说，通过观察舌苔变化可以了解患者病邪的深浅、胃气的状态，观察舌下脉络可以了解患者全身气血运行的状况。

1. 舌面观三焦，参脉定病性

脏腑病变反应与舌面具有一定的分布规律：舌尖多反应上焦心肺、头面五官病变，舌中多反应中焦脾胃病变，舌两侧多反应肝胆病变，舌根多反映下焦肾脏、肠道的病变；舌尖属于上脘，舌中属于中脘，舌根属于下脘；当患者的临床症状表现不明显时，重视舌诊的作用就显得非常重要，一般而言，舌尖部出现凹陷或者裂纹，可提示心肺的气阴两伤，再结合脉诊，若出现左右寸口脉沉、细、弱、芤时，便可判断为上焦心肺气阴两虚之证候；若舌尖部凸起，则多见于头面五官疾病如头痛、眩晕，或可见于甲状腺疾病及乳腺结节、增生及肺部结节、肺纤维化、支气管扩张等。

舌中出现裂纹或者凸起，可能提示病变部位在胃肠，如舌中出现裂纹甚至舌苔脱落，可考虑脾胃气虚、中焦亏虚之证；舌中凸起，则考虑中焦气机不畅，结合脉诊，若关脉滑而有力，或弦滑数，可能提示中焦气机郁滞，可用大柴胡汤类；舌根部出现裂纹或者凸起，可能提示病变部位位于肾脏、膀胱、胞宫，结合脉诊，若尺脉沉弱，重按始得甚至按之虚无，则提示肾阴阳亏虚，下焦失司，胞脉失养；舌体正中线出现裂纹或者凸起，可能提示病变部位位于脊柱，如颈肩腰背腿疼痛；舌体两边凸起，"肝线"明显时，可能提示病位在肝胆，结合脉诊，如遇弦脉，可用柴胡汤类。

2. 舌态辨气机，疾病预转归

舌态包括伸舌的状态和舌态的动态改变，观察舌的动态变化亦是望舌诊病的重要部分，通过观察舌象与疾病的动态转化，从而对疾病的病瘥更有把握。李教授在临证过程中常遇到许多特殊的舌态，例如，在平静状态下，患者伸舌偏向右侧或者舌体一边大一边小，根据"左升右降、肝升肺降"的原理，舌体偏向右侧或舌体左侧大右侧小，说明左侧力量大于右侧，即肝气升发太过的缘故，治疗时可加入平肝潜阳类药物，如石决明、天麻、钩藤、白蒺藜、龙骨、牡蛎、代赭石等以平肝潜阳、息风止痉；舌苔变化包括苔质由厚变薄、由薄转厚、黄白变化、颜色程度的改变等，如白厚腻苔逐渐转化成薄白苔，说明湿邪减退；黄苔转白苔，为热邪减退之象，白苔转黄苔为病邪化热的改变；若由淡红转深绛甚至发紫发黑，则为病邪入里走血分之象，恐有生风动血之嫌。

3. 苔质别寒热，舌下判轻重

气虚血瘀者，多舌暗苔白，舌面可见瘀斑瘀点，舌下脉络见紫暗迂曲扩张；寒凝气滞、湿浊中阻者多见舌淡胖，苔白腻、舌面瘀斑瘀点或舌下络脉紫暗扩张；脾气虚者，多舌淡胖，边有齿痕；气阴两虚者，多舌淡红，少苔，舌面多可见裂纹；脾胃湿热者，多舌红，苔黄腻，舌下脉络鲜红、扩张；湿瘀蕴结日久化燥者，多见舌红或暗紫，苔薄黄，舌面起毛刺或红点，舌下脉络暗红、迂曲；舌面舌苔剥脱，可能提示胃气阴亏虚；舌体偏胖大，可能提示体内有湿气；舌体偏瘦小，可能提示气血津液不足；舌面出现散在裂纹，可能提示阴血亏虚；舌苔一边有一边无，或一边多一边少，即以舌体正中线为界，提示为少阳舌，临方可以小柴胡汤打底，随症加减；若舌苔白厚腻，但舌下鲜红一片，则提示为"寒包火"之象，如冰川之下盖火山一般，治疗时需格外小心，不可见白腻苔即投温阳、燥热之品，需清热佐以温阳燥湿，待热退，才可全力化寒湿，此乃用药如用兵，步步需谨慎，辨别真假证候，才可知其轻重缓急、预后转归。

望舌是中医四诊中十分重要的手段，根据舌质、舌苔及舌下脉络的情况，可将其分为虚实两大类。实证者应区别寒凝、气滞、湿阻、血瘀，分别给予温阳通脉、行气化滞、健脾化湿、化瘀通络等法；虚证者当辨虚寒与阴虚，分别治以温胃建中或滋阴养胃之法。望舌看似简单，实则暗含玄机，临证需仔细体会，辨别真假寒热虚实，才能用药精准，效如桴鼓。

（二）高原"外燥内湿"环境对舌象的影响

地理环境和气象物产的差异直接影响人们的生活饮食习惯，由此造成不同的体质变化，从而形成不同的舌象。中医学早在2000多年前就把自然界气候变化作为疾病的致病因素。人类和其他生物一样，需要顺应环境而生存。青海地处西北高海拔地区，具有独特的高原气候。"西北地高，下处则湿。"

西北地区离海洋最远，高山环绕，年平均气温低，降水稀少。号称"世界屋脊"的我国青藏高原是世界上面积最大（250万平方公里）、海拔最高（平均3000m以上）和相对人口最多（1200万以上）的高原。其构成特殊的地理单元，形成独特的自然景观和生态系统，人类在与大自然的斗争中，既感受到这一极端环境的影响，又深感它存在的重要。青海高原深居欧亚大陆腹地，远离海洋。主要水气来源为印度洋孟加拉湾上空西南暖湿气流，但经过长途远涉和重重山系阻隔，进入高原时水气已很少，加上下沉增温和干燥的下垫面，往往有云无雨或雨滴在下降途中便被蒸发，形成雨量稀少、空气干燥的气候。

青海省大部分地区雨量多在250～450mm，柴达木盆地则少于100mm甚至十几毫米，海拔垂直气候带明显，表现为降水随高度递增而气温随高度下降，从而形成干燥、低温、缺氧的环境，故而低氧、低气压、强辐射、寒冷、干燥等形成了高原的基本特征。其中低氧是关键性因素。高原环境随海拔增高，形成大气压下降和其中的氧分压降低，即空气中的氧含量低下，导致吸入氧分压下降而引起人体的低氧血症。随着海拔的变化，在海拔1500m以上，人出现高山反应；3000m以上，高山反应增强。随着海拔的增加，大气氧分压逐渐下降，单位容积空气内所含氧量减少，能够引起人体各组织系统发生不同程度的变化。中医学认为高原地区清气不足、宗气匮乏，难以助肺以司呼吸、调血运，加上高原环境干燥、寒冷的气候，易伤人阳气；抵抗力下降，易感风寒，从而易导致机体出现"燥、痰、瘀"等病理生理特征。

高原气候、饮食结构、生活习惯、生存环境等都会影响体质的形成，从而形成不同的舌象。外燥影响舌象形成，燥为秋季主令，是为阳邪，其性干燥、收敛、易耗津液，致病具有干燥不润的特点，故《素问·阴阳应象大论》说："燥胜则干。"外燥与秋季燥气主令、或天行燥烈、久晴少雨、空气干燥、水少大旱、高原秃山等有关。外燥是六气之燥气太过而生。西北之燥，以凉燥为主。

青海地处高海拔地区，紫外线辐射强，且高寒缺氧、降水量明显比平原少，年平均在 160 毫米以下，气候四季干燥，特别是晚秋及冬、春、初夏，降水量更少，燥气流行，湿度较低，燥气偏盛，燥胜则干，燥性干涩，燥邪最易损伤阴津水分，易造成晚秋凉而兼燥之象，冬季寒而兼燥象，春季干凉而兼燥象，夏季干温而兼燥象。如《素问·异法方宜论》云"西方生燥""西方者，金玉之域，沙石之处，天地之所收引也"。西方与燥气有相同的金行特点，同气相求，所以这一地域的人们易于感受燥邪。当代周铭心等基于其长期以来关于"西北燥证"的研究，也提出"西北之方域、地势、气候特点决定了燥邪为其地主要致病因素"的结论，从侧面说明了燥邪流行的地域性问题。

石寿棠认为燥湿之气随着地域的不同而变化，指出"东方湿气动则必雨，南方暑气动则必湿，西方燥气动则必旱，北方寒气动则必燥"。可知，燥湿之气的强弱因地域的不同而不同。石氏认为燥湿的属性源于自然，提出"寒热皆能化为燥湿"。青海位居高寒地区，四季不分明，冬季漫长，气温低，终年偏寒冷、干燥，该地区的人容易感受寒邪、燥邪的入侵，寒邪易伤人体阳气，其性收引、凝滞，可使血脉拘急，阻滞不通，气血运行不畅而成瘀，影响血液运行，津液敷布不匀，导致脏腑缺乏津液的濡养而燥涩，或感受燥邪致人体津液损伤，而津液不能正常输布则变成痰湿潴留，日久形成瘀血，痰瘀互结。

故《素问·离合真邪论》说："寒则血凝泣。"清气不足是发病的根本原因，气虚则血行无力，运行迟缓，久则成血瘀，因瘀生痰，痰瘀互结，唐容川《血证论》进一步说："血积既久，也能化为痰水。"故高寒地区瘀痰互结证发病率高。

燥邪易损伤人体津液，燥邪侵犯肌表，则出现皮肤干燥、咽干口燥、少汗、头胀痛、痰少而黏、眼干、目赤肿痛、关节疼痛、便秘、舌红少苔或少津等症。燥分外燥和内燥，不论外燥、内燥均可见到身形毛窍之干象，如口鼻干燥、舌苔少津、尿黄短赤、大便燥结、皮肤干燥粗糙、毛发干枯无光泽等。外燥证主要出现肺卫失宣的表证，如发热、咳嗽、咽痛、咽干、目赤肿痛等。肺为娇脏，燥气袭人，肺先受之，肺卫气机受阻，清肃之令不行，津液敷布不畅，清代喻嘉言倡秋燥之说，谓："金位之下、火气承之。""火就燥。"

秋季之温燥，津液损伤则舌体失去滋润和濡养，又因缺氧，肺的通气量增加，水分丢失过多，同时唾液腺分泌减少，口腔得不到水分及时供给，故舌苔干燥，严重者还会发展到干焦粗糙的地步。由于高海拔地区空气稀薄，清气不足，即中医学认为的"食入之气"（清气）不足，导致人之宗气生成不足，宗气不足，推动力下降，无以贯心脉而行气血，使血液运行不畅，血脉凝滞，形成瘀血。瘀成则阻心犯肺，阻心则主血脉功能下降，影响心肺两脏的通气主血功能，心主血脉功能不畅，肺的朝百脉功能易发生障碍，气虚血瘀病理变化呈现，反映到心之苗窍则见舌色发青发紫发暗伴见瘀斑瘀点，海拔越高，缺氧越严重越易见到淡紫、暗红或紫暗的舌色，舌神易从荣润向偏枯转移，且随海拔变化而变化。

另外高海拔地区还可出现轻微的裂纹舌，且多与齿痕或瘀斑同时伴见，考虑裂纹舌除遗传因素、体质因素和口腔因素有关外，可能与饮食偏嗜、过食辛辣刺激食物容易化火生热相关，加之青海气候干燥，伤津伤阴导致。

内湿影响舌象形成：湿为长夏主气，湿性为阴，其性重浊、黏滞、易伤人体下部，致病具有重浊、黏滞、病程缠绵、易伤阳气、阻遏气机的特点。正如吴鞠通《温病条辨》上焦篇所言"其性氤氲黏腻，非若寒邪之一汗即解，温热之一凉即退，故难速已"。六气之湿气太过则成外湿，脏腑功能失调则易生内湿，湿病应别湿热、寒湿。外湿与江湖之滨，地湿水多、雾浓霾重、高山林茂、空气潮湿，或长夏雨水较多，或秋雨绵绵，自然界中湿气弥漫，人居其中，最易被湿邪所伤而病。

而西北特有的干燥气候，外湿的形成受一定气候条件限制，但不除外湿温作业者。湿邪致病总的病机是阳虚不能输水。无论内因外因，都是人体的阳气亏虚，正气不足，由于脏腑气化功能障碍，湿邪侵袭或者内生，引发水湿蓄积停滞，属于病理状态。可因饮食生冷，过食肥甘厚腻，损伤脾胃之阳气，脾胃运化水液功能减退，脾虚而生湿；或素体肥胖，痰湿内盛；或阳虚体质，肺、脾、肾三脏阳气不足而气化功能失常，导致津液代谢障碍，水湿停聚形成内湿。往往有渴而不欲饮、肢体浮肿、关节疼痛、舌苔白滑等湿证，故而出现舌质与舌苔均有相应变化。

内湿的形成主要因饮食膏粱酒味过度，或嗜饮茶汤，或食生冷瓜果及甜腻碍胃之物。《内经》认为地域不同，人们的饮食、生活习惯有所差异。《素问·异法方宜论》云："东方之人皆黑色疏理；西方之人不衣而褐荐，华食而脂肥，中央之人食杂而不劳。"另《景岳全书》云："西北地高，人多食生冷，湿面潼酪，或饮酒后寒气怫郁，湿不能越，以致腹皮胀痛，甚者水鼓胀满，或通身浮肿，按之如泥不起，此皆自内而出也。"提出西北人湿自内生的特点。

西北地区地势高，气温低，燥邪因其清冷、收敛等特性，易寒化，寒性收引，影响气血津液运行，津液运行受阻，而津液的生成与输布，主要依赖脾的运化、肺的通调、肾的气化，脏腑功能失调，津液输布失常，湿邪内生。肺主一身之气，气为燥郁，不能行水，水停体内则出现饮水即吐、烦闷不宁等湿邪内生的症状，即燥郁则不能行水，而有所聚，聚则见湿矣的表现。

湿邪伤人的表现，分外感之湿和内伤之湿。内伤之湿以三焦区分：湿滞上焦者，其本在脾而标在肺，主要临床表现为胸膈满闷、咳唾痰多易出；湿困中焦者，因脾阳不化、运化失健而出现腹胀、纳呆、呕恶、面色污浊如油腻、舌苔白腻、口不知味、恶寒无发热，甚则足冷、头目昏沉胀痛、如裹似蒙、身重身痛等；湿注下焦者，因脾肾气化功能失司导致，临床表现为水肿、泄泻、白带、早泄等。

湿邪致病总的病机是阳虚不能输水，无论内因还是外因，都是人体阳气亏虚，正气不足，由于脏腑气化功能障碍，湿邪侵袭或者内生，引发水湿蓄积停滞，属于病理状态。具体如饮食不节损伤脾胃之阳气，临床上脾运失健，水湿不能正常输布代谢，停于体内，导致水湿、痰饮、水肿等内湿之变屡见不鲜，故《素问·至真要大论》曰："诸湿肿满，皆属于脾。"脾居中焦属土，主运化水谷精微和水湿，是全身气机升降的枢纽，水液转枢的大坝。这说明了脾运化水液、化生精气、营养脏腑经络的功能，及在水液代谢中的作用。

脾喜燥恶湿，若恣食肥甘厚味，饮食生冷则伤脾，脾虚运化失常，水液不能输布，停聚于体内则生湿，脾虚湿困，影响脾胃运化功能，脾胃健运失调，湿气难化，再者高原严寒伤阳气，阳气不化水湿，湿盛停聚上犯则见舌体胖大伴见齿痕。而齿痕舌的出现，考虑与饮食失调，脾胃失和，体液代谢变化有关，中医多认为此类人群大多具有脾胃虚寒、气虚之象；舌体不胖而有齿痕，往往是营养缺乏、气血两虚的反映，舌体胖有齿痕往往是脾虚湿气盛的表现。齿痕舌的成因多为脾虚、湿盛。

舌淡红而有齿痕，多是脾虚、气虚；舌淡白湿润有齿痕，多为寒湿壅盛，因脾虚不能运化水湿，湿阻于舌、湿邪上犯、浸泡舌体，日久见舌体胖大，受齿列挤压而形成齿痕。若同时伴有口臭，可能与胃气壅滞也有一定关系。齿痕若与胖嫩舌同见，一方面因舌体水肿，属脾之阳虚而湿盛，另一方面因舌体肌肉松弛，舌体大而厚导致伸舌满口、不能回缩，属脾之气虚。若和淡紫舌并见，可能仍与青海气候相关，高原四季寒冷，血得寒则凝，寒主凝结，易凝结阻滞气血，寒凝则血瘀，同时寒易伤阳气，阳虚血行迟缓，水湿难化，水湿内停，泛滥于上，故常见舌苔薄白而润者。

辨燥湿相兼。《医原》有曰："外感百病，不外燥、湿二气……内伤千变万化，而推致病之由，亦祇此燥湿两端，大道原不外一阴一阳也"。清代医家周学海在其《读医随笔·燥湿同形同病》中指出："按风、寒、暑、湿、燥、火六淫之邪，亢甚皆见火化，郁甚皆见湿化，郁极则由湿而转见燥化。"西北人的"外燥内湿"，都是燥中有湿，湿中有燥。在六淫中，燥湿为相对之两气，燥有燥象，湿有湿象，同时并见，是为同病也。燥邪是西北燥证的主要原因，外燥内湿是西北燥证的主要特点之一。因燥而致湿，湿又化燥，形成燥湿兼夹之证。除可直接感受燥邪、湿邪外，燥湿二邪之间亦可互相转化。一旦出现燥湿同病，则病位、病机、症状相对复杂，治疗难度大，必须辨明燥湿之内外、多少，所伤脏腑，方不至于误诊、误治。

湿久必燥的原因，《素问·经脉别论》曰："饮入于胃，游溢精气，上输于脾，脾气散精，上归于肺，通调水道，下输膀胱，水精四布，五经并行。"中焦湿阻，胃受纳水液功能减弱，脾因被湿所困，升精、散精、升清的作用也相应减弱。精微物质不能上输到心肺，也就不能化气、化精而水精四布，五经并行，营养全身。全身脏腑、经脉、百骸皆缺乏精液的滋养，日久必干燥、阴亏。或因湿邪直接阻滞气机，津液不布，失于濡养而生燥，或因湿郁化热，热邪伤津使津液亏损。正如清代石寿棠在《医原》中记载，"往往始也病湿，继则湿又化燥……往往始也病燥，继则燥又夹湿"，而燥与湿相互转化的机制则为"燥郁则不能行水而又夹湿，湿郁则不能布精而又化燥"。

燥久必湿的原因：一则为燥气秉受秋季之性，以收敛为用，若燥邪外乘，留滞不去，收敛、郁闭肌腠，使津液无法布散，水液宣通不畅，故停滞而生内湿，且燥愈烈，湿愈重。二则为外燥直接犯肺，肺气不利，宣发肃降功能失常，则水津输布、运行及排泄不畅，导致津凝成饮、饮聚成痰。三则为燥邪经久不除，势必内侵，肺病及脾，往往伤及阴津、精血而致脾虚，脾虚运化失职，制水无权，水湿停滞。

本证临床表现错综复杂，基本特点为虚实互见，"本虚标实"。临床既见燥热伤阴、精血津液不足的表现，又有湿浊壅滞、痰浊内盛或水热互结的证候。本证虽常随病证不同而脉无定体，但舌苔厚腻（或白或黄）、舌面少津、舌质红干，甚则红干起裂纹，常为本证诊断之重要依据。其辨证首当分清外感或内伤，辨其虚实。一般外感偏实，内伤偏虚，或虚实夹杂。

综上所述，燥与湿是相互矛盾和对立的，更是互根互用、相互滋生和转化的。燥者湿之所依，湿者燥之所附，燥湿相依，燥湿互化。

五、重视将中医辨证与西医辨病相结合

由于中西医所涉及名词概念自身存在明显差异，在西医传入的早期，西医名词翻译借用中医名词的不恰当翻译形式，忽视了中医名词"形而上"的意象内涵，在一定程度上偷换了中医名词的概念，造成中西医两种理论体系在名词概念及内涵上的混乱，致使后学莫衷一是。西医解剖生理学的巨大优势，促使很多学者不断从古代医书字里行间寻找表面上与西医学相似的记载，进行中西对照，进而证明中医并不落后，激励了立志于通过基础理论研究实现中西医结合的两代人。他们力图揭示证候本质、脏腑内涵等，致力于寻找中医特有的脏腑结构及其物质基础。但中西医基础理论体系的距离太大，缺乏共同语言，导致中医大的理论体系难以找到其西医解剖生理本质。

现代医家认为整体观与辨证论治是中医学的基本特点，这种将人体自身及人与自然作为一个整体加以认识，并且能够因人、因时、因地制宜，避免紧盯疾病的局限性，充分考虑产生疾病的人及自然对人的影响，强调个体差异，这给中医的治疗提供了多样化的方案，也就出现虽然治疗处方不一致，但是很多可以达到较一致的效果。同时，中医在应对突发未知疾病时，仅通过四诊信息就能做到治疗先行，相较于西医明确病原、开发药物的漫长过程，有着无可比拟的先发优势。

从另一个侧面看，中医理论的优势可能是中医的劣势所在：中医治疗时没有了固定的套路，导致治疗方案的不统一，甚至是流散无穷；对于西医诊断所获取的信息，不能充分利用，过分依赖于望闻问切所获取的四诊信息，并且不能有效地去伪存真；对于经验的积累要求非常高，难以在年轻及资历较浅的医师中推广，对于患者就医也造成了不便，难以遇到理想的中医医生，这在现阶段西医为主体的大环境下是极为不利的。

此外，意象思维是中医思维模式的一大特色，既非具体又非抽象，既兼具体又兼抽象，这种意象过程具有整体性、衡动性、相对性、随机性、中和性、指示性等特征。这种若即若离的关系使得很多的中医概念远不止解剖层面的初步认识，而是赋予了更多涵义。传统的中医学有着更大的包容性，与很多学科

尤其是哲学存在一定的互通性，这也促使很多学者对中西医两个不同文化背景下的理论体系结合存在悲观想法。

李军茹教授曾从事急诊临床工作十余年，她认为辨证论治是中医治病的特色，而辨病是西医学之所长，在临床实践中，应提倡中医辨证与西医辨病相结合。面对着诸多中医概念，如阴阳五行、开阖枢、标本中气、病机十九条、脏腑辨证、八纲辨证、三焦辨证、卫气营血辨证、六经辨证等，常常使初学者一头雾水。西医学注重逻辑推理、专家共识、指南、数据，诊断疾病看得见、摸得着、说得清，而中医给人的感觉就是抽象、模糊，怎么解释都合理，自圆其说，常常使我们对西医辨病及生理学、病理学产生忽视。要知道，辨证与辨病相结合，能更深入地认识疾病的本质，更好地体现中医治本思想。

中医临床思维的特点体现在整体观和辨证论治，而辨证论治是中医临床思维的核心。我们将通过四诊合参获得临床资料，确立疾病的病因、病势、病性、病位及正邪双方势力的对比情况，正确做出诊断、辨证、立法，最后得出处方用药。整体观念指导我们在治疗的过程中从整体出发，将重点放在局部病变引起的整体病理变化上，并将局部变化与整体反应统一起来，指导我们更加全面、系统地用药。

1. 辨证论治

临床中，从辨证论治的内容来看，主要是得出"理、法、方、药"。临床上，医生运用四诊为手段收集患者的病情资料，在全面掌握患者病历资料的基础上，在中医理论的指导下，首先对疾病获得初步认识，而后通过对症状进行归纳、分析、总结，对疾病本质的认识过程就是分析病机的过程。分析病机是辨证论治的基本环节，也就是"辨证"过程。《素问·至真要大论》首次提出"病机十九条"，为后世医家辨别并发展病机理论提供了理论基础，其详细内容可以去翻阅相关的资料。而后张介宾在《类经·卷十三》中提到"夫病机为入道之门，为跬步之法"，再如王安道所云："识病机者，则乌头可以活人；昧证候者，则人参可以殒命。"这些都说明了察病机的重要性。病机是我们治病过程中的"第一枚扣子"，正确认识病机对我们后续治疗疾病有重要的作用。病机的内涵要素有以下几点：病因、病位、病性、病情、病理因素和病势。

病因，"必伏其所主，而先其所因"，明确病因是了解疾病发生、发展的前提，病因是在论述病机时首先需明晰的要素。不同的病因产生的疾病有不同的特征，如："风者，善行而数变。"提示风邪致病，病位游移不定。因何而起，溯源以治之，是病因在我们治疗过程中给我们的启示。

病位是指病变所发生的部位，如"凡痹之客五脏者，肺痹者，烦满喘而呕。心痹者……"同样的病因作用于不同脏腑表现出的病症各异。

病性，即病变的性质，它决定着病证的性质。一切疾病及其各阶段的证候，其主要性质，不外寒、热、虚、实四种。疾病的发生发展性质各异，"阴阳之气各有多少，故曰三阴三阳也。形有盛衰……各有太过不及也"，在病机中体现病性，需辨析阴阳、寒热、虚实这三对矛盾的相互变换。

病情即疾病发生、发展的基本情况，在病机中以轻、重、缓、急来描述病情。"急则治其标，缓则治其本"是中医基础理论的经典论断，明辨病情之急、缓是决策治疗的关键。例如同为泄泻，急性暴泻与慢性久泻在起病、病程和临床症状上均有很大不同，治法亦侧重清、补两端。病理因素既可作病因，亦为相应病机基础下的代谢产物、加重病变演化的"第二病因"。在疾病发生、发展过程中机体生命物质基础的异常状态即为病理因素，包括气郁、瘀血、痰饮等。病理因素虽以实性居多，亦有气虚、血热等不同表现形式。在病机中描述病理因素，需将气、血、湿等的本体，与滞、结、寒热性等的状态相结合，方能呈现病理因素的本质特点，以助于对病机的完整阐释。

病势指的是疾病发生、发展、转归及预后的动态趋势，是病机时空属性中"时"的集中体现。病机中的病势与正邪相争、顺逆、善恶的解析密不可分。《太平圣惠方》中的"五善七恶"从脏腑、气血的病证特点提出了判断疾病预后的标准，对后世中医临床尤其是中医外科的发展产生了深远的影响，有助于辨析病势。由于不同类疾病有着各自的发生及演变规律，因而在辨别病机时又产生了不同的辨证方法，如适用于内伤病的脏腑辨证、八纲辨证，适用于外感病之六经辨证、卫气营血辨证、三焦辨证等。

"论治"过程，就是根据辨证的结果，确定相应的治疗方法。在治疗过程中，基本治则有以下几点：①扶正祛邪。②标本先后。③正治与反治。④调整阴阳。⑤调和气血。具体的内容就不进行赘述了，这些治则都是基于病机的判断下，给出相应的治疗手段。如《素问·至真要大论》提出："寒者热之，热者寒之，提醒我们治疗寒证要用温热的方药进行治疗。这个只是治疗原则中的一种，还有很多治疗都是基于对病机的正确理解下，施以正确的方药的。

2. 整体观念

整体观念就是机体自身整体性和内外环境统一性的思想。

（1）机体自身整体性：中医学非常重视人体本身的统一性、完整性及其与自然界的相互关系，认为人体是一个有机的整体，构成人体的各个组成部分之间在结构上不可分割，在功能上相互协调、互为补充，在病理上则相互影响。

（2）内外环境统一性：人体与自然界也是密不可分的，自然界的变化随时影响着人体，人类在能动地适应自然和改造自然的过程中维持着正常的生命活动。《素问·至真要大论》中就提出"审察病机，无失气宜"，提醒审察病机时应考虑季节气候对病机转归的影响；"谨候气宜，无失病机"即把气候变化和人体疾病联系起来。《素问·至真要大论》一再强调病机与"气宜"的关系，提醒医家在认识病机时，必须从自然环境和季节气候的特点及其变化规律出发，将气候变化与病机结合起来分析。因为六气主时的规律，对疾病具有重要的影响。运气太过时，要抑其运气，培养被运气克制的脏气；运气不及时，要折其被郁之气，以资五运之化源，赞助其不及的运气。这对分析病机的能力提出了更高的要求，但常为我们辨证施治时所疏忽。

李军茹教授在治疗过程中，会考虑到气候和季节对于疾病的影响。比如李教授在分析青海地区患者的慢性萎缩性胃炎时，会考虑青海地区干燥、寒冷、低氧的地理环境特征，且当地人以高盐、高脂、高蛋白饮食为主。胃痛的病因虽多，但其基本病机为胃气郁滞、失于和降，病理因素主要以气滞为主，证见饮食积滞、寒凝、热郁、湿阻、血瘀等，病位主要在胃，与肝、脾密切相关。

"脾胃虚弱为该病的病机关键"，青海地区，自然界先天清气不足，影响人体宗气的生成，宗气亏虚，气虚无力推动血行，势必出现胃络瘀滞；寒、湿、痰、浊等实邪困阻中焦，胃气不舒，出现气滞血停；无论虚实病邪均可导致脾胃运化失司，进而气血生化乏源，脾胃机体失养，胃黏膜上皮缺血失养，导致固有腺体减少和萎缩。该病属本虚标实，虚在于脾胃虚弱，实在于气滞、热毒、血瘀。

在治疗过程中，李教授认为调畅气机是治病之要，且脾胃为气机升降出入的枢纽，脾主升清，为胃行其津液，胃主降浊。因此用药应多从调气入手，鼓动脾胃升清降浊的功效，来舒畅气机，调和脾胃，促助脾运，芳香化滞为基本治疗大法，如运用苍术、白术、厚朴、白芷、枳壳、藿香等轻清行气之品，使之纳食复常，升降有序，脾胃功能健旺。

3. 中西结合，西为中用

李教授认为作为中医人，我们要有牢固的中医基础知识，学习中医经典知识、中医辨证思维，学会融会贯通，不断去提高思辨能力，同时我们也要去学习一些西医的基本诊断和治疗方法，学会融会贯通，取长补短，优势互补。

在大环境的变化中，现代中医已经形成了不同于传统中医的诊断和治疗的方式。我们在临床中可以考虑以下几点：

以中医思维为主导，中医对疾病的认识主要是通过整体观、系统论的思维方式来认知患者的疾病状态，凭借临床资料的总结加上一定的逻辑推理，辨析疾病的内在病理本质和发展规律，能对病情得出更加系统和全面的分析。

构建新型辨证模式，在四诊合参的基础上，加上西医实验室诊断，来指导我们用药的准确性。通过五诊来获取资料，提取疾病主要特征，获得初步诊断，排除相似病种，最终确定疾病名称。

4. 五诊结合，中西互参

治疗过程发挥中西医各自的优势，中西结合治疗疾病。中医辨证思维指导我们整体性的去看待病机，不仅要考虑疾病当前的病程阶段，还要考虑疾病后期的发展状况；不仅要考虑患者自身体质对疾病的影响，还要考虑自然环境和季节对疾病发展的影响。西医以自然科学为主，在疾病的诊断上提供了电镜、X线、酶标记等技术，为临床疾病的诊断的准确性提供了技术支持。我们可以通过收集四诊资料，加上西医临床实验室检查，共同来获得病情资料，加以分析，排除相似疾病，并加上整体观思维指导用药，来促进用药的准确性（彩图3-1）。

近代中医科学化的先驱张锡纯，在《医学衷中参西录·论胃病噎膈治法及反胃治法》中，谈及消瘀血治噎膈时曰："谓今业医者当用西法断病，用中药治病，诚为不磨之论。"中西结合，需要结合有法，结合以治愈疾病方为正法，先以西医之先进科技诊断疾病，再以中医之博大精深除疾病之根，实为明智之举。张锡纯坚持以传统中医理论临床为本，结合西医对现代人体生理、病理及治疗手段和药物的认识，补充并发展中医，力求衷中参西，并最终达到中西医融通，具有开创性。

张锡纯受到传统中医思维的影响颇深，他主张在医理上将中西医对生理、病理的认识进行结合，在治疗上，坚持中医传统标本兼治、扶正祛邪等治疗原则，同时兼顾西医病理、药理知识。张锡纯在处方用药上能更好地体现"衷中参西"的例子就是石膏和阿司匹林的联合运用，他指出"阿司匹林善发汗、除热、散风，其发表之力善达表透疹，退热之力少用可治虚劳灼热、肺病结核""石膏清热之力虽大，而发表之力稍轻。"张锡纯用石膏加阿司匹林来治疗外感太阳表热入阳明胃腑而表证仍在患者，获得了比较好的疗效。

有人研究发现从现代药理的角度对石膏与阿司匹林的配伍进行分析，确认石膏与阿司匹林配伍对外感热病的治疗起到一定作用，指出石膏在加强阿司匹林退热的基础上，还能保护消化道黏膜以避免阿司匹林刺激胃肠道出血，同时石膏与非甾体抗炎药合用，能够对中、西药分别起到减毒、增效的作用。现代药理实验证明，张锡纯所创的阿司匹林与石膏配伍应用具有科学性，并且为中药与西药之间的联合运用提供了新的理论依据。

在临床治疗过程中，我们也要更好地探索中医和西医结合的现代化中医治疗方案，比如李教授认为治疗肿瘤需要中西医结合，既不能排斥手术治疗、放化疗，也不能否认中医药的治疗获益。胃癌术后患者坚持中医药治疗可明显提高生活质量，延长生命周期，改善术后并发症，减轻放化疗后的不良反应，提升治愈率。

中医通过司天－司人－司病证，内外同治，有明显的疗效，不单对于胃癌患者，对于各种恶性肿瘤，中医药均取得较为明显的疗效。中药虽不能完全杀灭癌细胞，但通过整体治疗，调和阴阳，提高机体免疫力，改善机体内环境，实现"与瘤共舞、带瘤生存"。中西医并重，扬长避短，能最大程度地提高患者生存质量。具体做法我们还要结合临床实际去辨证论治，并结合先进的西医治疗手段去进行治疗。

5. 重视心理疏导及膳食调摄

李教授根据多年临床实践，认为情志及饮食对疾病的影响颇大。

（1）情志对疾病的影响：七情，即喜、怒、忧、思、悲、恐、惊七种情志变化，是人体对外界客观事物的不同反映。在正常情况下，七情一般不会使人致病。只有突然、强烈或长期持久的情志刺激，超过了人体本身正常的生理调节范围，使人体气机紊乱，脏腑阴阳气血失调，才会导致疾病的发生。由于其病由内生，且是内伤病的主要致病因素之一，因此称"七情内伤"。

《素问·天元纪大论》云："人有五脏化五气，以生喜、怒、思、忧、恐。"即心"在志为喜"、肝"在志为怒"、脾"在志为思"、肺"在志为忧"、肾"在志为恐"。如果五脏精气出现过度恐惧伤肾等病变，就会影响人的情志活动。如说："血有余则怒，不足则恐。""肝气虚则恐，实则怒。心气虚则悲，实则笑不休。"另外，如外在环境的变化过于强烈，情志过激或持续不解，如大喜大惊伤心，大怒郁怒伤肝，过度思虑伤脾，过度悲伤伤肺，又可使气血运行失常。

七情内伤的致病特点多样，一是可直接伤及内脏，不同情志刺激对各脏有不同影响：如怒伤肝、喜伤心、思伤脾、悲伤肺、惊恐伤肾。二是心为五脏六腑之大主，各种情志刺激都与心脏有关，如说："心者，五脏六腑之大主也……故悲哀愁忧则心动，心动则五脏六腑皆摇。"心为五脏六腑之大主，而总统魂魄，兼赅志意。故忧动于心则肺应，思动于心则脾应，怒动于心则肝应，恐动于心则肾应，此所以五志唯心所使也。"情志之伤，虽五脏各有所属，归根结底，则无不从心而发。故七情内伤均可作用于心神，导致心神不宁，甚至精神失常。三是情志所伤，影响脏腑关系，如郁怒伤肝，肝气横逆，肝胃不和等病证。

心神受碍方可累及其他脏腑，常犯脾胃，可出现肝脾不调证。四是情志所伤，以心、肝、脾三脏和气血失调为多见。如郁怒伤肝、肝经气郁，可见两胁胀满、善太息等症；或气滞血瘀，可出现胁痛、妇女痛经、闭经或癥瘕等病证。又如思虑劳神过度，则伤心脾，可导致气血两虚，而见神志异常和脾失健运等病证。此外，情志内伤，还可郁久化火，可导致阴虚火旺病证，或引发湿、食、痰、郁等。

又如《素问·举痛论》述："百病生于气也，怒则气上，喜则气缓，恐则气下，惊则气乱，思则气结。"怒则气上，指过度愤怒可使肝气横逆上冲，血随气逆，并走于上，可见气逆上攻，面红目赤，或呕血，甚则昏厥卒倒。故说："大怒则形气绝，而血菀于上，使人薄厥。"喜则气缓，包括缓和紧张情绪和心气涣散两方面。

正常情况下，喜能缓和精神紧张，使营卫通利，心情舒畅。但暴喜过度，则使心气涣散，神不守舍，可见精神不能集中，甚则失神狂乱等症。悲则气消，指过度悲忧，则使肺气抑郁，意志消沉，肺气耗伤，可见气虚乏力等症。恐则气下，指恐惧过度，导致肾气不固，气泄于下，可见二便失禁，或恐惧不解而伤精，可见骨酸痿厥、遗精等症状。惊则气乱，指突然受惊，导致心无所倚，神无所归，虑无所定，见惊慌失措等病证。

思则气结，指思虑劳神过度，伤神损脾而致气机郁结，郁久化热则暗耗阴血，致使心神失养，可见心悸、健忘、失眠、多梦等症。气郁阻滞，脾运失司，胃纳失职，则可见纳呆、脘腹胀满、便溏等症。此外，情志内伤可导致脏腑气机失调，引起精气血津液代谢失常，从而继发多种病证。

情志不畅不仅会加重病情，甚至会诱发他病，故在临床诊治中，李教授特别注重患者的心理疏导，在中医基础理论的指导下，指导患者正确面对疾病，疾病并不可怕，可怕的是人们对疾病的误解及心理承受能力，目前在先进的医疗条件下，大部分疾病均有一定的治疗方法，并且治法在不断探索更新，所以坦然面对，欣然接受，放松心情，正常生活，联合药物治疗使气血运行通畅，脏腑精气调养有道。

（2）饮食对疾病的影响：《难经》载："人赖饮食以生，五谷之味，熏肤，充身，泽毛。"说明我国在两千多年以前，已十分重视饮食的营养作用。中华饮食文化博大精深，在数千年的饮食发展过程中，中医理论对饮食文化产生了巨大影响，也可以说，中国的饮食文化便是建立在中医哲学思想上。俗话讲"民以食为天"，正常饮食，是人体维持生命活动之气血阴阳的主要来源之一，饮食所化生的水谷精微是化生气血，维持人体生长、发育，完成各种生理功能，保证生命生存和健康的基本条件。但饮食失宜，常是导致许多疾病的原因。食物主要依靠脾胃消化吸收，如饮食失宜，首先可以损伤脾胃，导致脾胃的腐熟、运化功能失常，引起消化机能障碍；其次，还能生热、生痰、生湿，产生种种病变，成为疾病发生的一个重要原因。饮食失宜包括饥饱无度、饮食不洁、饮食偏嗜等。同时又有"病从口入"的说法，所以正确合理的饮食对于疾病的预防起着举足轻重的作用。

在中医五行理论中，木火土金水五种性质变化的气分别对应五味中的酸苦甘辛咸，对应五脏中的肝心脾肺肾，对应季节中的春、夏、长夏、秋、冬，无形之间存在着相生相克的关系。由于五行理论是从自然气候运转的现象中归纳出来的，所以中医认为人的饮食要符合阴阳五行即自然规律的运转，才能维持机体的动态平衡。中医之所以如此重视饮食，是认为很多疾病都是由于饮食不节造成的。

饮食不节包括饮食不规律，食量没有节制，饮食过少或过多都不利于身体健康，过少让人饥饿，营养不良、饮食过多则使人积滞，引起肠胃疾病，饮食不规律是指没有规律时间的饮食。自古民间流传"早上三片姜，胜过人参汤""冬吃萝卜夏吃姜，不劳医生开药方"，但人们可能很少知道，这背后实则蕴含着丰富的中医思想。

中医将食物划分为温热寒凉平性，《黄帝内经》说道，饮食应该先辨体质，再决定吃什么食物调理，阳盛体质应少吃温热性食物，多吃一点寒凉和平性的食物，否则将会导致阴液损伤，阴盛者，比如老年人阳气衰弱，应少吃寒凉食物，多吃一些温热的食物，否则就会导致阴盛阳衰，疾病多发。

人体五脏与五味相应，又相互滋生制约，如果五味偏盛或偏虚，都将导致脏腑失衡，气机紊乱。《素问·生气通天论》云："味过于酸，肝气以津，脾气乃绝；味过于咸，大骨气劳，短肌，心气抑；味过于苦，心气喘满，色黑，肾气不衡；味过于甘，脾气不濡，胃气乃厚；味过于辛，筋脉沮弛，精神乃央。"如过食酸，则肝气收敛太过，伤害脾气；过食咸，则骨质受到损伤，会引起心气抑郁或肌肉萎缩；过食甜，会引起脾气瘀滞，脱发，面色发黑，肾气不能正常滋养心气；过食苦，则脾气过燥而不濡润，肝火上炎，胃气损伤而胀满；过食辛，则筋脉损伤、松弛无力。因此，饮食应五味平和，不宜偏嗜。

同时《素问·五脏生成》又说："多食咸，则脉凝泣而变色；多食苦，则皮槁而毛拔；多食辛，则筋急而爪枯；多食酸，则肉胝皱而唇揭；多食甘，则骨痛而发落。"意思是多食咸，咸入肾，导致肾气盛，肾会过度克制心，导致心气不足，会引起血脉病变；多食苦，苦入心，导致心气盛，心会过度克制肺，导致肺气不足，会引起皮肤病变；多食辛，辛入肺，导致肺气盛，肺会过度克制肝，肝气不足，会引起筋脉或者指甲的病变；多食酸，酸入肝，导致肝气盛，肝会过度克制脾，导致脾气不足，脾虚会引起肌肉无力或者嘴唇干；多食甘，甘入脾，会导致脾气盛，脾过度克制肾，导致肾气不足，会引起骨骼病变或者脱发。

古人早就将饮食文化渗透到人们生活的方方面面，将宝贵的理念传承于后人，在临床工作中李教授充分利用古人的理念指导患者正确饮食，纠正不少患者错误的饮食习惯，疾病亦得到良好的治疗，中医饮食不仅填饱了肚子又防止了疾病，在目前生活质量优渥的条件下，很多人胡吃海塞，暴饮暴食，过饱过饥，喜食偏好，导致机体长期处于亚健康状态，在不愿意口服中药的情况下，将中医饮食文化科普给大家也是一个极为有效的养生方法，在临床实践中进行正确的辨证膳食指导也是对疾病的转归起着一个调和枢纽的作用。

六、用药特色

（一）临证用药，提倡皮膜同治

如今饮食结构复杂、人们精神压力大、长期服药、吸烟等种种原因都可导致胃黏膜损害，出现胃黏膜糜烂、溃疡，日久迁延成慢性胃炎，导致胃黏膜萎缩。据调查全球范围内约占 10% 的人群一生中会患消化性溃疡，而慢性胃炎的患病比例更高，近乎成为一种普通的常见病。李军茹教授认为，胃黏膜就像我们的皮肤，容易受到外邪侵犯。再加上长期的饮食不规律、暴饮暴食、饥饱无度等不良生活习惯，更加速了这一历程。一旦胃黏膜损伤后会出现类似皮肤疾病的红肿热痛、糜烂、溃疡等病变，慢性过程会出现胃黏膜萎缩、白斑等一系列改变，所以治疗胃黏膜疾病时可以结合皮肤病的一些治疗思路，即为"皮膜同治"。

中医治疗皮肤病的哪些思路可以运用到胃黏膜疾病的治疗呢？赵炳南先生曾说："皮肤病虽发于外，而本于内。没有内乱，不得外患。"简要地说明了皮肤与脏腑的关系。在认识皮肤病时，强调"有诸内必形诸外"，正确认识局部病变的整体病理基础有助于我们辨病辨证。例如在皮肤病中，皮损表现为炎性红斑时多为阳证，非炎性斑多为阴证，发病缓或由阳性者日久演变而成的颜色呈暗红或淡红，其中色暗红者多为血瘀，色淡红者为血虚或余热未尽。

皮损常见的表现还有糜烂、溃疡、结节、丘疹等。其中糜烂多属湿盛；溃疡中急性者常伴有红肿热痛，疮面肉芽红润为实证，多属湿热、热毒，而慢性者疮面肉芽暗淡，脓汁清稀者为血虚或寒湿，如果溃疡经久而不愈合则属气血两虚。

皮肤退行性病变表现为皮肤萎缩，多为肝肾不足、气血虚弱运行不畅、肌肤失养所致，治疗以补肝肾、益气血为主。总而言之，皮肤病的中医治疗，常是在观察整体外候的基础上，针对皮损特点加减用药，从而达到治疗的目的。胃黏膜在镜下也可有充血、水肿、糜烂、溃疡、黏膜皱襞萎缩消失的表现，可以结合皮肤病的辨证要点进行辨证论治。

胃黏膜的慢性炎症会导致胃黏膜腺体萎缩，若不抑制炎症可能导致腺体萎缩持续加重。李军茹教授认为，气血不畅，毒瘀互结是胃黏膜萎缩的关键，而充血、水肿、糜烂、溃疡等炎性病变结合中医皮肤的诊疗观点则属于湿浊、火热、凝寒、瘀血、气滞等邪实病变。根据这一认识，在分型论治基础上，予托毒、芳香、行气、化瘀、生肌之品以畅气机、化瘀毒，修复黏膜，如黄芪、白芷、白及、三七、乳香、没药等。

其中黄芪大补元气、托毒外出、生肌长肉，见病程迁延日久、脉见虚象者，为主药。现代药理研究表明：黄芪具有促内皮生成、抗纤维化、保护心肌、降低血液黏稠度、加快血流、强心、降压等功效。白芷抗炎、镇痛、解痉，具有抗敏、抗肿瘤、美白、抗菌、扩血管等功效，亦对新生血管有促成熟的作用；白及保护胃肠黏膜、抗菌、止血、抗溃疡、抗氧化、促进伤口愈合、抑制癌细胞生长，可增强屏障作用、促进细胞再生、清除自由基来降低胃溃疡发生的风险；三七有止血、抗血小板聚集、改善炎症、抑制肿瘤细胞生长、调节免疫功能。三药同用共奏消肿去腐生肌、宁血止痛敛疮之功。

乳香味辛苦，性温，含20余种挥发油类成分，具有抗氧化、抗肿瘤细胞增生、帮助溃疡愈合、抑制炎症反应等作用；没药味辛苦，性平，有良好的抗肿瘤、抗氧化、抗炎、清除氧自由基作用。乳香活血、没药散血，共用则活血止痛、消肿生肌，作用于萎缩、糜烂的黏膜，使得毒瘀化；白芷、白及芳香行气之品条畅气机，使得毒瘀行，故有"治胃病不化瘀非其治也"之说。对于炎性病变，特别是结合内窥镜下的胃肠黏膜损害呈糜烂、红肿或者色淡凹陷溃疡，在选用以上六种药物基础上再配以祛湿、清热、化瘀、温中、补气等多种治疗方法。

此外，抑制胃黏膜炎症可以防止萎缩继续加重，而促进胃黏膜和腺体的恢复更是治疗慢性萎缩性胃炎的根本。李军茹教授认为，正如重症药疹、红斑狼疮、天疱疮等多种皮肤病，特别是久病造成皮肤、黏膜损害严重的疾病，后期均可能出现正气虚弱的表现，而对于胃黏膜来说，腺体萎缩也是正气虚弱的表现，应该用扶正之法。四君子汤、理中丸、归脾汤、黄芪建中汤等方剂，都可以随症选用。研究证实，黄芪、党参、白术、甘草、当归、地黄等药物具有非特异性的促组织再生作用，对皮肤、黏膜、肌肉等人体组织具有促生长、促再生活性。临床观察到，它们对萎缩变薄的胃黏膜和萎缩的胃壁腺体有促再生作用。

皮肤损伤后的护理也尤为关键，应避免接触可能造成刺激的物质，同时外用防晒霜、保湿剂等以提高皮肤屏障功能。对于胃黏膜同样如此，避免进食刺激性食物、药物能够预防炎症形成，正确使用胃黏膜保护剂可以增强胃黏膜防御能力。此外，情志、作息、饮食对皮肤和胃黏膜的健康都有影响，所以遵循中医养生调护，对二者均有益处。胃黏膜疾病同大多数皮肤疾病一样，均有"复发"的可能，这就需要我们认识到疾病预防的必要性。人与自然、环境关系密切，若能干预疾病过程中的一些环节，就可能降低复发的概率。

虽然皮肤及胃黏膜无论从解剖和功能的角度都是截然不同的，但是从中医"整体观"角度思考这二者，就会发现很多相同点和相通性，所以治疗、防护均可以"皮膜同治"，以达到更好的治疗效果。

（二）临证用药，既"矫枉过正"也防"过犹不及"

李军茹教授在临床实践中，提倡"矫枉过正"原则，即在治疗疾病时，如果疾病初愈，不能立即减药，应该先巩固疗效，然后再精简方药。如治疗脾虚夹湿型慢性胃炎时，脾为太阴湿土，喜燥恶湿，湿邪困阻中焦日久可致脾气亏虚，脾虚日久亦可导致湿邪内生，所以治疗脾虚夹湿型胃炎时，健脾与化湿应同时进行。

但当疾病向愈时，应继续巩固疗效，直至正气来复；如果立即停药，可能导致病邪再次侵入人体而发病。如此时观舌，已由厚腻苔转化为薄腻苔，不可立即停化湿醒脾之药，虽疾病向愈，但应当继续巩固疗效，直至湿邪完全化除，仍需再巩固一段时间，彻底纠正患者体质，方可停药。"矫枉过正"原则可使患者巩固来之不易的疗效，但临床用药中，也要谨防"过犹不及"。

例如，活血化瘀之品应用日久，血分之瘀痼疾虽难除，不可一味破血，否则容易损伤阴血，易耗血动血。故用药需谨慎，时时掌握患者病情变化，尤其以观察舌脉变化为重，不可仅以患者所言为从，不辨真假，既崇尚"中庸之道"，也要顺时顺势，因势利导，在"矫枉过正"的同时谨防"过犹不及"。

（三）临证用药，倡导药简效专，善用单味药

1. 蝉蜕

味甘，寒，具有散风热、透疹、退翳、解痉之功效，在儿科中应用广泛，若配伍得当可获平中见奇、以轻胜重之效。如感受风热之邪，风热上受而出现咽干喉痒，频频作咳，可用蝉蜕疏风解表，喉风除则咳自止。蝉蜕与牛蒡子、薄荷、连翘、桔梗、杏仁、苏叶、桑叶、荆芥、前胡、射干配伍应用，效果明显。还能治各种疹疾，如小儿麻疹、猩红热、风疹等均属风温病范畴，早期若

疹出不畅或疹期作痒均可用蝉蜕配葛根、薄荷、连翘、金银花、荆芥等治疗，临床收效甚佳。

2. 蒲公英

甘、苦，性寒，能化热毒，擅疗疗疮、恶肿结核，又能疗喉痹肿痛，并可利尿通淋，种种治效，难以尽述。本品具清热解毒作用，能清解肠中血分之毒热；再者本品有缓下作用，能解除下痢之后重。约言之，功擅解毒排脓故也。凡湿热邪毒交阻，痢下红白如脓，后重不爽，在清肠治痢方中，加用蒲公英，一般用30g，鲜者其功尤佳，但需用至60g，可顿挫病势，进而缩短疗程。本品还能清肝利胆，故李教授常用其治疗胆囊炎。胆囊炎急性发作，以"胆胀"而痛为主症，尽管临床表现不一，究其病机，总缘气滞、郁火、湿痰、瘀血互阻，以致胆失通降。恒以化痰行瘀、利胆散结为治疗大法，此所以宜选用蒲公英也。

3. 乌梅

味酸，性平，其用有三：一则有很好的收敛之效，大凡汗出不止、气虚下陷、泻痢滑肠、吐血崩漏、遗精带下、肺虚久咳，皆可服用；二则有补养之功，乌梅既能养阴生津而润胃护脾，又因酸能补肝、滋养肝体，还能敛津气、补气阴、安心神，故凡脏腑虚损、精气耗伤之证皆可用之，卓有效用；三则有止痛之能，乌梅舒筋缓急、利胆安蛔，凡筋脉拘急、肢体疼痛，及胆道蛔虫、肠虫挛急腹痛皆可服用。

4. 麝香

又名寸香、元寸、当门子、臭子、香脐子，为鹿科动物林麝、马麝或原麝体香囊中的干燥分泌物，主产于四川、西藏、云南、陕西、甘肃、内蒙古等地，辛，温，入心、脾、肝经。开窍，活血，散结，止痛。两岁的雄麝鹿开始分泌麝香，10岁左右为最佳分泌期，每只麝鹿可分泌50g左右。此外，麝香鼠等其他有香动物也有类似麝香分泌物。干燥后呈颗粒状或块状，有特殊的香气，有苦味，可以制成香料，也可以入药，是中枢神经兴奋剂，外用能镇痛、消肿。

临床上如遇患者舌下脉络紫黑扩张，李教授常在服用原方的基础上，另开麝香300mg，嘱患者每次服用中药汤剂后，挖取麝香一耳勺的量置于一片软面包或馒头中包裹，一起食用。麝香味辛，性温，归心、脾经，具有开窍醒神、活血通经、消肿止痛的功效。连续服用几个疗程，舌下脉络紫黑扩张明显改善。此法尤其适用于肿瘤患者，经观察，服用麝香后，恶性肿瘤患者症状控制极佳，未见明显不适，且复发率低，生活质量高。

5. 附片

属温里药，性味大辛、大热，有毒。有回阳救逆、温补脾肾、散寒止痛之效；大辛大热，具温阳逐寒之功效。临证时若患者舌象表现为舌体胖大，边有齿痕，舌苔白厚腻，诊脉沉细弱，此乃脾肾阳虚之象，根据患者刻下症状，察发病当时的运气，适时、酌情加入附片，量由小及大，可从6g起逐渐增加，加量可用至大一枚，回阳救急时可用至上百克。

6. 莲子心

其味清苦，但却具有极好的降压祛脂之效。异名薏（《尔雅》），苦薏（《本草图经》），莲薏（《纲目》），莲心（《本草再新》）。为睡莲科植物莲的成熟种子的绿色胚芽。性味苦，寒。清心，祛热，止血，涩精。治心烦、口渴、吐血、遗精，平和五脏之气。如临床上患者舌红（舌面、舌下皆红），尤其舌尖鲜红，乃血分有热、心火旺盛，李教授在运方之余，另开莲子心30g，嘱患者分为十等份，每日取一份沸水泡茶饮。此外，现代药理研究显示莲子心还具有降压、抗心律失常的功效。

7. 连翘

苦，平，无毒。元素曰：性凉味苦，气味俱薄，轻清而浮，升也，阳也。手搓用之。好古曰：阴中阳也。入手足少阳、手阳明经，又入手少阴经。时珍曰：微苦、辛。主治寒热鼠瘘，痈肿恶疮，瘿瘤，结热蛊毒（《本经》）。祛白虫（《别录》）。通利五淋，小便不通，除心家客热（甄权）。散诸经血结气聚，消肿（李杲）。泻心火，除脾胃湿热，治中部血证，以为使。

元素曰：连翘之用有三：泻心经客热，一也；祛上焦诸热，二也；为疮家圣药，三也。杲曰：十二经疮药中不可无此，乃结者散之之义。好古曰：手足少阳之药，治疮疡瘤瘿结核有神，与柴胡同功，但分气血之异尔。与鼠粘子同用治疮疡，别有神功。时珍曰：连翘状似人心，两片合成，其中有仁甚香，乃少阴心经、厥阴包络气分主药也。诸痛痒疮，皆属心火，故为十二经疮家圣药，而兼治手足少阳、手阳明三经气分之热也。

如临床遇患者舌红，舌下鲜红，表示五脏火盛，在运方时李教授喜用连翘，连翘清热解毒，主要入肺经、脾经、大肠经，可泻五脏之火。临方加入连翘，清泻五脏火毒，逼迫热邪消退，每获良效。

8. 淫羊藿

辛，温，无毒。普曰：神农、雷公：辛；李当之：小寒。权曰：甘，平。可单用。保升曰：性温。时珍曰：甘、香、微辛，温。之才曰：薯蓣、紫芝为之使，得酒良。主治阴痿绝伤、茎中痛，利小便，益气力，强志（《本经》）。坚筋骨，消瘰赤痢，下部有疮，洗出虫。丈夫久服，令人无子（《别录》）。机曰：无子字误，当作有子。丈夫绝阳无子，女人绝阴无子，老人昏耄，中年健忘，一切冷风劳气，筋骨挛急，四肢不仁，补腰膝，强心力（《大明》）。

现代生活压力大，加之患者一些不良生活习惯，多感记忆力减退，舌淡，苔薄白，舌体胖大，故临方另开淫羊藿，嘱患者每次取淫羊藿40g，熬煮20分钟，加入鸡蛋黄搅拌服用，可治疗记忆力减退。淫羊藿归肝、肾经，具有补肾壮阳、祛风除湿、强筋骨等功效，现代药理研究表明其能够增强下丘脑-垂体-性腺轴及肾上腺皮质轴内分泌系统的功能，提高记忆力。多位患者运用此药方服用，皆取得明显效果。

9. 败酱草

本品为败酱草科植物黄花龙芽、白花败酱（苦斋），以根状茎和根、全草入药。根春秋季节采挖，去掉茎叶洗净，晒干。全草夏秋采割，洗净晒干。归入胃、大肠、肝经。性味辛、苦，凉。具有清热解毒、消痈排脓、活血行瘀的功效，用于肠痈、肺痈及疮痈肿毒，实热瘀滞所致的胸腹疼痛，产后瘀滞腹痛等症。

临床上有患者检测幽门螺杆菌阳性，且服用常规西医标准四联后复查仍然未除尽，更有甚者，多次根除仍不彻底。李教授在选方时加入败酱草等，从中医角度根除 Hp，令其转阴，每获良效。马齿苋归肝经、大肠经，可起到消炎杀菌的作用。蒲公英归肝、胃经，有清热解毒、利尿消肿的功效。在现代药理研究中发现蒲公英对于抗炎、杀菌、抗病毒都有很好的作用。败酱草入肝经、胃经、大肠经，具有清热解毒、消痈排脓的功效，现代研究发现败酱草具有抗菌、增强免疫、抗肿瘤等作用。这种治疗方法在临床上经过多次实践运用，皆取得不错的疗效。

10. 蒲黄

甘，平，无毒。主治心腹膀胱寒热，利小便，止血，消瘀血。久服轻身益气力，延年神仙（《本经》）。治痢血，鼻衄，吐血，尿血，泻血，利水道，通经脉，止女子崩中（甄权）。妇人带下，月候不匀，血气心腹痛，妊妇下血坠胎，血运，血证，儿枕气痛，颠扑血闷，排脓，疮疖游风肿毒，下乳汁，止泄精（《大明》）。凉血活血，止心腹诸痛（时珍）。

炒用涩肠，止泻血、血痢，妙（《大明》）。临床上如遇患者舌红，口腔局部红肿疼痛，平素爱长溃疡，舌体溃烂，李教授喜单开蒲黄，嘱患者把蒲黄研粉外敷于舌上疼痛部位，连续使用几次后，红肿疼痛部位痊愈。

11. 远志

苦，温，无毒。之才曰：远志、小草，得茯苓、冬葵子、龙骨良。畏珍珠、藜芦、蜚蠊、齐蛤。弘景曰：药无齐蛤，恐是百合也。权曰：是蛴螬也。恭曰：《药录》下卷有齐蛤，陶说非也。主治咳逆伤中，补不足，除邪气，利九窍，益智慧，耳目聪明，不忘，强志倍力。久服轻身不老。

如临床上遇患者舌淡、苔白、舌体胖大，有记忆力减退的症状，李教授在运方时喜加入远志以增强记忆力。覆盆子归肝、肾、膀胱经，具有益肾固精缩尿、养肝明目的功效。现代研究发现覆盆子具有抗衰老、抗诱变、改善学习记忆能力等多种药理作用。远志归心、肾、肺经，具有安神益智、交通心肾、祛痰、消肿的功效。现代研究发现远志有镇静催眠、抗抑郁、改善学习记忆、镇咳祛痰的药理作用。门诊多次使用覆盆子、远志帮助患者增强记忆力，均取得良好的效果。

此外，还有皂荚刺、橘核、山慈菇等药物的使用，不再一一列举。

（四）临证用药，提倡方简力专，善用对药

李军茹教授非常重视中药理论，且善用药对。李教授认为医药关系密不可分，为医者不但要熟悉和掌握中药基本性能，而且要熟悉中药的相须配伍和相使配伍，而药对则是相须配伍的一种极好形式，可在临证中灵活应用，提高疗效，现将李教授常用药对介绍于下。

1. 郁金配香附

郁金，辛、苦，寒，无毒。主治血积下气，生肌止血，破恶血，血淋，尿血，金疮，阳毒入胃，下血频痛。朱震亨曰：郁金，属火、属土与水，其性轻扬上行，治吐血、衄血、唾血血腥，及经脉逆行，并宜郁金末加韭汁、姜汁、童尿同服，其血自清。痰中带血者，加竹沥。又鼻血上行者，郁金、韭汁加四物汤服之。

庞安常《伤寒总病论》云：斑豆始有白，忽搐入腹，渐作紫黑色，无脓，

日夜叫乱者。郁金散：郁金一枚，甘草二钱半，水半碗煮干，去甘草，切片焙研为末，入真脑子（炒）半钱。每用一钱，以生猪血五七滴，新汲水调下。不过二服，甚者毒瓦斯从手足心出，如痛状乃瘥，此乃五死一生之候也。

又《范石湖文集》云：岭南有挑生之害，于饮食中行厌胜法，鱼肉能反生于人腹中，而人以死，则阴役其家。初得觉胸腹痛，次日刺人，十日则生在腹中也。凡胸膈痛，即用升麻或胆矾吐之；若膈下痛，即以米汤调郁金末二钱服，即泻出恶物，或合升麻、郁金服之，不吐则下。李巽岩侍郎为雷州推官，鞫狱得此方，活人甚多也。

香附，辛、微苦、甘、平。入肝、三焦经。内服具有行气解郁、调经止痛的功效。用于肝郁气滞，胸、胁、脘腹胀痛，消化不良，胸脘痞闷，寒疝腹痛，乳房胀痛，月经不调，经闭痛经。生用解表止痛，醋炒消积止痛，酒炒通络止痛，炒炭止血。内服：煎汤，1.5～3钱；或入丸、散。外用：研末撒、调敷或作饼热熨。

李军茹教授认为气机畅达则百病不生，临床上重视调节人体气机。香附配郁金善调人体气机，李教授善用二者配伍治疗慢性胃炎，多获良效。

2. 乳香配没药

乳香气香窜，味淡，故善透窍以理气。没药气则淡薄，味则辛而微酸，故善化瘀以理血。其性皆微温，二药并用为宣通脏腑、流通经络之要药。故凡心、胃、胁、腹、肢体、关节诸疼痛皆能治之。又善治女子行经腹痛、产后瘀血作疼、月事不以时下。其通气活血之力，又善治风寒湿痹、周身麻木、四肢不遂及一切疮疡肿疼，或其疮硬不疼。外用为粉以敷疮疡，能解毒、消肿、生肌、止疼，虽为开通之品，不至耗伤气血，诚良药也。

李教授认为乳香、没药不但流通经络之气血，诸凡脏腑中，有气血凝滞，二药皆能流通之。医者但知其善入经络，用之以消疮疡，或外敷疮疡，而不知用之以调脏腑之气血，斯岂知乳香、没药者哉。乳香、没药，最宜生用，若炒用之则其流通之力顿减，至用于丸散中者，生轧作粗渣入锅内，隔纸烘至半熔，候冷轧之即成细末，此乳香、没药去油之法。

3. 乌药配小茴香

乌药，辛，温。归脾、胃、肝、肾、膀胱经，具有顺气、开郁、散寒、止痛的功效。临床上多用来治气逆胸腹胀痛、宿食不消、反胃吐食、寒疝、脚气、小便频数。现代药理研究显示其具有抗菌、抗病毒作用，乌药20%的药液对呼吸道合胞病毒（RSV）、柯萨基 B1、B3、B4 病毒（CBV）有明显的抑制作用，RSV 病毒是引起婴儿毛细支气管炎和肺炎的主要病因，柯萨基 B 组病毒（CBV）的抑制指数均为 4 个对数，属高效抗病毒药物。乌药的水和醇提取物对单纯疱疹病毒（HSV）也有明显的抑制作用，亦属高效药物。

乌药对金黄色葡萄球菌、甲型溶血性链球菌、伤寒杆菌、变形杆菌、绿脓杆菌、大肠杆菌均有抑制作用。另外，鲜乌药叶也有抗菌作用。乌药还能增加消化液的分泌，还能对抗临床应用大黄引起的腹痛。乌药水煎液可明显增大家兔胃电幅值，有兴奋和增强胃运动节律作用。乌药水煎液可以显著抑制溃疡的形成，可明显对抗乙醇诱发的细胞损伤，具有细胞保护作用，此作用与剂量呈依赖关系，且还兼有全身作用，乌药的这种保护作用与神经功能有关。此外，乌药对心肌有兴奋作用，其挥发油内服有兴奋心肌、加速回流循环、升压及发汗作用，亦有兴奋大脑皮质、促进呼吸作用，局部涂用可使血管扩张、血液循环加快、缓解复合肌肉痉挛性疼痛作用。

小茴香，辛，温。入肾、膀胱、胃经。具有温肾散寒、和胃理气的功效。临床上多用来治寒疝、少腹冷痛、肾虚腰痛、胃痛、呕吐、干、湿脚气。现代药理研究显示茴香油可作祛风剂，在腹气胀时排除气体，减轻疼痛。它能降低胃的张力，随后又刺激之，而使其蠕动正常化，缩短排空时间。对肠则增进张力及蠕动，因而促进气体的排出。

有时在兴奋后蠕动又降低，因而有助于缓解痉挛、减轻疼痛。此种作用可被局部麻醉药取消，因此可能是神经反射性的。它还有某些抗菌作用，茴香醚可能是抗菌的有效成分。在豚鼠的实验性结核中，茴香醛并无抗结核作用，但能略微加强小量链霉素之效力。小茴香酮为樟脑的异构体，故有与樟脑相似的某些局部刺激作用。

李军茹教授临床善将二药配伍来治疗水疝病，《诸病源候论·疝病诸候·诸疝候》曰："诸疝者，阴气积于内，复为寒邪所加，使荣卫不调，气血虚弱，故风冷入其腹内而成疝也。"可见疝证多为寒所致，其病位主要是足厥阴肝经及足少阴肾经，小茴香辛温，具有祛寒理气之功效，可入肝肾经，故可温化积液，乌药辛温，归胃、肾、膀胱经，具有行气散寒、止痛之功效，与小茴香合用，可增强小茴香祛寒、理气之功效。

4. 路路通配王不留行

路路通、王不留行性味均为苦平无毒，既往主要用于通经下乳、除湿热痹等。近年来，其由"能通行十二经络"之功而被广为应用，治疗各种气血郁滞之病证，常收意外之效。路路通、王不留行性走而不守，通行十二经络，上能开窍通脑，下能通经利水，皆能使之无所留滞。近年国内开发研制出"路路通营养液"用于通脑益智，即是其例。多年来，李教授在治疗小儿癫痫、先天性脑发育不全、后天颅脑损伤、脑积水及各种昏厥、抽搐等病症时常配伍此二药，多能提高疗效。此外，李教授常取此二药配伍治疗肾性水肿、肝硬化腹水及鞘膜积液等病症，效果显著。

5. 白及配三七

白及苦、甘、涩，微寒，入肝、肺、胃经，功能收敛止血，消肿生肌，主治溃疡久不收口等病症。三七甘、微苦，温。入肝、胃经，功能祛瘀止血，活血止痛，主治吐血、衄血、便血、各种瘀滞疼痛与跌打伤痛等病症。三七活血散瘀止血，消肿止痛；白及补肺生肌，收敛止血。三七以散为主，白及以收为要。二药伍用，一散一收，相互制约，补肺生肌，行瘀止血之力增强。李教授提倡"皮膜同治"，临床上常用三七配白及治疗慢性糜烂性胃炎，多能取得良效。

6. 半夏配旋覆花

半夏辛，温，有毒。归脾、胃经，功能燥湿化痰、消痞散结、降逆止呕，主治痰多咳嗽、胸脘痞闷、胸痹、结胸、瘤、疮疡肿痛、梅核气、胃气上逆、恶心呕吐、胃不和而卧不安等病症。入煎剂内服 3～9g，外用适量。

旋覆花咸，温。入肺、肝、胃经。《神农本草经》云："主结气，胁下满，惊悸。除水，去五脏间寒热，补中，下气。"《药性论》云："主肋胁气，下寒热水肿，主治膀胱宿水，去逐大腹，开胃，止呕逆不下食。"《本草纲目》云："旋覆所治诸病，其功只在行水，下气，通血脉尔。"功能消痰，下气，软坚，行水，主治胸中痰结、胁下胀满、咳喘、呃逆、唾如胶漆、心下痞硬、噫气不除、大腹水肿等病症。

现代药理研究发现，本品有抗菌、提高中枢兴奋性、增加人胃中盐酸的分泌量，并能使脉搏变慢、增进胆汁分泌、增强肾上腺素的作用等多种药理作用。此外，旋覆花有明显平喘、镇咳作用，对金黄色葡萄球菌、炭疽杆菌、福氏志贺菌Ⅱa株、滴虫性阴道炎和溶组织内阿米巴病均有强大的杀原虫作用。常用量 6～10g，入煎剂。阴虚劳嗽、风热燥咳，不可误用旋覆花。

半夏燥湿化痰，健脾和胃；旋覆花消痰行水，降逆止呕，宣肺平喘。半夏以燥为最，旋覆花以宣为佳，二药合用，一燥一宣，相互促进，和胃降逆，祛痰止咳甚妙，主治咳嗽气逆、痰湿阻滞、咳吐稀痰而吐之不易者；痰饮为患，证属支饮，症见胸闷气短、咳逆依息不能平卧、外形如肿，或兼见头晕目眩、面色黧黑、心下痞坚等病症。

7. 金毛狗脊配细辛

金毛狗脊，苦甘，性温，专入肝、肾，善祛脊背之风湿而强腰膝，故常用于肝肾不足之腰痛脊强、足膝无力及风湿痹痛等症。凡肝肾亏虚，兼感风寒湿邪，症见腰痛脊强、不能俯仰、足膝软弱者，可与萆薢、菟丝子配伍，以补肝肾、祛风湿，如《太平圣惠方》狗脊丸；或与牛膝、附子、独活等同用，如《普济方》狗脊酒。凡风寒湿痹，关节疼痛，四体无力者，可与附子、桂心、山茱萸、秦艽等合用，以温肾散寒、祛风除湿，如《太平圣惠方》狗脊散；若气血亏虚，感受风湿，手足麻木不利者，则可与熟地黄、当归、牛膝、木瓜等伍用，以祛风养血、强筋壮骨，如《易简方便》狗脊饮。

细辛，性温，味辛。归心经、肺经、肾经。具有祛风、散寒、通窍止痛、温肺祛痰的功效。现代药理研究显示其具有局部麻醉作用，对关节炎有一定程度的抑制作用，还具有一定的抑菌作用，有增强脂质代谢及升高血糖的作用，调节机体平滑肌功能。挥发油能使麻醉动物血压下降，而煎剂则使血压上升；并具消炎和抗惊厥作用。还有镇痛、镇静、抑制发热、解热、抗组胺和抗变态反应和兴奋呼吸作用。

李军茹教授认为细辛气温，味大辛，气浓于味，阳也，升也，入足厥阴、少阴血分，为手少阴引经之药，故入少阴，与独活相类，配伍金毛狗脊对肾性腰痛有良好治疗效果。

8. 葛根配黄芪

黄芪甘、微温，具有补脾肺元气而升清阳、扩张血管、降低血压、对抗肾上腺素、利尿等功效；葛根甘辛，性平，具有升清阳、生津、增加脑及冠状动脉血流量、保护心肌免其缺血等功效。两药配伍，黄芪补气升阳，葛根升清活血，二者相辅相成，可加强益气升清、通脉止眩之功效。《证治汇补》云："黄芪葛根汤，黄芪一两，葛根五钱。治酒郁，内热恶寒。煎服，大汗而愈。如痰湿恶寒，宜苦参、赤小豆各一钱，为末，蜜水调服探吐。吐后，以苍术、川芎、南星、黄芩糊丸，白汤下。冬月去芩加姜汁为丸。"李教授在临床上喜用炙黄芪、煨葛根，治疗气阴两虚之高血压、糖尿病、中风后遗症，冠心病和脑血管病变，每多获良效。

9. 赤芍配淡竹叶

赤芍为毛茛科植物芍药或川赤芍的干燥根。性苦，味微寒。归肝经，具有清热凉血、散瘀止痛之功效、主治温毒发斑、吐血衄血、目赤肿痛、肝郁胁痛、经闭痛经、腹痛、跌扑损伤、痈肿疮疡。

淡竹叶为禾本科植物淡竹叶的干燥茎叶。夏季未抽花穗前采割，晒干。性甘、味淡、寒，归心、胃、小肠经，具有清热除烦、利尿之功效，主治热病烦渴、小便赤涩淋痛、口舌生疮。

李教授在临床时尤其重视舌诊，她将舌分为 5 个区域，分别对应五脏，将舌下脉络分为寒热、虚实、瘀血，如临床上见患者舌下鲜红扩张，伴舌尖红，喜在运方时喜添赤芍 30g、淡竹叶 30g 清热化瘀血。

10. 柴胡配升麻

升麻，源于毛茛科植物大三叶升麻、兴安升麻或者升麻的干燥根茎。性味辛、微甘、微寒，归肺经、脾经、胃经和大肠经。升麻"气味俱薄，浮而升"，为足阳明胃经，足太阴脾经的引经药。其应用主要有四个方面：足阳明经的引经药；升阳气于至阴之下；去至高之上；治阳明头痛。即升麻能升散解表，而治阳明头痛，更长于升举清阳之气。李东垣"升麻，此足阳明胃、足太阴脾行经药也。若补脾胃，非此药为引用，行其本经，不能补此二经。"

柴胡，苦，平，无毒。微寒。刘元素曰："气味俱轻，阳也，升也，少阳经药，引胃气上升。苦寒以发散表热。"其具有升发脾阳、疏肝的作用。升阳汤中柴胡为君，用量一两五钱，分量独重，以升其阳气下陷。李东垣曰："以诸风药升发阳气，以滋肝胆之用。"因此柴胡在此除了升阳之外，还可疏肝。柴胡为使善提清气，如主治中气下陷之短气、倦怠、久泄脱肛、子宫下垂等症的补中益气汤中升麻、柴胡各两分或三分为使药，以升阳风药多为轻清上升之品，体轻属阳，具有升浮上行的作用。其作用主要表现为两方面，一是风升之药轻清上升，使气机得以不断升腾，起到"升清""举陷"的作用。

李教授在临床中发现柴胡、升麻此类药物具有升浮的特性，可以利用升阳风药这种"升浮"的特性，用于治疗脾胃虚弱、中气下陷所致的疾病，取"陷者举之"之义；二是升阳风药能引药上行。正所谓"颠顶之上，唯风药可到"，说明了升阳风药，轻清上升，能通达头目清窍，所以李东垣说："升者，充塞头顶，则九窍利也。"因此他在治疗头面清窍的疾病中，必配以升阳风药。强调指出："头痛皆以风药治之。"

11. 败酱草配红藤

败酱草为败酱科植物败酱的干燥全草，古代本草中最早记载的败酱是黄花败酱的根。其辛苦而微寒。归胃、大肠、肝经。此草有陈腐气，故以败酱得名。能清热泄结，利水消肿，破瘀排脓。临床用治阑尾炎、痢疾、肠炎、肝炎、眼结膜炎、产后瘀血腹痛及急慢性盆腔炎等。外用鲜品适量，捣烂敷患处，治疗痈肿疔疮。

红藤又名大血藤、大活血、红藤、红菊花心、山红藤等，产自江西、湖北、四川、浙江、江苏等地。其性味苦而平，入肝、胃与大肠经，有清热解毒而活血通络、败毒散瘀且祛风杀虫之功，用于肠痈腹痛，急、慢性阑尾炎，跌打损伤，风湿关节疼痛，赤痢，血淋。

李教授常曰"败酱草、红藤药物之配对，乃平庸之物且价格贱之，而在吾心里，败酱草、红藤乃为治各实热瘀滞之症之良药，而具有君子之性，不失其大勇而济其至仁也！"败酱草配伍红藤具清热泄结、破瘀排脓之效，为清下焦湿热瘀滞之妙品。湿热瘀滞之肠痈阑尾炎等，李教授常用在运方时加入败酱草、红藤各30g；妇人之黄带，以败酱草、红藤配伍芡实、海蛸；各种疮痈肿毒，以败酱草、红藤配伍金银花、当归者；急性胆囊炎胆结石者，以败酱草、红藤伍配伍川楝子、金钱草；妇人急性盆腔炎，以败酱草、红藤配川楝子、延胡索、黄柏、白芍。

12. 仙鹤草、仙茅配仙灵脾（淫羊藿，下同）

仙鹤草，性微温，味苦涩，可收敛止血，止痢，杀虫，广泛用于各种出血之症，例如：吐血、尿血、便血、崩漏、咳血、衄血，赤白痢疾、劳伤脱力、痈肿、跌打、创伤出血等症。

仙茅，辛，温，有毒。某曰：甘，微温，有小毒。又曰：辛，平，宣复补，无大毒，有小热、小毒，主治心腹冷气不能食，腰脚风冷挛而痹不能行，丈夫虚劳，老人失溺无子，益阳道。久服通神强记，助筋骨，益肌肤，长精神，明目，一切风气，补暖腰脚，清安五脏。久服轻身，益颜色。丈夫五劳七伤，明耳目，填骨髓，开胃消食下气，益房事。

李教授认为仙鹤草性凉，收敛止血，补虚；仙灵脾、仙茅温补肾阳，祛风湿。三药温凉搭配，能提高免疫力，升高白细胞。可明显缓解癌症放化疗后白细胞减少及乏力、体虚等症。

13. 苍术配白术

苍术味辛、苦，性温，归脾、胃经，功能燥湿健脾、祛风湿、解表、明目，主治湿阻脾胃、脘腹胀满、寒湿白带、湿温病，及湿热下注所致的脚膝肿痛、痿软无力、风湿痹痛、肢体关节疼痛、风寒表证、夜盲、眼目昏涩等病症。《本草通玄》云："宽中发汗，其功胜于白术，补中除湿，其力不胜白术。大抵卑监之土，宜以白术培之；敦阜之土，宜用苍术平之。"《药品化义》云："味主辛散，性温而燥，燥可祛湿，专入脾胃，主治风寒湿气、山岚瘴气、皮肤水肿，皆辛烈逐邪之气也。统治三部之湿，若湿在上焦，易生湿痰，以此燥湿行痰；湿在中焦，滞气作泻，以此宽中健脾；湿在下部，足膝痿软，以此同黄柏治痿，能令足膝有力；取其辛散气雄，用之散邪发汗，极其畅快。"入煎剂内服 9～15g。

白术味苦、甘，性温，入脾、胃经。功能补脾燥湿、利水、止汗，主治脾胃虚弱、食少胀满、倦怠乏力、泄泻、水湿停留、痰饮、水肿、表虚自汗等病症。《神农本草经》云："主风寒湿痹死肌，痉疸，止汗除热，消食。"《名医别录》云："消痰水，逐皮间风水结……暖胃消谷嗜食。"入煎剂内服 6～9g。

苍术健脾平胃，燥湿化浊，升阳散邪；白术健脾燥湿，益气生血，和中安胎。苍术苦温辛烈，燥湿力胜，散多于补，偏于平胃燥湿；白术甘温性缓，健脾力强，补多于散，善于补脾益气。二药伍用，一散一补，一胃一脾，则中焦得健。脾胃纳运如常，水湿得以运化，不能聚而为患，人则康复无恙。主治脾胃不和、纳运无常的消化不良、食欲不振、恶心呕吐；湿阻中焦、气机不利的胸脘满闷；湿气下注、水走肠间的腹胀、肠鸣、泄泻。

14. 丹参配牡丹皮

丹参味苦，性微寒，归心、心包、肝经。功能活血祛瘀、凉血清心、养血安神，主治胸胁肋痛、风湿痹痛、癥瘕结块、疮疡肿痛、跌仆伤痛、月经不调、经闭、痛经、产后瘀痛、温病热入营血、身发斑疹、神昏烦躁、心悸、怔忡、失眠等病症。此外，近年来临床常用本品治疗冠心病、心肌梗死、肝脾肿大、宫外孕等病症。入煎剂内服 15～20g。牡丹皮味辛、苦，性微寒，入心、肝、肾经。功能清热凉血，活血散瘀，主治温热病、热入营血、高热、舌绛、身发斑疹、血热妄行、吐血、衄血、尿血，及阴虚发热、经闭、跌扑损伤、疮痛肿毒、肠痈等病症。入煎剂内服 6～9g。

丹参活血化瘀，祛瘀生新，消肿止痛，养血安神；牡丹皮清热凉血，活血散瘀、通络止痛、清肝降压。牡丹皮长于凉血散瘀，清透阴分伏火；丹参善于活血化瘀，祛瘀而生新血。二药伍用，凉血活血，祛瘀生新，清透邪热之力增强，主治风热入于血分的斑疹热毒、吐血、衄血、便血、风疹、痒疹、皮下出血；妇人血热瘀滞的月经不调、经闭痛经、腹中包块、产后瘀滞、少腹疼痛等症；阴虚发热的低热不退者，及热痹的关节红肿热痛等病症。

此外，李教授临证还喜用以下得效药对：形寒咳嗽喜用麻黄、杏仁；风胜咳嗽喜用紫苏、前胡；胸闷气憋喜用瓜蒌皮、枳实；咽痛喜用西青果、山豆根、木蝴蝶；干咳无痰喜用芦根、枇杷叶；出汗喜用黄芪、浮小麦、麻黄根；胃脘寒痛喜用香附、高良姜；小腹寒痛喜用小茴香、乌药；瘀血腹痛喜用五灵脂、生蒲黄；肝郁胃痛喜用延胡索、川楝子；痉挛性腹痛喜用白芍、炙甘草；胃脘热痛喜用蒲公英、黄连、山栀子；胃酸过多喜用乌贼骨、煅瓦楞子、煅牡蛎；气滞胃痛喜用砂仁、青皮、陈皮；头痛喜用细辛、生石膏、白蒺藜、蔓荆子、钩藤、刺蒺藜。凡此种种，数不胜数，在此不再一一列出。

第三节　善于在运气学说指导下遣方用药

一、擅用运气方

运气方是基于五运六气理论创立的方剂，其中以南宋陈无择基于五运六气变化规律撰写的"三因司天方"为运气方专著的代表。该书根据每年不同的司天之气、在泉之气及不同的岁运格局创制方剂 16 首，是目前基于五运六气理论创立的比较成系统的中医方药辨证体系。李军茹教授博采百家之长，认为运气方又不仅仅局限于陈氏的 16 首方剂，临床上只要是符合运气思维或者基于五运六气理论选用的伤寒方、经验方、时行方，都可以归为运气方范畴。

基于运气学说，李军茹教授将辨天、辨人与辨病证相结合。2019 年己亥年，运用运气方之白术厚朴汤治疗慢性肾脏病、静顺汤治疗水肿、补中益气汤治疗 IgA 肾病等肾系疾病，积累了临床治疗验案。2020 年庚子年，呈现"岁金太过、少阴君火司天、阳明燥金在泉"的运气格局，运用庚子年运气方牛膝木瓜汤及正阳汤治疗咽喉疼痛不适等症状，取得临床奇效。此外，还有基于五运六气理论，运用运气方之戊火麦门冬汤治疗慢性咳嗽，运用经验方之二陈汤治疗小儿喘息性咳嗽，运用经验方之沙参麦冬汤治疗阵发性咳嗽等肺系疾病的经验（彩图 3-2）。

二、强调用方因时、因地制宜

"人与天地相参也，与日月相应也"，人体生理变化应与自然条件相呼应。《素问》言："圣人之治病也，必知天地阴阳，四时经纪……从容人事，以明经道；贵贱贫富，各异品理；问年少长，勇怯之理；审于分部，知病本始；八正九候，诊必副矣。"我国幅员辽阔，不同地区的环境气候特点不同，人民的生活方式也各有差异。古代医家根据阴阳、五方及九宫等划分地域，而后世医家则提出在地理气候差异的基础上，综合考虑人文习俗差异，将其作为诊疗疾病的重要参考条件。青海省境内呈东高西低的地理走势，全省区域内平均海拔在 3500m 以上。

有研究显示，各族同胞主要居住在海拔 1750m（海东市民和土族回族县马场垣乡）至海拔 4715m（玉树藏族自治州杂多县查旦乡）。当地居民喜食牛羊肉，饮食具有高脂、高蛋白、高盐的特点。青海地区海拔跨度大、地理环境复杂，具有干燥、寒冷、缺氧的气候特点。其自然界先天清气不足，对宗气的生成影响很大。人体宗气生成不足，影响全身血液运行，气不足则血行滞缓，进而出现气虚血瘀。因此，李军茹教授强调在疾病的诊疗过程中，需要抓住疾病的本质特点，结合时间、地域及患病个体的差异，从而辨证施治。

三、注重体质，善用龙砂膏滋方

膏方奉行治未病理念，是中医的一大特色。它遵循人体"生长化收藏"的自然生命演变状态，其服药时间亦当顺应"冬至一阳生"的思想，于冬至日开始服用膏方。其意义正如《史记·历书》所言："以至子日当冬至，阴阳离合之道行焉。"其主要起到阴阳枢转之功效，发挥少阴枢的作用，运精化气，使阳气渐生。但并不局限于冬至这一天开始服用，正如《素问·至真要大论》所言："时有常位，而气无必也。"服用时间视当年气候决定，若天气寒冷，可在冬至前服用；若天气相对偏热，可于冬至后服用。

膏方处方有五大内涵：①重视肾命，注重培补命门元阳。②阴阳互根，阴阳互求，精气互生。③必先岁气，结合运气，无伐天和。④醒脾助运，避免呆补，滋腻碍胃。⑤以升为动，重视阳气，升发气化。临床中，善用运气学说，注重调"天人关系"，是医家的独到之处。李教授在患者体质需要长期调理，或者疾病正虚需要长期用药之时，常会选择膏方进行治疗。多根据当年及来年的运气进行立法处方，以期"必先岁气，勿违天和"。如2020年庚子年，少阴君火司天，阳明燥金在泉，终之气时阳明燥金加临太阳寒水，燥金寒凉之气较甚，天气也较往年更加寒冷。再加之来年2021年辛丑年，岁水不及，太阴湿土司天，太阳寒水在泉，气化运行后天，寒湿之气主导全年，人体易受寒湿之邪侵害，易出现腰膝重着疼痛、腹胀、腹泻、走路艰难、足冷或浮肿、脚下痛等症状。可选用辛丑年五味子汤和备化汤为基础方进行加减，以散寒除湿，扶助阳气。

参考文献

［1］巴元明，陈树和.中药膏方制备及经典膏方［M］.武汉：湖北科学技术出版社，2021.

［2］崔建华.高原医学研究与临床［M］.郑州：河南科学技术出版社，2016.

［3］顾植山，郭香云.零基础学五运六气［M］.北京：北京科学技术出版社，2022.

［4］顾植山著；吴波，姜东海整理.顾植山运气医论选［M］.北京：中国医药科技出版社，2023.

［5］海霞.五运六气临床应用［M］.北京：北京科学技术出版社，2020.

［6］陆曙，陶国水.中医流派传承丛书·龙砂医派［M］.长沙：湖南科学技术出版社，2023.

［7］任应秋.五运六气［M］.上海：上海科技出版社，1959.

［8］苏颖.中医运气学［M］.北京：中国中医药出版社，2017.

［9］王国忠，邱传亚.高原人群的健康管理［M］.北京：中国中医药出版社，2017.

［10］吴波，姜东海整理.顾植山运气医论选·典藏版［M］.北京：中国医药科技出版社，2023.

［11］尹洪东.运气大医顾植山［M］.北京：中国医药科学技术出版社，2021.

［12］陈冰俊，顾植山，陶国水，等.司天"五运方"组方原则初探［J］.中华中医药杂志，2020，35（2）：667-669.

［13］陈冰俊，陶国水，陆曙，等.司天"六气方"组方原则初探［J］.中华中医药杂志，2021，36（8）：4831-4834.

［14］陈爽，倘孟莹，张丽霞，等.论开阖六气针法及其眼科应用［J］.中

华中医药杂志，2021，36（9）：5289-5292.

［15］曹留洋，余海源.五运六气学说在治疗慢性肾脏病中的应用研究进展［J］.陕西中医，2020，41（8）：1173-1175.

［16］郭雨琳，韩金凤.龙砂开阖六气针法治疗痛症验案［J］.中国民间疗法，2022，30（5）：98-100.

［17］韩维哲，韩福祥，杨维波，等.从针药并用验案谈顾植山太极时相图的临床应用［J］.山东中医杂志，2019，38（8）：787-790.

［18］李嘉豪，老膺荣.基于《内经》运气七篇大论对"亢害承制"本义及应用初探［J］.陕西中医，2024，45（5）：666-669，674.

［19］陆曙，陶国水，顾植山.基于《黄帝内经》五运六气理论的临证处方策略［J］.中华中医药杂志，2020，35（2）：565-568.

［20］陆曙，陶国水，顾植山.基于《黄帝内经》五运六气学说的临床思维构建［J］.中华中医药学刊，2020，38（4）：25-28.

［21］孟庆云.五运六气：中国古代的灾害预测学［J］.中国中医基础医学杂志，2005，11（2）：81.

［22］陶国水.顾植山再谈六经病"欲解时"及临床应用［J］.时珍国医国药，2020，31（8）：1985-1987.

［23］陶国水，孔令晶，陆曙.基于五运六气理论诊治心系疾病经验［J］.中华中医药杂志，2024，39（4）：1812-1816.

［24］王凯军.传承三阴三阳开阖枢理论创新针法［N］.中国中医药报，2019-09-05（4）.

［25］吴贞.浅谈"五运六气理论"对中医"治未病"的指导［J］.中医临床研究，2019，11（25）：57-58.

［26］薛宇菲，史锁芳.史锁芳基于运气学说辨治咳嗽病验案举隅［J］.辽宁中医杂志，2021，48（3）：25-27.

［27］张晓娜，史锁芳，丁涵，等.史锁芳基于"三阴三阳开阖枢"理论运用太极六气针法治疗内伤杂病经验［J］.上海中医药杂志，2021，55（9）：26-29.

文末彩插

	子	丑	寅
甲骨文			

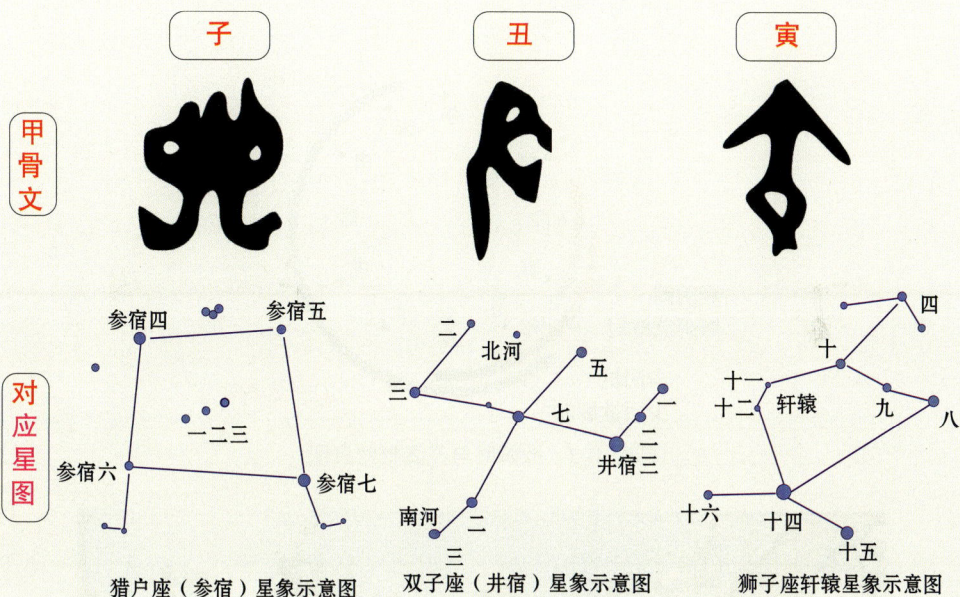

对应星图

猎户座（参宿）星象示意图

参宿四　参宿五　参宿六　参宿七
一二三

双子座（井宿）星象示意图

二　北河　五　一
三　七　二三
井宿三
南河　二　三

狮子座轩辕星象示意图

四　十　十一　十二　轩辕　九　八
十六　十四　十五

彩图 1-1　地支星象对应图

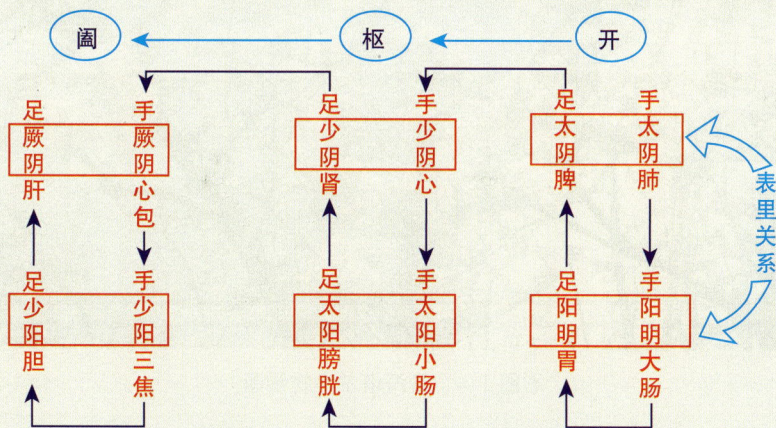

阖 ← 枢 ← 开

| 足厥阴肝 | 手厥阴心包 | 足少阴肾 | 手少阴心 | 足太阴脾 | 手太阴肺 |
| 足少阳胆 | 手少阳三焦 | 足太阳膀胱 | 手太阳小肠 | 足阳明胃 | 手阳明大肠 |

表里关系

彩图 1-2　经络巡行与开阖枢对应图

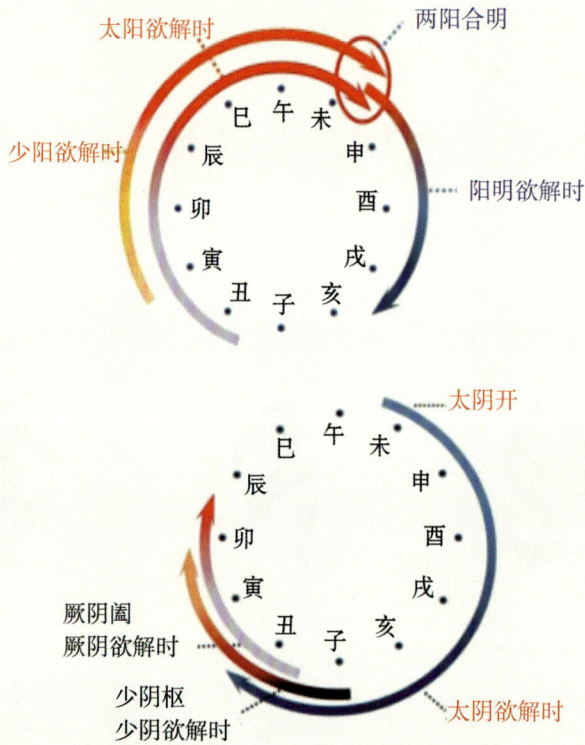

太阳欲解时　　　　　　　两阳合明

少阳欲解时　　　　　　　阳明欲解时

巳 午 未
辰 　 申
卯 　 酉
寅 　 戌
丑 子 亥

太阴开

巳 午 未
辰 　 申
卯 　 酉
寅 　 戌
丑 子 亥

厥阴阖
厥阴欲解时

少阴枢
少阴欲解时

太阴欲解时

彩图 1-3　欲解时与开阖枢对应图

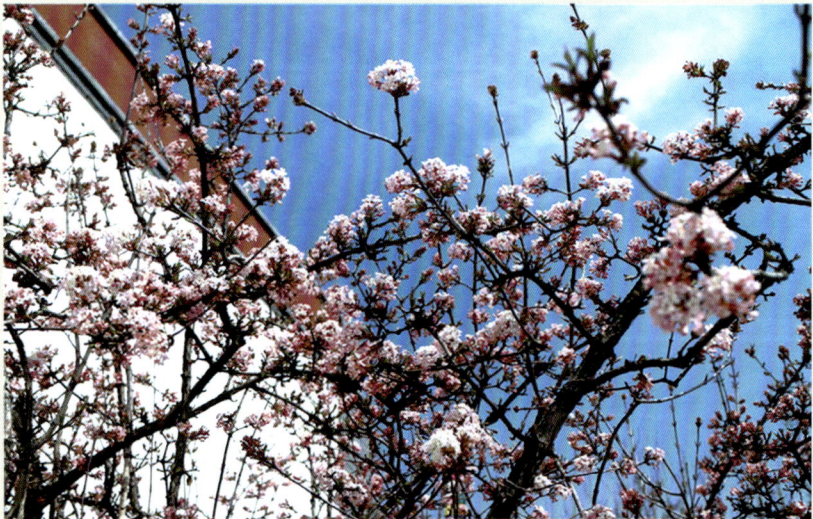

彩图 1-4　青海塔尔寺物候图

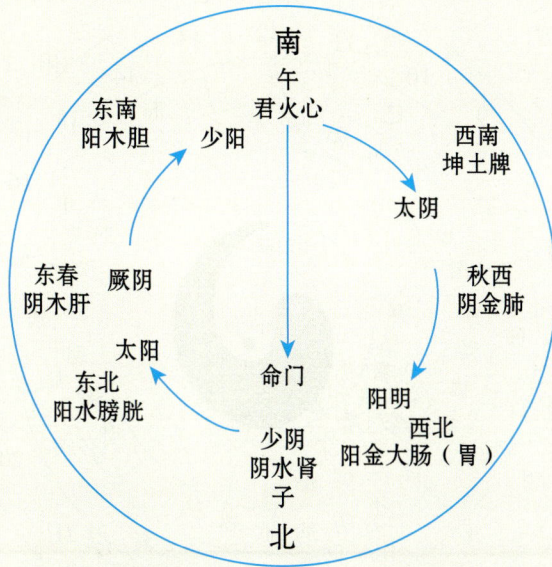

彩图 1-5　标本中气示意图

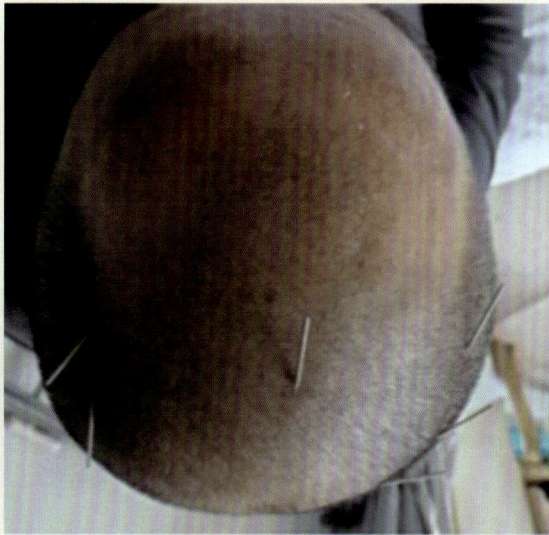

彩图 1-6　病案（厥阴、阳明）

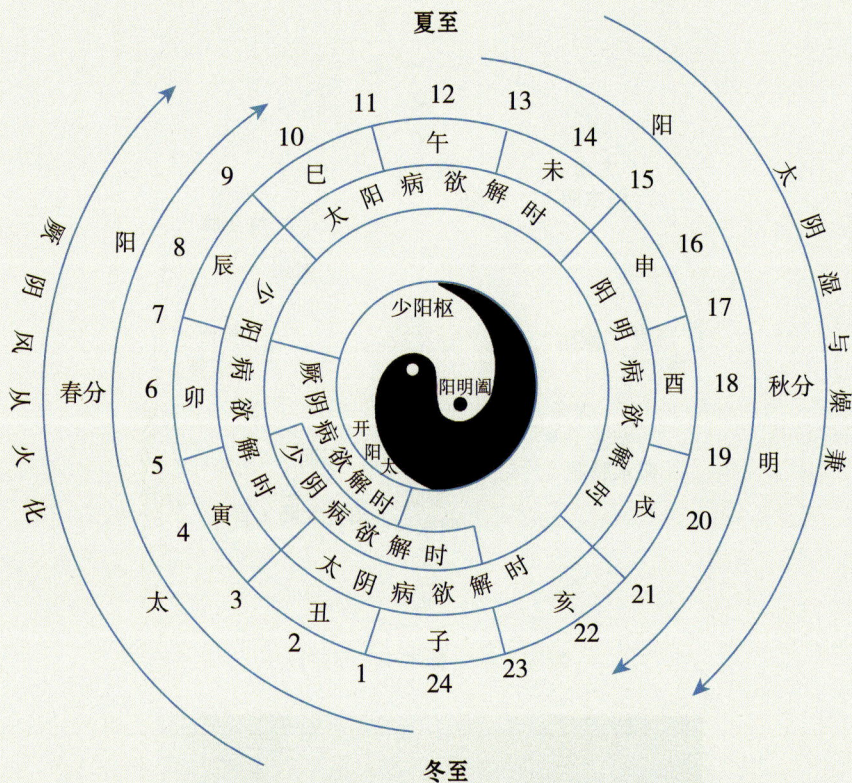

彩图 1-7　六经病欲解时示意图

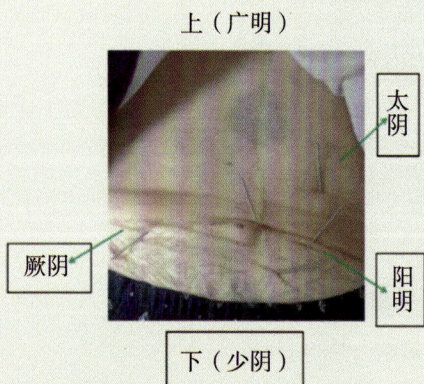

彩图 1-8　六气针法腹部示意图

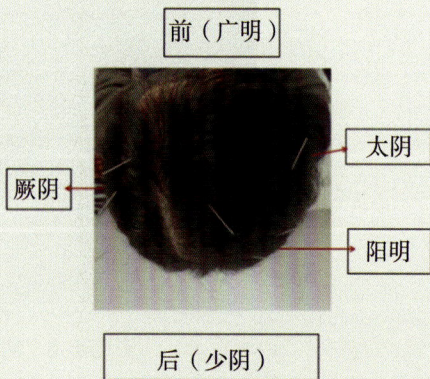

彩图 1-9　六气针法头部示意图

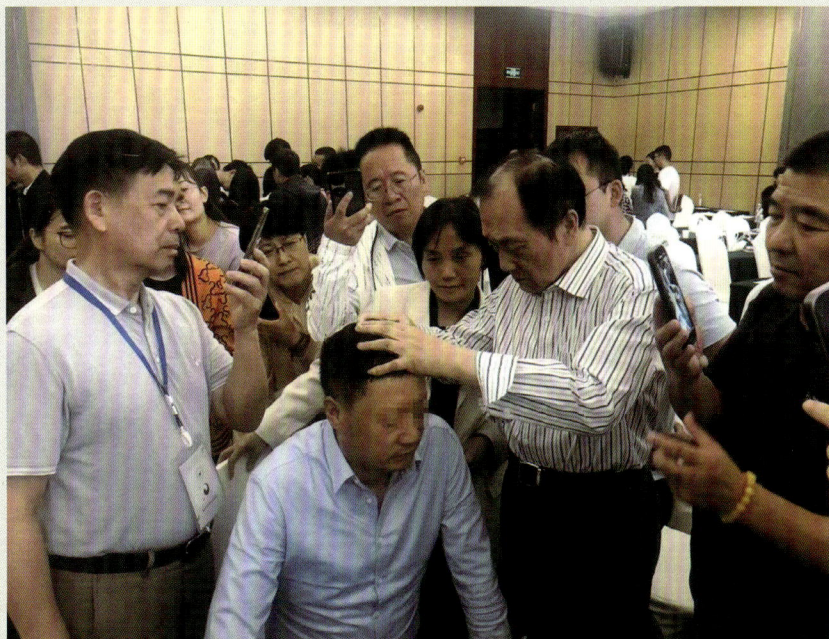

彩图 1-10　顾植山教授现场针法演示

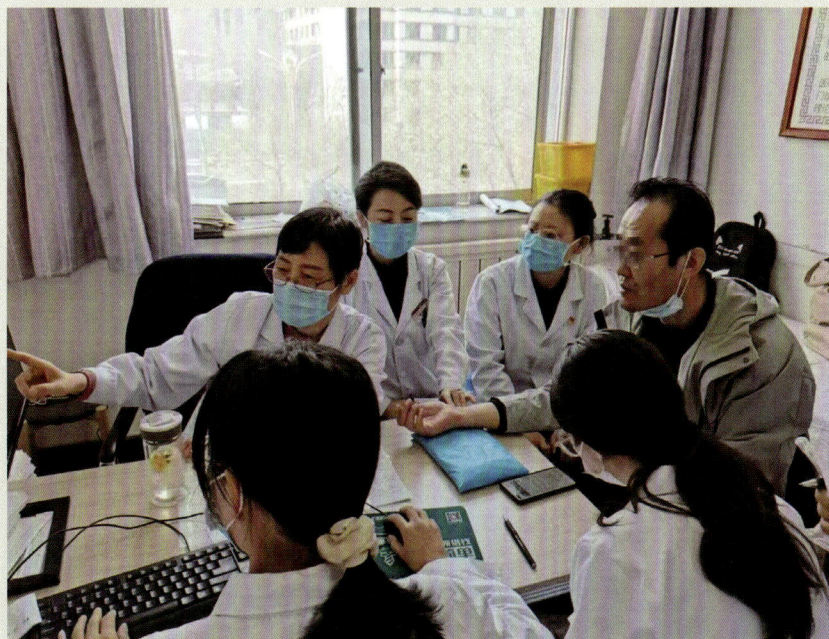

彩图 2-1　李军茹教授带教

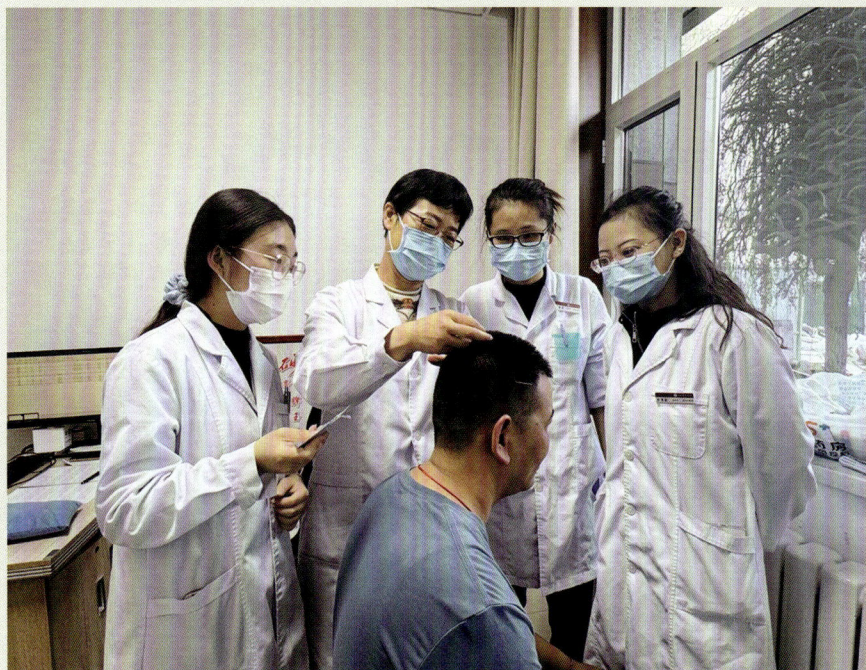

彩图 2-2　李军茹教授针法演示图

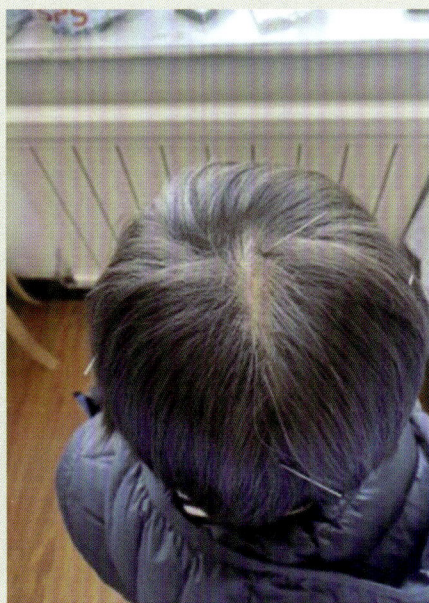

彩图 2-3　针法示意（双枢、双阖）

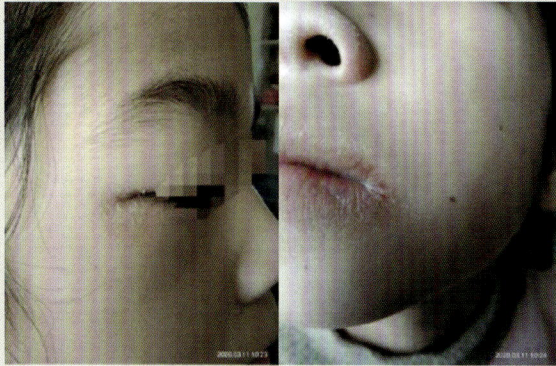

彩图 2-4　医案治疗前

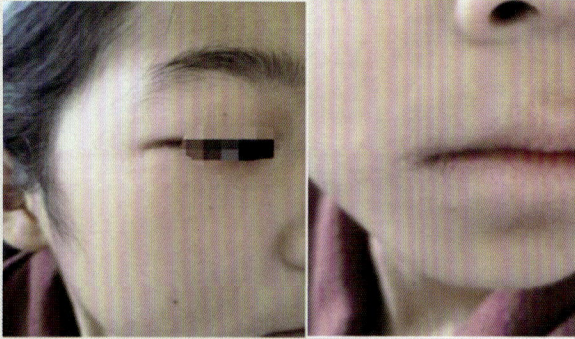

彩图 2-5　医案治疗后

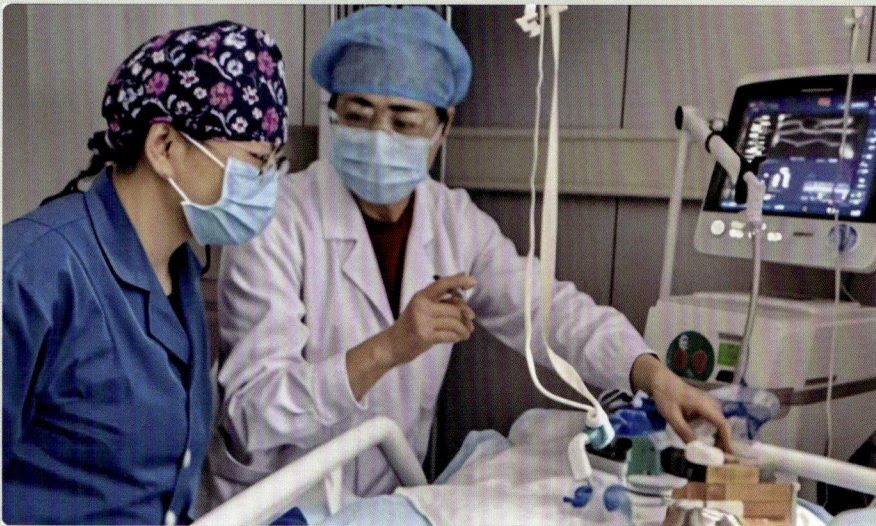

彩图 3-1　李军茹教授查房图

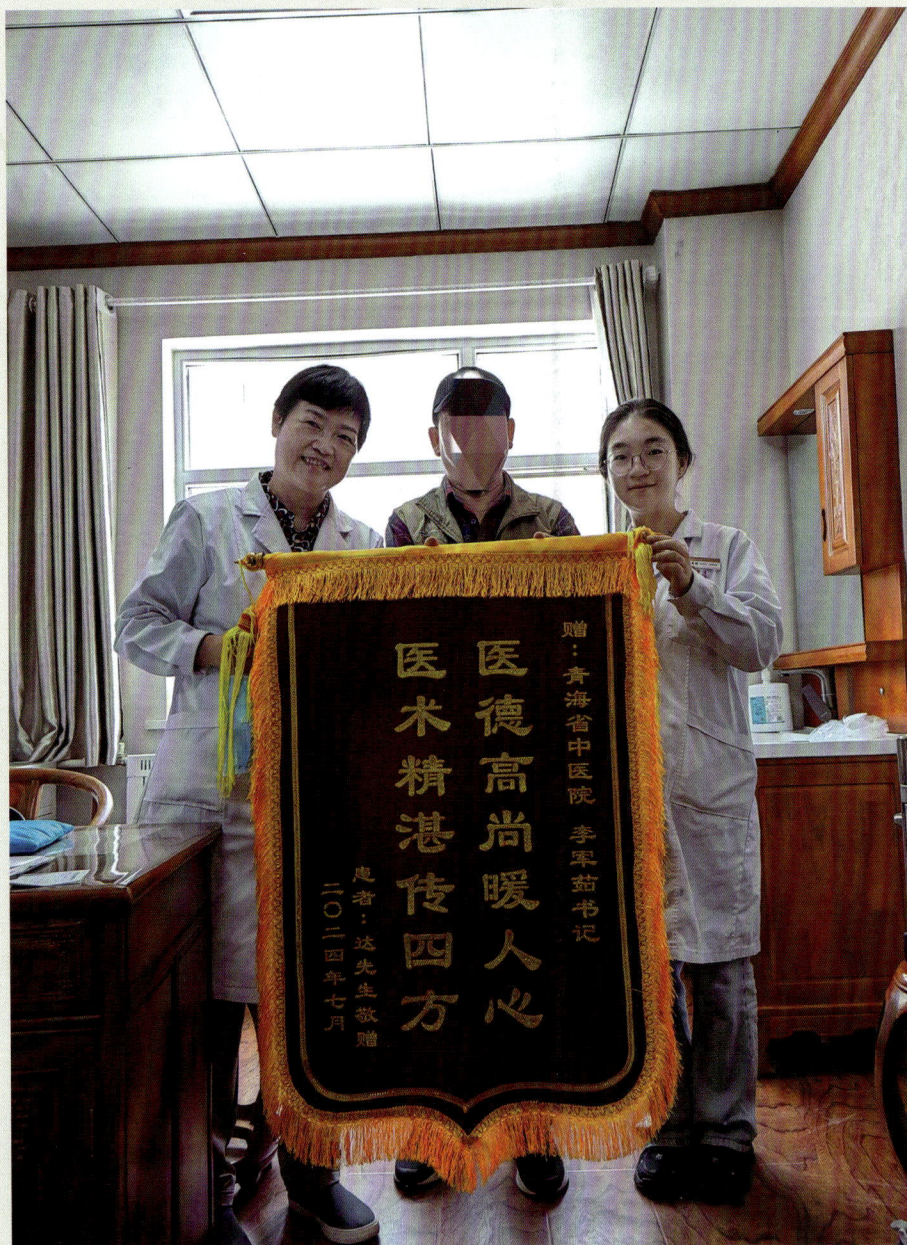

彩图 3-2　李军茹教授接受锦旗